J.-P. Barral

Lehrbuch der Viszeralen Osteopathie
Band 2

Jean-Pierre Barral

Lehrbuch der Viszeralen Osteopathie

Band 2

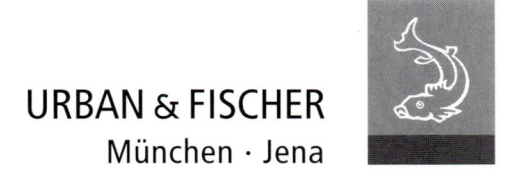

URBAN & FISCHER
München · Jena

Inhaltsverzeichnis

1 Einführung 1

1.1 Läsionsketten **1**
1.2 Exkretion und Sekretion **2**
1.3 Druckkräfte **2**
1.4 Reflexogene Zonen **3**
1.5 Diagnostik **4**
1.5.1 Allgemeiner Ecoute-Test **5**
1.5.2 Differenzialdiagnostik mit lokalem Ecoute-Test **7**
1.5.3 Sotto-Hall- oder Adson-Wright-Test **10**
1.5.4 Blutdruck **12**
1.5.5 Lasègue-Test **13**
1.5.6 Schultergelenktest **14**
1.5.7 Röntgenuntersuchung **15**
1.5.8 Recoil-Technik **16**
1.5.9 Diagnostische Verantwortung des Osteopathen **17**
1.6 Behandlung **17**
1.6.1 Behandlungsmethoden **18**
1.6.2 Methodisches Vorgehen **19**
1.6.3 Behandlung von Kindern **20**
1.6.4 Studienergebnisse von Jacques-Marie Michallet **21**
1.6.5 Therapieempfehlung **22**

2 Peritoneum 25

2.1 Physiologie und Anatomie **25**
2.1.1 Omentum majus **25**
2.1.2 Parietales Peritoneum **27**
2.2 Diagnostik **27**
2.2.1 Dehnungstest **28**
2.2.2 Motilitätstest **29**
2.3 Behandlung **30**
2.3.1 Therapieempfehlung **32**

3 Kardiabereich – gastroösophagealer Übergang 35

3.1 Physiologie und Anatomie **35**
3.2 Pathologie **36**
3.2.1 Hiatushernie **37**
3.2.2 Gastroösophagealer Reflux **38**
3.2.3 Andere funktionelle Störungen **42**
3.3 Diagnostik **43**
3.3.1 Diagnostische Manipulationen **44**
3.3.2 Weitere diagnostische Überlegungen **46**
3.4 Behandlung **47**
3.4.1 Behandlungsmethoden **47**
3.4.2 Methodisches Vorgehen **48**
3.4.3 Assoziierte knöcherne Restriktionen **49**
3.4.4 Therapieempfehlung **49**

4 Magen und Duodenum — 53

- 4.1 Physiologie und Anatomie — 53
- 4.2 Pathologie — 55
- 4.2.1 Allgemeinsymptome — 55
- 4.2.2 Ulkus — 56
- 4.2.3 Magenkrebs — 58
- 4.2.4 Gastroptose — 59
- 4.2.5 Weitere Magenerkrankungen — 62
- 4.3 Diagnostik — 64
- 4.3.1 Differenzialdiagnostik mit lokalem Ecoute-Test — 64
- 4.3.2 Diagnostische Manipulationen — 66
- 4.3.3 Weitere diagnostische Überlegungen — 67
- 4.4 Behandlung — 68
- 4.4.1 Behandlungsmethoden — 68
- 4.4.2 Assoziierte knöcherne Restriktionen — 74
- 4.4.3 Ergänzende Überlegungen — 75
- 4.4.4 Therapieempfehlung — 75

5 Leber — 79

- 5.1 Physiologie und Anatomie — 79
- 5.2 Pathologie — 81
- 5.2.1 Hepatitis — 82
- 5.2.2 Leberzirrhose — 83
- 5.2.3 Weitere Lebererkrankungen — 85
- 5.2.4 Weitere pathogenetische Faktoren — 86
- 5.3 Diagnostik — 88
- 5.3.1 Erstuntersuchung — 88
- 5.3.2 Klinische Beurteilung — 89
- 5.3.3 Palpation der Leberunterseite — 90
- 5.3.4 Osteopathische Diagnostik — 91
- 5.3.5 Diagnostische Manipulationen — 93
- 5.4 Behandlung — 94
- 5.4.1 Behandlungsmethoden — 95
- 5.4.2 Assoziierte knöcherne Restriktionen — 100
- 5.4.3 Ergänzende Überlegungen — 102
- 5.4.4 Therapieempfehlung — 102

6 Gallenblase und Gallengänge — 105

- 6.1 Physiologie und Anatomie — 105
- 6.1.1 Druckverhältnisse — 107
- 6.2 Pathologie — 108
- 6.2.1 Allgemeinsymptome — 108
- 6.2.2 Gallenkolik und Gallengangsverschluss — 108
- 6.2.3 Gallensteine (Cholelithiasis) — 109
- 6.2.4 Cholezystitis — 111
- 6.2.5 Postcholezystektomie-Syndrom — 112
- 6.2.6 Sonstige Erkrankungen — 112
- 6.2.7 Seltene Symptome — 113
- 6.3 Diagnostik — 114
- 6.3.1 Palpation — 114
- 6.3.2 Differenzialdiagnostik mit lokalem Ecoute-Test — 115
- 6.3.3 Inhibitionstechnik — 116
- 6.3.4 Andere Tests — 116
- 6.4 Behandlung — 117
- 6.4.1 Behandlungsmethoden — 117

6.4.2 Methodisches Vorgehen 120
6.4.3 Assoziierte knöcherne 122
   Restriktionen
6.4.4 Therapieempfehlung 122

7 Pankreas und Milz 125

7.1 Physiologie und Anatomie 125
7.1.1 Pankreas 125
7.1.2 Milz 127
7.2 Pathologie 129
7.2.1 Pankreas 129
7.2.2 Milz 131
7.3 Diagnostik 133
7.3.1 Pankreas 133
7.3.2 Milz 135
7.4 Behandlung 135
7.4.1 Pankreas 135
7.4.2 Milz 138
7.4.3 Therapieempfehlung 139

8 Dünndarm und Dickdarm 141

8.1 Physiologie und Anatomie 141
8.1.1 Druckverhältnisse und 141
   Befestigungen
8.1.2 Nervenreflexe und Verdauung 142
8.2 Pathologie 143
8.2.1 Restriktionen 144
8.2.2 Inspektion des Abdomens 144
8.2.3 Enteroptose 145

8.2.4 Stuhlunregelmäßigkeiten 145
8.2.5 Dünndarmerkrankungen 147
8.2.6 Appendizitis 148
8.2.7 Kolonerkrankungen 149
8.2.8 Begleiterscheinungen 154
8.2.9 Schlussfolgerung 155
8.3 Diagnostik 155
8.3.1 Allgemeiner Ecoute-Test 155
8.3.2 Differenzialdiagnostik mit 155
   lokalem Ecoute-Test
8.3.3 Inhibitionstechnik 157
8.3.4 Recoil-Technik 157
8.3.5 Rektale Untersuchung 157
8.4 Behandlung 158
8.4.1 Kolonflexuren 158
8.4.2 Toldt-Faszie 160
8.4.3 Flexura duodenojejunalis, Radix 161
   mesenterii und ileozäkaler Übergang
8.4.4 Mesocolon sigmoideum 163
8.4.5 Methodisches Vorgehen 163
8.4.6 Assoziierte knöcherne 164
   Restriktionen
8.4.7 Therapieempfehlung 165

9 Nieren 169

9.1 Physiologie und Anatomie 169
9.2 Pathologie 170
9.2.1 Nephroptose 170
9.2.2 Weitere Nierenerkrankungen 176
9.2.3 Rückenschmerzen 179
9.2.4 Begleitende Erkrankungen und 179
   Symptome

9.3   Diagnostik   **180**

9.3.1 Palpation   **180**

9.3.2 Ecoute-Test   **182**

9.3.3 Differenzialdiagnostik mit   **182**
       lokalem Ecoute-Test

9.3.4 Diagnostische Manipulationen   **183**

9.3.5 Blutdruck   **184**

9.3.6 Verdauungsstörungen   **184**

9.4   Behandlung   **184**

9.4.1 Behandlungsmethoden   **185**

9.4.2 Zusammenspiel der Nieren   **188**

9.4.3 Uretersteine   **188**

9.4.4 Methodisches Vorgehen   **189**

9.4.5 Assoziierte knöcherne   **189**
       Restriktionen

9.4.6 Therapieempfehlung   **190**

Nachwort   192

Literatur   193

1 Einführung

Ich gehe davon aus, dass Sie das von mir und P. Mercier verfasste *Lehrbuch der Viszeralen Osteopathie, Bd. 1*, bereits kennen, und werde deshalb hier nicht näher auf so grundlegende Begriffe wie Mobilität, Motilität, Ecoute-Test, Induktionsbehandlung usw. eingehen. Stattdessen möchte ich lieber bestimmte Aspekte des osteopathischen viszeralen Konzepts und dessen Anwendungsmöglichkeiten, z. B. zur Behandlung von Kindern, erläutern. In diesem ersten Kapitel werden außerdem verschiedene klinische Untersuchungen und interessante neue Ergebnisse beschrieben.

1.1 Läsionsketten

Von Rollin Becker stammt der schon mehrmals zitierte Ausspruch: „Die Gewebe allein wissen." Dass ein Gewebe seine normale Funktion und damit auch seine Kontraktilität, Elastizität und Dehnbarkeit verliert, ist nichts Ungewöhnliches. Wenn sich die Struktur des betreffenden Gewebes verändert, wird durch die stärkere mechanische Beanspruchung in diesem Bereich ein Zustand erzeugt, den ich als Fixierung oder Restriktion bezeichne. Im osteopathischen Sprachgebrauch wird dafür oft der Begriff „Läsion" verwendet. Eine Fixierung wirkt sich auch auf Strukturen in der Nachbarschaft nachteilig aus und beeinflusst nicht nur die Bewegungsachsen der Organe, sondern auch die Kraftlinien im Körper negativ. Ein erfahrener Osteopath kann spüren, dass Fixierungen seine Hand buchstäblich anziehen. Solche Fixierungen im Gewebe sind der Anfang von Läsionsketten.

Ein verletztes Gewebe bleibt nicht lange isoliert. Weil sich das Verhältnis der mechanischen Spannungskräfte in der Umgebung verändert, büßen auch die Organaufhängungen ihre Dehnbarkeit zum großen Teil ein und damit kommt es zu einer membranösen Restriktion bzw. Läsion. Sie kann direkte oder indirekte Folge eines Traumas sein oder sich sekundär nach einer Entzündung entwickeln. So verlieren z. B. die Glisson-Kapsel und die Aufhängung der Leber bei und v. a. nach einer Virushepatitis ihre normale Elastizität.

Da Restriktionen die Kraftübertragung von Druck, Mobilität, Motilität und anderen Kräften behindern, gerät das Fasziensystem sowohl lokal als auch im gesamten Körper aus dem Gleichgewicht. Das Ungleichgewicht der Spannungskräfte führt zu Störungen auf der peritoneal-viszeralen Ebene und zu Funktionsstörungen der inneren Organe. Wenn ein Gewebe bzw. Bindegewebe nicht mehr elastisch ist, kann sich in einem normalerweise geregelten Ablauf eine allgemeine mechanische Störung entwickeln. Hier haben wir die Läsionskette, bei der sich eine Störung von einem Glied zum nächsten immer weiter fortsetzt, bis sich schließlich ein Symptom manifestiert. Die Verschiebungen im Kräfteverhältnis treten schrittweise auf, da sie mit den ständigen Veränderungen im Körper bestimmten Gesetzmäßigkeiten der Kompensation und Adaptation unterliegen. Solange das Ungleichgewicht kompensiert werden kann, bleibt es unbemerkt. Erst wenn alle Anpassungsmechanismen ausgeschöpft sind, taucht plötzlich ein erstes Symptom auf; manchmal so schnell und so heftig, dass es in keinem Verhältnis zum auslösenden Ereignis steht. Das ist z. B. der Fall, wenn eine ganz gewöhnliche Bewegung zum „Hexenschuss" führt. Bedingt durch die Läsionskette kann ein Symptom auch entfernt von der ursprünglichen Schädigung in Erscheinung treten. Um diese Läsionskette aufzufinden, kann man versuchen, sie vom Symptom zur Ursache zurückzuverfolgen. Hüten Sie sich aber vor „Intellektualisierungen", d. h. für alles eine unwiderlegbare Erklärung finden zu wollen. Läsionsketten vom 5. Metatarsalknochen bis zur Sella turcica nachzuzeichnen, ist wenig hilfreich, auch wenn von den vielen möglichen Wegen jeder noch logischer und überzeugender erscheinen mag als der andere. Es ist – für Sie und die Patienten – besser, wenn Sie eine behutsame Palpation und einen Ecoute-Test der Gewebe vornehmen, statt sich von auswendig gelernten Denkstrategien lenken zu lassen.

1.2 Exkretion und Sekretion

Interessanterweise habe ich die besten Resultate bei Organen erzielt, die über einen Ausführungsgang verfügen. In Röntgenaufnahmen mit Kontrastverstärkung ließ sich z. B. die Wirkung viszeraler Manipulationen auf Gallenblase, Choledochus, Pylorus, Harnblase oder Eileiter beobachten. Andererseits ist es uns nie gelungen, auch eine Wirkung auf Organe ohne Ausführungsgänge, wie z. B. die Milz, überzeugend nachzuweisen.
Für eine ungestörte Organfunktion muss die Längsausrichtung der Ausführungsgänge möglichst ideal sein. Form und Durchmesser dieser Ausführungsgänge, zu denen auch das Duodenum, der Choledochus und die Ureteren gehören, sind ganz unterschiedlich. Wir haben herausgefunden, dass die Entleerung (Exkretion bzw. Sekretion) dieser Gänge am besten durch Dehnungen in Richtung der Längsachse gefördert werden kann. Im Allgemeinen wird dabei entweder der proximale Abschnitt festgehalten und der distale der Länge nach noch weiter nach distal gezogen, oder umgekehrt. Dass sich dadurch z. B. die Passage durch den Choledochus oder den Pylorus verbessert, hat sich klinisch bestätigt.
1980 führten wir Untersuchungen mit Dehnungen des Choledochus durch, und wie sich zeigte, schienen sie die Gallensekretion zu steigern. Vergleichbare Daten wurden meines Wissens nur für den Ureter veröffentlicht, bei dem sich die Funktion durch Dehnungen um 40 % verbesserte (Scali und Giraud 1986).

1.3 Druckkräfte

Im menschlichen Körper treten unterschiedliche Druckkräfte mit Ursprung im Pulmonalsystem auf, die aufeinander abgestimmt oder gegeneinander gerichtet sein können (s. *Lehrbuch der Viszeralen Osteopathie, Bd. 1*) und von unterschiedlichen Membranen aufgefangen und weitergeleitet werden. Der Druck breitet sich sowohl in horizontaler Ebene, z. B. über Strukturen wie das Zwerchfell, das Diaphragma pelvis und das Diaphragma urogenitale, als auch in Längsrichtung im Körper aus, z. B. über Bänder, die Zwerchfell, Leber, Darm und Magen untereinander verbinden. Den Druck übertragen bzw. auffangen können diese Strukturen aber nur, wenn sie elastisch und dehnbar genug sind. Fibrosierungen oder Sklerosierungen können Störungen der Druckverteilung oder eine Störung des viszeralen Zusammenhalts verursachen.

Die in der Literatur angegebenen Druckwerte zeigen nur eine geringe Schwankungsbreite und betragen im Mittel:
– im Schädel: +15 cm H_2O
– im Thorax: –5 cm H_2O
– im oberen Abdomen: +5 cm H_2O
– im mittleren Abdomen: +15 cm H_2O
– im unteren Abdomen: +20 cm H_2O
– im Becken: +30 cm H_2O

Druckabweichungen wirken sich störend auf die Sekretionsfähigkeit der Organe aus. Beim Husten kann der Druck in der Harnblase auf +100 cm H_2O ansteigen, und durch starkes Pressen bei der Defäkation kann sich der intrarektale Druck von normal +50 auf +200 cm H_2O erhöhen. Solche hohen Druckwerte kann der Körper nur kurze Zeit tolerieren.

Ein Druckanstieg im Darm begünstigt die Entstehung einer Divertikulose. Durch chronische Druckerhöhung im Abdomen kann es zur Hiatus- oder Inguinalhernie, zu Varizen und Hämorrhoiden kommen, wobei letztere zum Teil auch auf einen erhöhten Pfortaderdruck zurückzuführen sind.

1.4 Reflexogene Zonen

Wegen ihrer dichten Innervation reagieren die reflexogenen Zonen am stärksten auf viszerale Manipulation. Zu dieser Gruppe zählen auch die Übergangsbereiche zwischen unterschiedlichen Abschnitten des Verdauungstrakts und die viszeralen Aufhängungsstrukturen wie z. B. Mesenterien, Ligamente und Omenta.

Bei unseren Beobachtungen konnten wir schon früh beobachten, dass die Behandlung bestimmter Übergangsbereiche eine rasche und gute Wirkung bei viszeralen Spasmen und Schmerzen zeigte. Darüber hinaus ließ sich ebenfalls schnell eine allgemeine Wirkung auf das Verdauungssystem erzielen. Diese Übergangsbereiche betrachte ich als „sphinkterähnlich", und auch wenn nicht jeder mit mir übereinstimmen wird, glaube ich doch, dass es zutrifft, v. a. für den Pylorus. Der Pylorus ist, wie wir endoskopisch kontrolliert haben, fast ständig geöffnet. Trotzdem ist er von ringförmigen Muskelfasern umgeben, die bei einem Pylorospasmus zu tasten sind. Außerdem besitzt er die Fähigkeit zu peristaltischen Bewegungen, bei denen er sich drehend und mit einschnürenden Kontraktionen von der einen Seite der Medianlinie zur anderen hin und her bewegt. Das steigert die Wirksamkeit des gastroduodenalen Nahrungstransports.

Diese reflexogenen Zonen beeinflussen sich gegenseitig sehr stark. So wird z. B. über den gastrokolischen Reflex beim Essen die Darmfunktion angeregt. Ein anderes Beispiel ist, dass sich duodenojejunale Spasmen auflösen lassen, indem der ileozäkale Übergang behandelt wird. Bezogen auf die allgemeine Behandlung sollte man die reflexogenen Zonen benutzen, um das ganze Viszeralsystem einzubeziehen und ein stärkeres Ansprechen auf die Behandlung zu erreichen. Allgemein gilt, dass Sie einen sphinkterähnlichen Übergang immer über den unmittelbar distal befindlichen Sphinkter behandeln können. So wirkt sich z. B. die Manipulation des Pylorus auf den ösophagogastralen Übergang aus. Am Ende einer Therapiesitzung sollten Sie überprüfen, ob die sphinkterähnlichen Übergänge, z. B. Sphinkter Oddi und Flexura duodenojejunalis, in den behandelten Bereichen geöffnet sind und sich aufeinander abgestimmt bewegen. Gut ist es auch, weiter proximal und distal, z. B. an Pylorus und Ileozäkalklappe, eine Kontrolle vorzunehmen. Das geht mit einem Motilitäts- oder einem lokalen Ecoute-Test. Besonders gut ist meiner Erfahrung nach die Wirkung an folgenden sphinkterähnlichen Übergängen:

– ösophagogastraler Übergang und Kardia des Magens
– Pylorus
– Sphinkter Oddi
– Flexura duodenojejunalis
– ileozäkaler Übergang
– Rektalbereich

Im Laufe der Jahre konnten wir bei Palpationen des Abdomens fast regelmäßig vorhandene „kritische Zonen" auffinden. Ich nenne diese Stellen kritisch, weil sie die Körperfunktionen stark beeinträchtigen können, wenn sie hart oder verkrampft sind; das betrifft v. a. die Gallenblase, den Sphinkter Oddi und den ileozäkalen Übergang. Die kritischen Zonen sind oft typische Somatisierungsbereiche von Stress; d. h. mit hoher Wahrscheinlichkeit wird es durch umgebungsbedingte Stressfaktoren zu Irritationen und Spasmen an diesen Stellen kommen. Mit gutem Grund stellen wir uns einen Sphinkter gern als eine Art Ausgang vor. Wenn ich gezwungen wäre, mich bei einer Behandlung des Abdomens auf zwei Stellen zu beschränken, würde ich, ohne zu zögern, den Sphinkter Oddi und den ileozäkalen Übergang wählen. Sie sollten immer gedehnt werden, denn ihre Lockerung führt zu einer allgemeinen Entspannung, dank der sich auch die Verdauung und die abdominelle Durchblutung verbessern.

Eine starke reflexogene Wirkung bieten auch die peritonealen Anheftungen. Selbst wenn Sie sich bei der viszeralen Manipulation z. B. auf die Mesenterialwurzel oder das Mesosigmoid konzentrieren, werden Sie trotzdem eine Reaktion der zugehörigen Organe auslösen. Die sensible Innervation des parietalen Peritoneums sollte so weit wie möglich genutzt werden. Um eine schnelle Entspannung des gesamten Peritoneums zu erreichen, sind Ligamente und Mesenterialwurzel die idealen Vermittler. Die besten Ergebnisse lassen sich mit den im Kap. *Peritoneum* beschriebenen Techniken erzielen.

1.5 Diagnostik

Im *Lehrbuch der Viszeralen Osteopathie, Bd. 1*, haben wir erläutert, wie Mobilität und Motilität untersucht werden. Hier möchte ich weitere Untersuchungen vorstellen, die eine allgemeine bzw. lokale Diagnostik erleichtern können. Ich möchte nachdrücklich betonen, dass Sie diese Untersuchungen immer von derselben Seite des Patienten aus durchführen müssen. Allgemein gilt, dass Rechtshänder rechts neben dem Patienten stehen sollten. Da bei viszeralen Manipulationen die topografische Anatomie einbezogen wird, sind genaue Orientierungspunkte erforderlich. Durch einen Seitenwechsel würden sich die Bezugspunkte und der Blickwinkel auf die Organe verändern, so dass Sie sich leichter irren können und die Behandlung weniger wirksam wäre.

1.5.1 Allgemeiner Ecoute-Test

In der osteopathischen Diagnostik wird unter anderem versucht, mit den Händen auf den Körper des Patienten zu „hören" (franz. écouter). Wenn ein Gewebe erkrankt ist, verliert es seine Elastizität und stört dadurch das Gleichgewicht der Faszien und Membranen. Für Mobilität und Motilität bedeuten diese fixierten Stellen eine neue Achse oder einen neuen Drehpunkt der Bewegung. Wenn Sie sich bei der Palpation auf die Gewebebewegungen konzentrieren, werden Sie spüren, wie es Ihre Hände zu Stellen mit Funktionsstörungen hinzieht, weil sich das Gewebe hier viel weniger bewegt als gesundes. Das Gleiche können Sie auch bei einer Bauchnarbe erleben; Sie werden beim Betasten des Bauches schnell merken, dass Ihre Hände zu der Narbe hingezogen werden, weil das Narbengewebe viel mehr spannt und fester ist als das umgebende Gewebe.
Wenn Sie einen Ecoute-Test machen, egal ob einen allgemeinen oder einen lokalen, ist es äußerst wichtig, dass Sie so passiv und empfänglich wie möglich sind.
Beim allgemeinen Ecoute-Test tun Sie nichts anderes, als die Hände so auf den Patienten zu legen, dass Sie Informationen vom ganzen Körper bekommen. Sie spüren dann auch, in welchen Bereichen größere Fixierungen bzw. Restriktionen vorhanden sind. Die Hände bleiben passiv und nehmen nur unterschiedliche Spannungen der Weichteilgewebe wahr. Doch die übermittelten Informationen sind nur zuverlässig, wenn der Körper des Patienten so ausbalanciert ist, dass er selbst auf geringe Kräfte anspricht und sich bewegt. Deshalb empfehle ich Ihnen, diesen Test am stehenden oder sitzenden Patienten durchzuführen, denn in Rückenlage ist der Körper an zu vielen Punkten abgestützt. Allerdings ist der Test im Stehen für den Therapeuten gewöhnlich schwieriger durchführbar, besonders wenn er klein und der Patient groß ist.
Beim Ecoute-Test im Sitzen (s. Abb. 1) steht der Therapeut hinter dem Patienten, der seine Beine von der Untersuchungsliege herabhängen lässt, und legt eine Hand flach – entweder parallel oder quer zur Wirbelsäule – auf die okzipitoparietale Region des Schädels. Die andere Hand bleibt frei oder wird so unter das Steißbein gelegt, dass der Unterarm Richtung Wirbelsäule zeigt. Die Bewegung, mit der sich der Körper des Patienten spontan zur Restriktion bzw. Läsion hin ausrichtet, können Sie durch leichten Druck Ihrer Hand spüren und verlangsamen. Der Patient muss passiv bleiben. Bei manchen Patienten bewirkt aber allein schon die Aufforderung, sich passiv zu verhalten, eine unwillkürliche Anspannung oder Verkrampfung an irgendeiner Stelle. Dadurch werden Ihre Wahrnehmungen verzerrt und der Ecoute-Test behindert. Sinn dieser Übung ist, dass Sie spüren, wie bei stärkerer Spannung eines Muskels bzw. einer Faszie der Körper unmerklich in diese

Richtung gezogen wird. Manchmal kann es besser sein, diese Bewegung vorsichtig zu unterstützen oder noch zu verstärken, um auf diese Weise schwache, unwillkürliche Kontraktionen zu überwinden. Da sich der Bewegungsumfang eher im Bereich der Motilität und nicht der Mobilität bewegt, dürfen Sie bei diesem Verfahren nur ähnlich viel Kraft aufwenden wie bei einer Induktionsbehandlung und deutlich weniger als bei der Mobilisierung von Gewebe. Überprüfen können Sie die Befunde, indem Sie das Verfahren mit der anderen Hand am Kopf wiederholen; wenn Sie wirklich die richtige Bewegung gespürt haben, werden Sie sie auch mit der anderen Hand wahrnehmen. Wenn Sie aber bloß Ihre Vermutungen in den Patienten hineinprojizieren, werden Sie im Allgemeinen mit jeder Hand etwas anderes spüren. Doch mit entsprechender Übung werden Sie diese Schwierigkeit bald meistern.

Diagnostischer Winkel

Wenn der Patient sich nach vorn beugt, ist zu vermuten, dass sein Problem anterior angesiedelt ist, und es wird umso tiefer lokalisiert sein, je weiter er sich vornüber beugt. Wenn außerdem noch eine seitliche Beugung nach links hinzukommt, befindet sich die Läsion vorn links, und wie weit sie von der Medianlinie entfernt ist, lässt sich am Grad der Beugung ablesen. Mithilfe dieser beiden Beugungskomponenten können wir die Läsion ziemlich genau lokalisieren, denn sie bilden einen Winkel, dessen Spitze direkt auf die Läsion zeigt. Die Spitze dieses Winkels kann sich durch eine Abknickung zwischen dem zervikalen und thorakolumbalen Abschnitt der Wirbelsäule oder zwischen Brust- und Lendenwirbelsäule oder zwischen der ganzen Wirbelsäule und der Fläche der Behandlungsliege ergeben. Diese Untersuchungstechnik erweist sich als sehr nützlich, weil eine pathologische Veränderung mit ihr schnell eingegrenzt werden kann und nicht Punkt für Punkt abgeklärt werden muss. Ich möchte auch betonen, dass sie nicht nur bei viszeralen Läsionen hilfreich ist, sondern ebenso gut zur Lokalisation von Gelenkveränderungen benutzt werden kann. So wird sich z. B. bei einer Läsion der 7. Rippe zwischen Brust- und Lendenwirbelsäule ein Winkel bilden, dessen Spitze auf das 7. Kostovertebralgelenk zeigt.

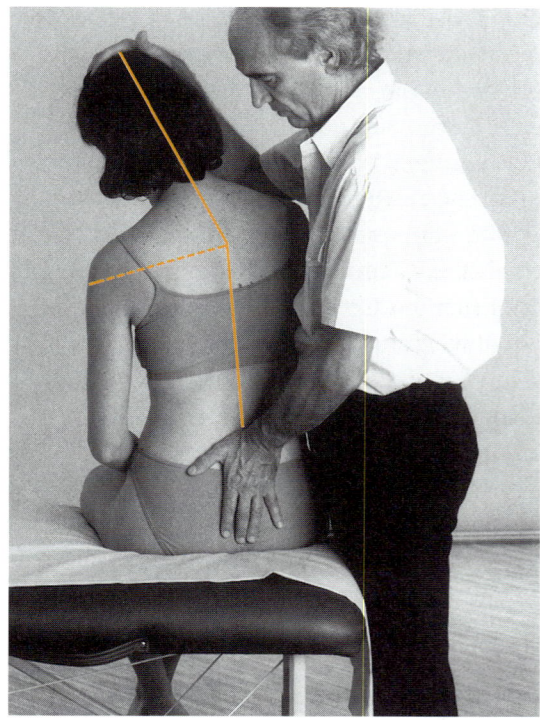

Abb. 1: Diagnostischer Winkel im allgemeinen Ecoute-Test

1.5 Diagnostik

1.5.2 Differenzialdiagnostik mit lokalem Ecoute-Test

Zur genauen Lokalisierung einer Bindegewebs- oder Organläsion wird ein lokaler Ecoute-Test[1] durchgeführt.
Arbeiten Sie mit Ihrer sensibleren Hand und bei Rückenlage des Patienten. Die Hand sollte in der Medianlinie auf dem Bauch liegen, der Handballen direkt über dem Nabel und die Fingerspitzen unterhalb des Proc. xiphoideus. Rechtshänder benutzen üblicherweise die rechte Hand und stehen oder sitzen deshalb rechts vom Patienten. Ihre Hand nimmt passiv die Informationen der angrenzenden Gewebe auf. Wenn ein Gewebe zu straff gespannt ist, wird Ihre Hand davon angezogen. Sie können richtig spüren, wie sich die Hand allmählich auf die Läsion zubewegt. Manchmal geht es schrittweise. Sie können z. B. das Gefühl haben, dass sich die Handunterkante von der Medianlinie zum rechten Rippenrand bewegt. Folgen Sie der Bewegung, bis es nicht mehr weiter geht, vielleicht zu einem Punkt, der 2 cm rechts und 2 cm oberhalb des Nabels liegen kann. Mit der Unterkante an diesem Punkt richten Sie dann Ihre Hand wieder parallel zur Medianlinie aus und wiederholen das Ganze so lange, bis keine Bewegung mehr zu spüren ist. Wenn jedoch keine bedeutende Läsion vorhanden ist, wird die Hand beim lokalen Ecoute-Test auch nicht zu einer bestimmten Stelle hingezogen; auch bei der abschließenden Kontrolle nach einer Behandlung sollte keine Anziehung mehr zu spüren sein.
Inhibitionspunkte (s. u.) eignen sich gut zur Ergänzung eines lokalen Ecoute-Tests. Um mit dem oben genannten Beispiel fortzufahren: Angenommen, Ihre Hand hätte sich zum rechten oberen Quadranten des Abdomens hinbewegt, in dem sich u. a. die Leber, das Colon ascendens und die rechte Kolonflexur befinden. Wenn Sie beim lokalen Ecoute-Test das Gefühl haben, Ihre Hand würde zur rechten Kolonflexur hingezogen, können Sie versuchen, diese Bewegung zu hemmen. Setzen Sie deshalb einen Inhibitionspunkt, indem Sie direkt lateral unter dem Rippenrand leichten Druck ausüben. Wenn es Ihre Hand daraufhin nicht länger in diese Richtung zieht, können Sie daraus schließen, dass diese Kolonflexur fixiert, also in ihrer Bewegung eingeschränkt ist.

Um den Stellenwert der lokalen Differenzialdiagnostik zu überprüfen, habe ich meine Diagnosefindung wiederholt an Patienten mit gut dokumentierten Erkrankungen wie Hepatitis, peptischen Ulzera oder Nephrolithiasis überprüft. Um Ihre eigenen Fähigkeiten zu testen, können Sie z. B. versuchen, eine Operationsnarbe bei einem bekleideten Patienten aufzufinden. Ich möchte noch einmal betonen, dass die Hände das einzige Werkzeug für uns Osteopathen sind. Wir sollten sie deshalb gut trainieren, um ihre Sensibilität immer weiter zu fördern, und von Zeit zu Zeit diese Fertigkeit überprüfen.

---

[1] Beachten Sie bitte, dass der Begriff Ecoute-Test hier in etwas anderer Bedeutung als in *Lehrbuch der Viszeralen Osteopathie, Bd. 1*, verwendet wird. Während er dort eine Methode bezeichnet, mit der sich die Motilität, also ein fortlaufender Prozess, untersuchen lässt, steht der hier benutzte Begriff „lokaler Ecoute-Test" für eine Methode, die den Zustand des Körpers oder eines bestimmten Organs wahrzunehmen ermöglicht.

Inhibitionspunkte

Eine Läsionsstelle im Gewebe zieht den Körper des Patienten und die Hand des Therapeuten zu sich hin. Wenn Sie an dieser Stelle vorsichtig Druck auf das Gewebe ausüben, können Sie deren Wirkung auf den übrigen Körper unterbinden. Ich vermute, dass diese Inhibition mechanisch, durch Beeinflussung der Faserkontinuität im Gewebe, zustande kommt, kann es aber nicht beweisen. Auf jeden Fall lässt sich der Effekt klinisch gut aufzeigen. Drücken Sie aber nicht zu fest, um die Zugspannung nicht noch zu verstärken. Wenn es sich im allgemeinen Ecoute-Test anfühlt, als würden Ihre Hände z. B. in Richtung des rechten Hypochondriums gezogen, schieben Sie die Finger einer Hand unter die Leber und drücken sie dann ein bisschen nach posterosuperior, die andere Hand bleibt in der Ecoute-Position. Wenn der Patient anschließend nicht mehr nach vorn und rechts gebeugt sitzt, spricht das eindeutig für ein hepatisches Problem. Dagegen scheint die Ursache eher im Rippenbereich zu liegen, wenn er danach wieder die gleiche Position wie vorher einnimmt. Die Wirkung einer Restriktion im Rippenbereich können Sie hemmen, indem Sie leicht auf den Wirbelquerfortsatz im Kostovertebralgelenk einer bestimmten Rippe drücken. Wenn daraufhin die Bewegung im Ecoute-Test aufhört oder sich verändert, spricht das für eine Restriktion genau im Bereich dieser Rippe. Sobald Sie diese Technik selbst ausprobieren, werden Sie überrascht feststellen, wie schnell und wie häufig sie angewandt werden kann. Wie immer ist es besser, sich dabei vom Gewebe und nicht von eigenen Vorstellungen leiten zu lassen.

Es gibt eine Methode, mit der Sie die Ergebnisse Ihres allgemeinen Ecoute-Tests erhärten können; sie wird in Rückenlage des Patienten angewandt. Nehmen Sie beide Hände zu Hilfe, um die Füße des Patienten nach unten zu beugen, und lassen Sie dann unter Beibehaltung dieser Plantarflexion mit dem Druck nach, ohne die Hände von den Füßen wegzunehmen. Auf der Seite der größeren Restriktion wird sich der Fuß schneller wieder dorsalflektieren. Noch genauer ist der Test, wenn Sie die Füße nur ganz leicht beugen. Sie können den Test auch als Ecoute-Test durchführen, indem Sie die Hände auf die Fußrücken legen. Sollte bei einem Fuß eine Dorsalflexion zu spüren sein, liegt auf dieser Seite eine Restriktion vor (s. Abb. 2). Die Bewegung wird nicht ausgeprägt, sondern eher angedeutet sein, ist aber mit zunehmender Erfahrung deutlich unterscheidbar.
Da signifikante Restriktionen im Bereich der unteren Gliedmaßen bei vielen Menschen vorkommen, ist ein Ecoute-Test an den Füßen sehr wichtig. Nehmen wir ein Beispiel: Wenn der allgemeine Ecoute-Test im Stehen ergibt, dass sich der Patient nach vorn und nach rechts beugt, lässt sich anhand dieses Tests allein nur äußerst schwer unterscheiden, ob die Läsion im rechten unteren Abdomen oder in der rechten unteren Extremität lokalisiert ist. Beim Test im Sitzen sind die Beine entspannt und ohne Einfluss auf den restlichen Körper. Wenn die Ergebnisse des allgemeinen Ecoute-Tests im Sitzen unverändert bleiben, können Sie von einer Läsion im Abdominalbereich ausgehen. Wenn die Ergebnisse sich im Sitzen aber völlig verändern oder sogar normal werden, dürfte die Läsion im Bereich der unteren Extremität zu finden sein. Mithilfe

1.5 Diagnostik

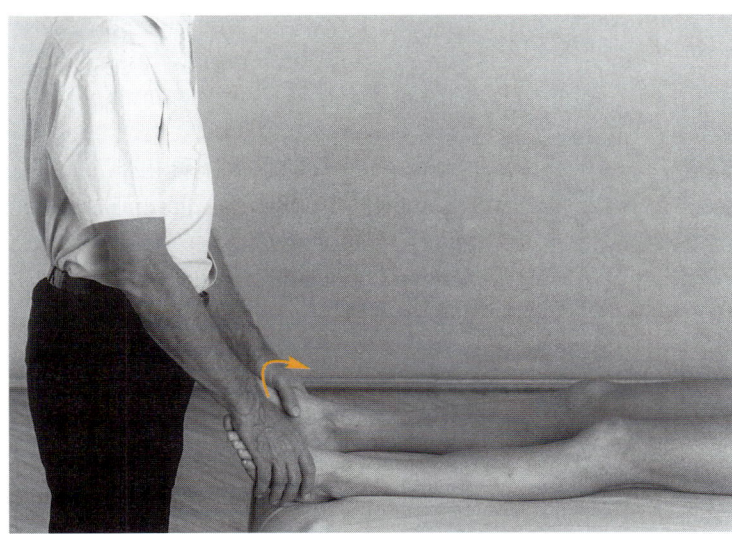

Abb. 2:
Ecoute-Test der unteren Extremitäten

des Fußbeugungstests und unter Einsatz der Inhibitionspunkte der unteren Extremität, z. B. am Knöchel oder Knie, können Sie die Restriktionsstelle genauer lokalisieren.

Um die Sensibilität meiner Studenten zu testen, erzeuge ich manchmal, ohne dass sie es merken, künstlich eine Läsion, indem ich den Patienten ganz leicht in die Haut zwicke und sie dann frage, ob sie die Stelle lokalisieren können. Studenten, die den Test schon kennen, finden die Stelle sofort ohne sich zu irren. Skeptiker möchte ich daran erinnern, dass alle Sinne, einschließlich des Tastsinns, durch Übung in hohem Maße geschärft werden können. Wer würde einem Weinkenner die Fähigkeit absprechen, mit seinem Geschmackssinn die Lage und den Jahrgang eines Weines bestimmen zu können?

Durch den allgemeinen Ecoute-Test werden Sie nur auf eine bestimmte Stelle aufmerksam gemacht, die aktuell einer Behandlung bedarf. Es muss sich aber nicht um eine zeitlich überdauernde „Schlüssel-Läsion" handeln. Ich wiederhole den Ecoute-Test nach jedem Behandlungsabschnitt oder nachdem ich den betreffenden Bereich zu Ende behandelt habe. Unter diesen Umständen verändern sich die Ergebnisse des Ecoute-Tests häufiger. Zuerst kann z. B. der Magen und später die rechte Niere zu spüren sein. Das ist normal. Sie sollten nur das behandeln, was Sie gerade vorfinden, und sich dabei in einer Sitzung auf höchstens drei Organe konzentrieren. Mehr kann der Körper nicht verarbeiten, und Sie würden sonst lediglich neue Läsionen herbeiführen. Mit „konzentrieren" meine ich nicht, dass Sie überhaupt nur zwei oder drei Organe berühren sollten, sondern deren Behandlung. Natürlich dürfen und müssen Sie sogar ihre Verbindungen zu anderen Organen mitbehandeln. Bei der rechten Niere sind das z. B. die Strukturen, mit denen sie an Leber, Colon ascendens und Zäkum angeheftet ist. Trotzdem betrachte ich das nur als die Behandlung eines Organs.

1.5.3 Sotto-Hall- oder Adson-Wright-Test

Der in der klassischen Medizin als Adson-Wright-Test bekannte Test wird in der Osteopathie als Sotto-Hall-Test bezeichnet. Bei diesem Test wird ein Arm des Patienten im Sitzen nach außen rotiert und abduziert und gleichzeitig der Radialispuls gefühlt. Am Ende der Bewegung wird der Patient aufgefordert, seinen Kopf zuerst nach links und dann nach rechts zu drehen. Während der Kopfbewegung sollten sich Stärke und Frequenz des Radialispulses nicht verändern. Wenn der Puls schwächer wird oder verschwindet, ist der Test positiv. Zurückgeführt wird das Phänomen auf eine Kompression der A. subclavia, die mit dem Plexus brachialis zusammen durch die „Skalenuslücke" zieht. Die Lücke ist vorn vom M. scalenus anterior und hinten von den Mm. scalenus medius und posterior begrenzt (s. Abb. 3). Sie verkleinert oder verschließt sich, wenn ein dickes Pleuraband oder als inkonstanter Muskel ein M. scalenus minimus zwischen Plexus brachialis und A. subclavia vorhanden ist bzw. wenn die 1. Rippe sehr schräg vom Wirbel abgeht. Bei Frauen liegen Plexus brachialis und A. subclavia sowieso schon enger aneinander, weil die 1. Rippe häufig schräger als bei Männern verläuft. Positiv fällt der Sotto-Hall-Test auch bei überzähligen Rippen oder vergrößerten Querfortsätzen der Halswirbel aus. Die Kompression führt zu radikulären Schmerzen oder Durchblutungsstörungen. Bei Abduktions-Außenrotationsstellung des Armes verengt sich die Skalenuslücke und der Patient bekommt bald das Gefühl, als wären seine Finger „schwer" oder „taub". Er wird daher seine Finger ausschütteln und die Arme bewegen, um ihre Durchblutung wieder anzuregen. Parästhesien können auch nach dem Aufwachen vorhanden sein, zusammen mit Kopfschmerzen, die ein paar Stunden später wieder verschwinden. Begünstigt werden sie durch bestimmte Schlafpositionen, z. B. wenn in Bauchlage der Kopf auf den Unterarmen abgestützt oder in Rückenlage die Hände im Nacken verschränkt werden. In diesen Fällen ist der Schlaf nicht so heilsam wie sonst und häufig von Albträumen unterbrochen. Die Patienten können weder für längere Zeit die Arme hochheben noch den Kopf in den Nacken legen. Vor etwa 15 Jahren wurden sie aus diesem Grund oft, aber mit wenig Erfolg operiert.

Im Laufe meiner osteopathischen Tätigkeit habe ich den Sotto-Hall-Test immer wieder angewendet und war überrascht, wie häufig er positiv ausfiel. Nachdem ich tausende Fälle untersucht hatte, fiel mir auf, dass er stets auf der Seite der Läsion positiv war, unabhängig davon, ob es sich um eine arti-

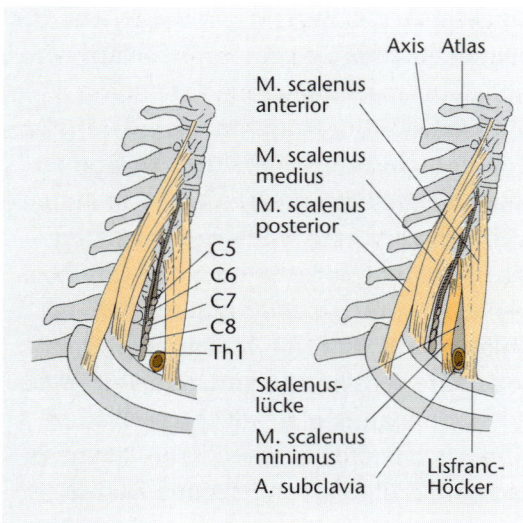

Abb. 3: Skalenuslücke (nach Lazortes)

kuläre oder viszerale Fixierung handelte. Sicherheitshalber lasse ich gelegentlich Röntgenaufnahmen machen, um die Möglichkeit von Skelettveränderungen auszuschließen.

Zusammen mit meinem Kollegen Louis Rommeveaux, der auch an der European School of Osteopathy in Maidstone, U. K., und am Collège International d'Ostéopathie in Frankreich unterrichtet, habe ich mehrere Patienten, bei denen der Sotto-Hall-Test positiv ausgefallen war, für eine Doppler-Untersuchung ausgewählt. Mit dem Doppler-Verfahren kann der arterielle Blutfluss dargestellt werden. Wir führten diese Untersuchungen 1982 mit Unterstützung von Dr. Morzol aus Grenoble durch. Untersucht werden sollten A. radialis und A. vertebralis bzw. A. basilaris. Bevor die Patienten mit kranialen, artikulären und viszeralen Manipulationen behandelt wurden, zeichneten wir die objektiven Ergebnisse des Sotto-Hall-Tests auf. Am besten schnitten die viszeralen Manipulationen ab, bei denen der Kraftaufwand zu gering war, um die Durchblutung allein auf diese Weise wieder in Gang zu bringen. Wir machten auch einige Placebo-Manipulationen, doch sie zeigten keine Wirkung. Doppler-Untersuchungen konnten eine Besserung oder Erholung des Blutflusses zweifelsfrei nachweisen, doch das Wirkprinzip ließ sich nicht klären. Wie kommt es also, dass sich bei leichter Manipulation eines Bauchorgans die Durchblutung im Kopf oder Arm sofort wieder erholt? Meiner Meinung nach spielt das parietale Peritoneum bei dieser Wirkung eine Vermittlerrolle. Das Peritoneum nimmt sensorische Fasern des N. phrenicus auf, der mit dem N. subclavius anastomosiert. Werden diese Nerven übermäßig stimuliert, kann eine Anspannung des M. subclavius mit Gefäßkonstriktion der A. subclavia die Folge sein. Diese Symptome verschwinden wieder, sobald das Gewebe gelockert wird. Denn wenn die Skalenuslücke nicht länger durch den M. subclavius verengt ist, gewinnt sie ihre normale Ausdehnung und die A. subclavia ihren normalen Gefäßtonus zurück. Mir ist klar, dass das reine Spekulation ist, und ich möchte andere Forscher dazu ermutigen, uns ihre eigenen Ergebnisse mitzuteilen. Sicher ist nur, dass die Schnelligkeit der arteriellen Reaktion nicht anders als mit einem Nervenreflex erklärt werden kann. Pathologisch wirken sich die oben erwähnten Spasmen nur bei bereits anatomisch vorhandenen Engpässen aus. Zusammengefasst zeigt die Untersuchung, dass ein positiver Sotto-Hall-Test die Seite der Läsion angibt, dass eine gleichseitige Läsion oft viszeral-reflektorisch auftritt und dass bei einer viszeralen Manipulation, wenn sie präzise genug ist, nicht viel Kraft benötigt wird.

Beim erweiterten Sotto-Hall-Test wird mit einer Hand der Puls getastet, während Sie mit der anderen Hand Inhibitionspunkte setzen und auf mögliche Veränderungen achten, die sich daraus ergeben können. Nehmen wir einmal an, ein positiver Sotto-Hall-Test spräche für eine rechtsseitige Läsion und der Ecoute-Test für eine Beteiligung der Leber. In dem Fall wird die Leber ganz vorsichtig nach superoposterior gedrückt (s. Abb. 4). Wenn der Puls anschließend wieder zu fühlen ist, kommt eine hepatische Störung in Betracht. Weiter unten zeigen wir, wie die Diagnose näher eingegrenzt werden kann. Bleibt der Sotto-Hall-Test aber weiterhin positiv, d. h. wenn der Puls nicht zurückkehrt, müssen Sie versuchen, über Inhibitionspunkte an verschiedenen anderen Stellen die ursächliche Läsion zu finden.

Angenommen der vertebrale Mobilitätstest hätte eine Restriktion im Bereich der Querfortsätze des 5. und 6. Halswirbels ergeben, dann beginnen Sie mit Inhibitionspunkten an dieser Stelle und beobachten die Auswirkungen auf den Sotto-Hall-Test. Sobald der Druck auf einen bestimmten Punkt wieder einen ungehinderten Blutfluss in der A. subclavia ermöglicht, kennen Sie den Bereich der Restriktion und können sie dann – wie oben erklärt – differenzialdiagnostisch mit einem lokalen Ecoute-Test genauer lokalisieren.

1.5.4 Blutdruck

In der Osteopathie sollte systematisch der Blutdruck bestimmt werden; ich messe ihn z. B. immer an beiden Armen. Junge Menschen haben normalerweise auf beiden Seiten gleich hohe Werte. Bei einer Seitendifferenz von mehr als 10 mmHg systolisch ist auf der Seite mit dem niedrigen Wert vermutlich eine Läsion vorhanden. Zu diesem Schluss bin ich aufgrund meiner Beobachtungen in Tausenden von Fällen gekommen. Bei älteren Menschen sind die Arterienwände mehr oder weniger verhärtet und daher ist erst eine Seitendifferenz von mehr als 15 mmHg aussagekräftig. Diesen Unterschied berücksichtigt die Schulmedizin üblicherweise nicht, sondern führt ihn auf die seltenen Fälle eines arteriellen Shunts oder einer Intimafibrose zurück. Eine Kompression des Aortenisthmus ist zu vermuten, wenn einer arteriellen Hypertonie der oberen Extremitäten eine arterielle Hypotonie der unteren Extremitäten gegenübersteht.

Ich glaube, dass solche systolischen Blutdruckunterschiede mit pathologischen Weichteilveränderungen zusammenhängen. Wie die Veränderungen im Sotto-Hall-Test sind sie wahrscheinlich reflektorisch von Nerven, wie dem N. phrenicus oder N. vagus, beeinflusst oder mit Bindegewebsläsionen verschiedener Bänder im Bereich des „thoracic outlet" zu erklären. Größere Läsionen schlagen sich sowohl im Sotto-Hall-Test als auch in den Blutdruckwerten nieder. Den Blutdruck zu messen und den Radialispuls zu fühlen ist nicht schwer, und jeder Befund zeigt, dass etwas nicht in Ordnung ist. Bei richtiger Behandlung sollten sich auffällige Werte wieder normalisieren. Diese beiden Untersuchungen gehören also zu

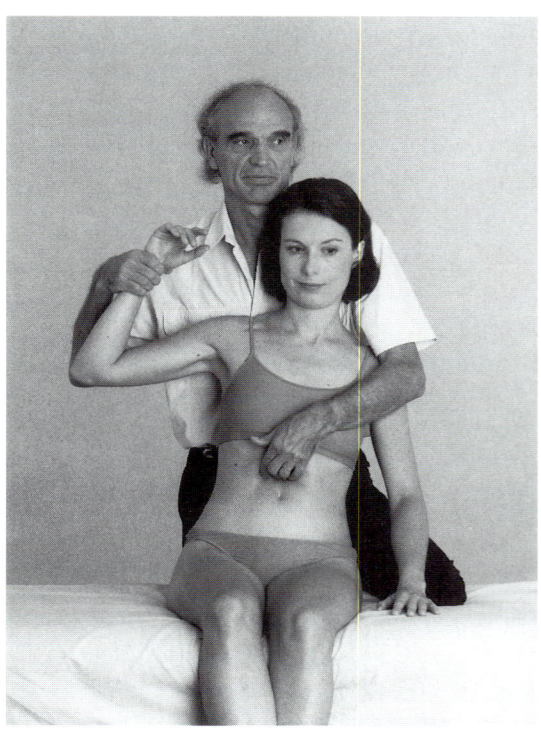

Abb. 4: Erweiterter Sotto-Hall-Test

den wenigen Tests, mit denen sich die Wirkung von Manipulationen objektivieren lässt.

Wenn sich die Werte nach der Behandlung nicht normalisieren, müssen Sie mit der Diagnostik wieder von vorne beginnen. Ist z. B. eines der pleurovertebralen Bänder infolge einer Tuberkulose fibrosiert und verkalkt, kann der Blutfluss trotzdem durch eine sehr zielgerichtete Manipulation verbessert werden. Davon konnte ich mich überzeugen, als ich zu Beginn meiner beruflichen Laufbahn in einem Lungensanatorium in Grenoble viele Tuberkulosepatienten untersuchen und behandeln konnte.

1.5.5 Lasègue-Test

Um diesen bekannten Ischias-Test noch zu verfeinern, möchte ich eine Erweiterung vorschlagen. Angenommen Sie hätten eine linksseitige Ischialgie mit positivem Lasègue-Zeichen bei 30° diagnostiziert und würden aufgrund anderer Befunde eine Senkung der linken Niere vermuten. Heben Sie deshalb zur Überprüfung des Lasègue-Zeichens mit einer Hand das Bein an, während Sie mit der anderen Hand zusätzlich den unteren Pol der linken Niere behutsam nach superomedial schieben (s. Abb. 5). Kann daraufhin das Bein mit dem Ischiasschmerz allmählich wieder stärker in der Hüfte gebeugt werden, spricht das für eine Nierenbeteiligung.

In den erweiterten Lasègue-Test können auch Inhibitionspunkte einbezogen werden. Mit ihrer Hilfe lässt sich die Diagnose bestätigen und außerdem die Falle der klassischen Gleichsetzung „Ischialgie = L4/L5 bzw. L5/S1" vermeiden. Jeder Osteopath weiß aus Erfahrung, dass es viele andere Ursachen geben kann und dass es in akuten Fällen besser ist, auf eine Manipulation in diesem Gebiet zu verzichten.

Ein echter Bandscheibenvorfall führt bereits bei der ersten 30°-Hüftbeugung rasch zu heftigen Schmerzen und ist über Inhibitionspunkte nicht beeinflussbar. Der erwei-

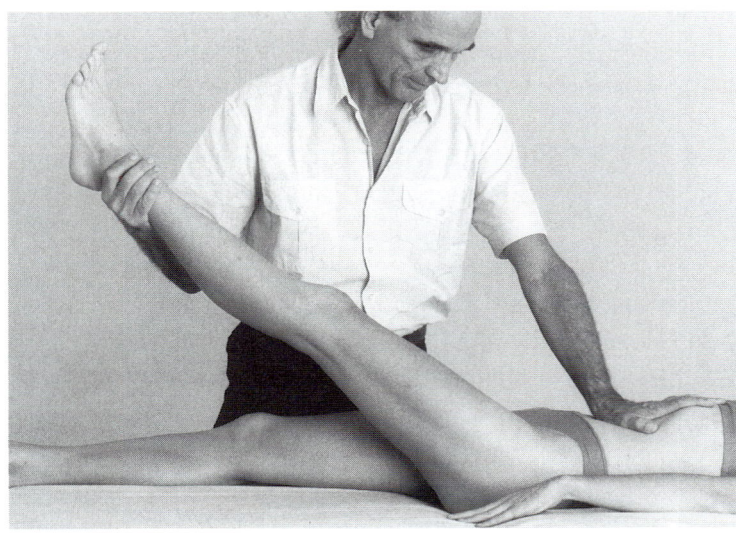

Abb. 5:
Erweiterter Lasègue-Test

terte Lasègue-Test kann auf alle Organe und Gelenke angewandt werden und stellt eine wertvolle Ergänzung unserer diagnostischen Methoden dar. Wenn Sie die Ursache einer Restriktion z. B. im Bereich des 9. Brustwirbels vermuten, können Sie mit einem beidseitigen Inhibitionspunkt auf den Wirbelapophysen kontrollieren, ob sich die Ergebnisse des Lasègue-Tests verbessern. Allerdings darf der Patient nicht merken, welche Befunde Sie erwarten, denn das würde unter Umständen einen Placeboeffekt begünstigen. Führen Sie den Test deshalb erst behutsam zu Ende, bevor Sie dem Patienten Ihre Schlussfolgerungen mitteilen. Sie werden dank der Inhibitionspunkte auch schnell wissen, ob Ihre Behandlung überhaupt erfolgreich sein wird.

1.5.6 Schultergelenktest

Latente viszerale Störungen machen sich häufig im Schulterbereich bemerkbar. Eine Periarthritis im Schultergelenk kann nach einem Trauma, z. B. einem Sturz auf Schulter, Ellbogen oder Hand, oder infolge einer Reizung des Plexus brachialis oder Plexus cervicalis auftreten. In den meisten Fällen ist sie reflexbedingt. Um Anzeichen für eine viszerale Fixierung zu finden, führe ich einen erweiterten Schultergelenktest am sitzenden Patienten durch. Dabei wird mit einer Hand der Arm in eine Abduktions-Außenrotationsstellung gebracht und mit der anderen Hand ein viszeraler Inhibitionspunkt gesetzt. Nehmen wir z. B. an, Sie vermuten bei einer rechtsseitigen Periarthritis eine mögliche Leberbeteiligung. Nachdem Sie den rechten Arm abduziert und nach außen gedreht

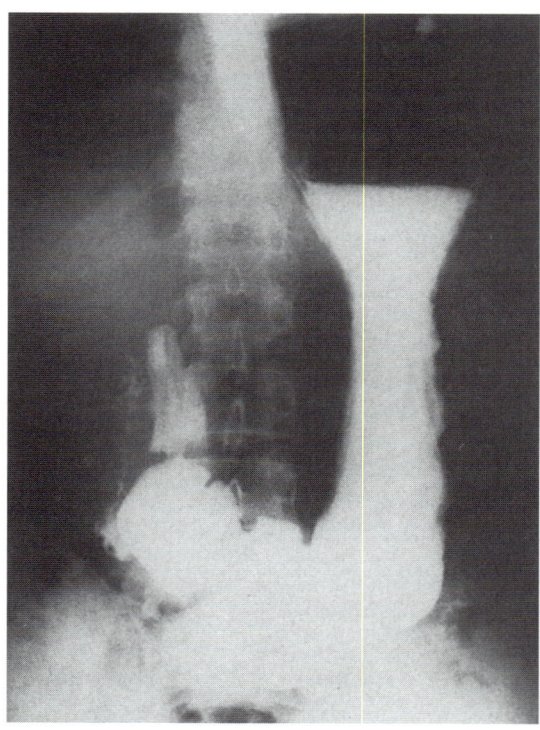

Abb. 6: Gastroptose im Stehen

haben, heben Sie die Leber leicht an (s. Kap. *Leber*). Wenn sich dadurch eine Mobilitätssteigerung von mindestens 20% erreichen lässt, können Sie davon ausgehen, dass die Ursache der Schulterprobleme entweder in der Leber oder der mit ihr verbundenen rechten Niere zu suchen ist.
Richtet sich Ihr Verdacht eher auf die Halswirbelsäule, sollten Sie mit einer Hand die gereizte Schulter untersuchen und mit der anderen Hand einen Inhibitionspunkt auf dem Querfortsatz des Halswirbels setzen, dessen Beweglichkeit im Mobilitätstest scheinbar eingeschränkt ist. Wenn sich die Mobilität bessert, spricht das für eine zervikale Restriktion als Ursache, die aber ebenfalls rein reflektorisch sein kann. Sie werden überrascht sein, wie sehr die Mobilität

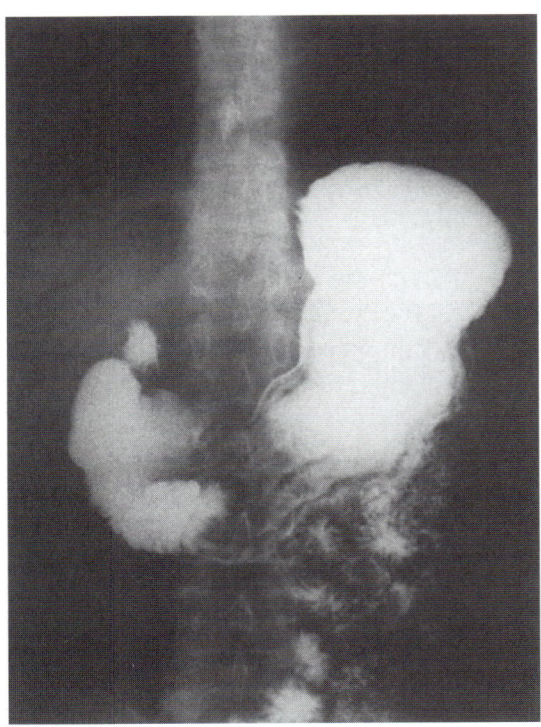

Abb. 7 (gleicher Patient): Gastroptose im Liegen

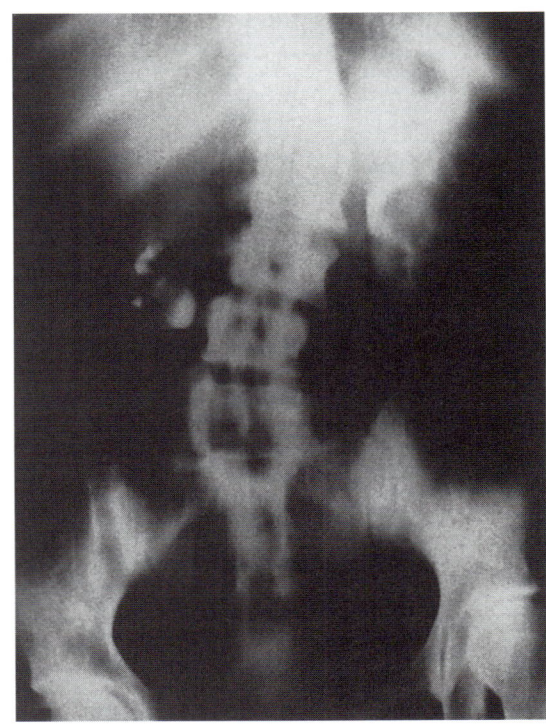

Abb. 8: Senkung der rechten Niere

in solchen Fällen gesteigert werden kann, wenn auch meist nur vorübergehend. Doch es zeigt, dass eine Behandlung indiziert ist.

1.5.7 Röntgenuntersuchung

Für die Diagnose von Organerkrankungen sind Röntgenaufnahmen unverzichtbar, sie können aber auch Aufschluss über funktionelle viszerale Störungen geben. Ich möchte hier erläutern, wie Röntgenaufnahmen von Gastro- und Nephroptosen zu interpretieren sind.
Wie Sie sehen, ist eine Senkung im Röntgenbild gut erkennbar. Doch bei der Interpretation sind ein paar wichtige Einzelheiten zu beachten. Die Abbildungen 6 und 7 zeigen Röntgenaufnahmen von einem groß gewachsenen 35-jährigen Mann, der an Dyspepsie leidet. Im Stehen (s. Abb. 6) sieht sein Magen fast wie eine Sanduhr aus und das Antrum reicht bis ins Becken hinunter. Doch im Liegen (s. Abb. 7) nimmt der Magen schnell wieder seine ursprüngliche Form an und das bedeutet, dass er nicht fixiert ist. Bleibt der untere Teil des Antrums aber auch im Liegen noch im Becken, weist das auf eine größere Störung hin, z. B. auf eine Verwachsung des Magens mit benachbarten Strukturen wie Omentum majus, Dünndarm, Peritoneum oder Blase. Eine solche Fixierung des Magens wird oft zum Ausgangspunkt für schwerere Gastropathien. Ich komme bei der Betrachtung die-

ser Röntgenaufnahmen zu anderen Ergebnissen als Gastrologen oder Internisten. Für sie ist ein tiefstehender Magen nicht weiter interessant, weil sie eine Gastroptose nicht als pathologisch einstufen.

Für uns Osteopathen spielen die Viszeralorgane als strukturelle Elemente des Körpers eine wichtige Rolle. Allerdings sollten wir unser Augenmerk eher auf den Nachweis einer Restriktion als auf eine Ptose richten. Eine Ptose ist für sich allein nicht weiter wichtig, doch wenn eine Restriktion hinzukommt, wird sie pathologisch. In der osteopathischen Theorie hat die Position eines Organs kaum Bedeutung, nur seine Mobilität zählt. Es geht nicht darum, ein Organ anzuheben, sondern es zu unterstützen, damit es seine Mobilität wiederfindet. Natürlich wirken sich viele Behandlungstechniken bei einem prolabierten Organ auch auf seine Lage aus. Dass in manchen Fällen das Antrum bis zu 10 cm angehoben werden kann, ist gut dokumentiert. Es waren zwei oder drei Behandlungen im Verlauf von mehreren Monaten nötig, um das in Höhe der Symphyse befindliche Antrum wieder nach oben zu bewegen.

Das im Stehen aufgenommene Röntgenbild einer kinderlosen jungen Frau (s. Abb. 8) mit Skoliose zeigt eine Nierensenkung unklarer Genese. Sie litt an rezidivierenden Harnwegsinfektionen. Da die Niere auch bei einer Röntgenaufnahme im Liegen unverändert ihre tiefe Lage beibehielt, war klar, dass sie fixiert sein musste. Eine Wanderniere verursacht weniger Probleme als eine fixierte Niere und lässt sich leichter behandeln. Sobald eine fixierte Niere aber wieder mobil und frei von Verwachsungen ist, hält die Wirkung der Behandlung allerdings länger an.

1.5.8 Recoil-Technik

„Recoil" oder die französische Entsprechung „Rebond" bedeutet so viel wie Rückstoss oder Rückprall.

Um ein Organ zu mobilisieren, wird es entweder zusammengedrückt oder durch Zug an seinem Aufhängungssystem möglichst stark gedehnt, und plötzlich wieder losgelassen. Diese Technik eignet sich sowohl zur Diagnostik als auch zur Therapie. Betrachten wir sie zunächst unter diagnostischen Gesichtspunkten, weil sie aus dem Grund manchmal auch in der herkömmlichen Medizin angewandt wird. Im Fall einer akuten Appendizitis kann z. B. mithilfe der Recoil-Technik geprüft werden, ob die Druckempfindlichkeit als Zeichen einer reaktiven Beteiligung des Peritoneums besteht.

Ein weiteres Beispiel ist die schwierige Unterscheidung, ob eine pathologische Veränderung die Leber oder ihre Haltestrukturen betrifft. Falls bereits die Mobilisierung und Kompression der Leber Schmerzen verursacht, ist das Organ selbst betroffen, z. B. bei einer Virushepatitis. Wenn der Schmerz aber erst auftritt, sobald Sie die Leber wieder loslassen und sie abrupt in ihre Ausgangslage zurückkehrt, kommt eher ein Problem der Bänder in Betracht. Die Recoil-Technik kann z. B. schmerzhaft sein, wenn das Aufhängeband der Leber fibrosiert ist. In ähnlicher Weise lässt sich auch die Zwerchfellatmung für den Nachweis einer Läsion heranziehen. Wenn bei forcierter Inspiration, die eine Kompression der Bauchorgane bewirkt und vergleichbar mit direkter Druckanwendung ist, in einem bestimmten Organ Schmerzen auftreten, ist das Organ selbst fixiert. Dagegen ist bei Schmerzen, die durch forcierte Exspiration ausgelöst werden, mit großer Wahrscheinlichkeit die Beweglichkeit der Haltestrukturen eingeschränkt. So kommt es z. B. im Fall einer Nephroptose bei der Ausatmung zu einer Dehnung der Nierenaufhängung und die der Einatmung zur Verkürzung. Wenn der Patient beim Ein- oder Ausatmen für kurze Zeit die Luft anhält, können Sie die Läsion besser lokalisieren.

Eine andere Technik macht sich die dehnende Wirkung einer Rückwärtsbeugung zunutze. Während der Patient im Sitzen seine Hände im Nacken verschränkt und die Ellbogen möglichst nah zusammenhält, stehen Sie hinter ihm und bringen ihn durch Anheben der Ellbogen dazu, sich nach hinten zu beugen und diese Position mehrere Sekunden beizubehalten. Bei der Überstreckung zeigt sich häufig, dass viszerale Organe oder ihre Aufhängungen stellenweise fixiert sind. Die Patienten sind oft ganz erstaunt, an welchen Stellen sie die Dehnung als unangenehm empfinden. Wer schon einmal die Rückenlage mit tiefer liegendem Oberkörper ausprobiert hat, kennt das unangenehme Gefühl vielleicht auch. Ulkuspatienten können auf diese Weise sehr genau die entzündeten Stellen lokalisieren. Mit dieser Technik lassen sich v. a. vernarbungsbedingte, unterschiedlich tief reichende Restriktionen erkennen.

1.5.9 Diagnostische Verantwortung des Osteopathen

Wenn Patienten zur osteopathischen Behandlung kommen, haben sie vorher nicht unbedingt andere medizinische „Stationen" durchlaufen. Daher tragen wir große Verantwortung in Bezug auf die richtige Diagnose. Bei Patienten mit Gelenkschmerzen kann zusätzlich eine gutartige viszerale Störung vorhanden sein, oder auch nicht, und genau das müssen wir im Einzelfall sicher unterscheiden können. Bei Knie- oder Oberschenkelschmerzen ist fast immer von einer viszeralen Beteiligung auszugehen. Mit der lapidaren Vereinfachung, dass „alle Knie- und Oberschenkelprobleme vom 3. Lendenwirbel" herzuleiten sind, setzen wir unsere therapeutische Glaubwürdigkeit aufs Spiel. In den folgenden Kapiteln wird unter anderem die Klinik bzw. Symptomatik einiger Organerkrankungen beschrieben. Ausgewählt habe ich Erkrankungen, die sehr häufig sind und ähnliche Symptome hervorrufen wie die funktionellen Störungen, die ich meist zu behandeln habe. So kann ausgeprägter Durst beim Aufwachen renal bedingt sein, z. B. durch eine Nierensenkung, aber auch im Rahmen von schwereren Erkrankungen auftreten. Diese große Verantwortlichkeit für die richtige Diagnose sollte uns jedoch nicht lähmen, sondern im Gegenteil beflügeln, damit wir noch stärker auf ein besseres Verständnis medizinischer Zusammenhänge hinarbeiten.

1.6 Behandlung

Die Techniken der direkten, indirekten und Induktionsbehandlung sind bereits im *Lehrbuch der Viszeralen Osteopathie, Bd. 1*, beschrieben worden. Deshalb möchte ich hier weitere Behandlungstechniken, Modifikationen und therapeutische Überlegungen ergänzen.

1.6.1 Behandlungsmethoden

Recoil-Technik

Der diagnostische Stellenwert der Recoil-Technik wurde oben schon dargestellt, doch darüber hinaus ist sie auch zur Behandlung von Restriktionen geeignet. Die Technik besteht darin, ein Gewebe bis zur äußersten Grenze zu bewegen und dann plötzlich loszulassen, wobei die Wirkung meiner Meinung nach über Nervenreflexe zustande kommt. Das Dehnen mit anschließendem Loslassen hat zur Folge, dass sich die Spannung von Muskeln und Bindegewebe in der Umgebung dieser Struktur verringert. Das ist gut nachzuvollziehen, wenn es sich um einen Muskel handelt, doch bei einer Faszie fällt es schon schwerer. Mit der Recoil-Technik können v. a. Muskelspasmen, z. B. des Dünndarms, wirksam aufgelöst werden. Nach dem Bayliss-Gesetz spricht die Darmmuskulatur gut auf mechanische Reize an. So führt jede Dehnung zu einer Stimulation der Proprio-, Mechano- und Barorezeptoren, deren Auswirkungen auf die glatte Muskulatur nachgewiesen sind. Anders ist es z. B. mit der Niere. Sie verfügt kaum über Aufhängungen, und die wenigen, die sie hat, können sich nicht einmal kontrahieren. Wie lässt sich bei der Niere ein Recoil-Effekt erzielen? Bisher ist es mir nicht gelungen, den Wirkmechanismus herauszufinden, ich vermute aber, dass Reaktionen des posterioren parietalen Peritoneums und der Toldt-Faszie auf Nervenreize eine Rolle spielen. Für sich genommen hat die Recoil-Technik meines Erachtens nur eine vorübergehende Wirkung, auch wenn meine Kollegen Chauffour, Guillot und Guionnet sie als wichtigste Behandlungsmethode benutzen und die Ergebnisse zugegebenermaßen ausgezeichnet sind. Doch niemand sonst konnte mit dieser Methode vergleichbare Ergebnisse erzielen. Wegen ihrer unmittelbar entspannenden Wirkung erleichtert die Recoil-Technik aber die Manipulation und den Zugang zu einem Organ oder Gewebe. Und da Stimulation der Propriozeptoren seine Eigenwahrnehmung fördert, fokussiert der Körper seine Reaktion auf den Läsionsbereich. Deshalb benutze ich die Recoil-Technik zu Beginn und oft auch am Ende der Behandlung dazu, die Eigenwahrnehmung des Körpers auf das hauptsächlich behandelte Viszeralorgan zu konzentrieren.

Allgemeine Induktionstechniken

Diese Technik stellt die therapeutische Entsprechung zum allgemeinen Ecoute-Test dar und besteht darin, den Körper „sich selbst ausdrücken" zu lassen, um auf diese Weise Restriktionen zu beseitigen. Dr. John Upledger hat mich die Technik des „unwinding" gelehrt, die mit dem kraniosakralen System arbeitet, und ich habe sie in Form der allgemeinen Induktionsbehandlung auf den Viszeralbereich übertragen. „Unwinding" ist eine passende Bezeichnung für den Versuch des „Entwirrens", wie bei einer Garnrolle oder einem verhedderten Telefonkabel, an dessen Ende dann die primäre Restriktion auftaucht.

Obwohl eine allgemeine Induktionsbehandlung auch in Rückenlage durchführt werden kann, finde ich die Sitzposition dafür besser geeignet. Während der Patient mit herunterhängenden Beinen dasitzt und die Hände auf seine Oberschenkel stützt, stehen Sie hinter ihm und legen Ihre Hände rechts unter die Leber und links unter den Magen. Der Patient bleibt vollkommen passiv und hat seine Muskeln nur so weit angespannt, dass er sich gerade noch aufrecht halten kann. Mit anderen Worten, er sollte entspannt, aber nicht in sich zusammengesunken sitzen.

Auch Sie sollten am Anfang passiv sein und Ihre Hände einfach nur dem Gewebe folgen lassen, wie beim allgemeinen Ecoute-Test. Sie können dann allmählich und sehr behutsam die Bewegungen, die Sie spüren, unterstützen, um sie zu verstärken.

Der Körper des Patienten wird sich um Ihre Finger zu drehen beginnen, während Sie mit den Fingern nach Restriktionen suchen und sie, sofern vorhanden, gleich lockern. Sie können diese spontane Körperbewegung synergistisch nutzen, wenn Sie darauf abgestimmt die Restriktion mit Ihren Fingern dehnen. Das hilft umgekehrt wiederum die spontane Körperbewegung allmählich einzudämmen.

Die spontane Körperbewegung wird zunächst immer stärker, d. h. schneller und/oder deutlicher, bevor sie sich mit zunehmender Lockerung der Restriktion immer mehr abschwächt, d. h. verlangsamt und/oder weniger ausgeprägt ist.

Man sollte vorsichtig sein und die Patienten nicht „sich zu sehr ausdrücken" lassen, wie es die Gruppe um Herniou, Calleret und Sueur z. B. mit ihren somatoemotionalen Techniken gern praktiziert. Diese Techniken dienen dem Zweck, psychisch stark belastende Spannungen abzubauen, indem sich eine bestimmte Emotion entfalten und somatisieren kann. Mir geht es einzig und allein um die Auflösung viszeraler Restriktionen.

1.6.2 Methodisches Vorgehen

In der Osteopathie ist es manchmal schwierig, die primäre Restriktion, die den Schlüssel zu den Problemen des Patienten liefert, zu finden. Soll man mit den Manipulationen am Kopf, an der Wirbelsäule, viszeral oder an den Extremitäten beginnen? Ich muss gestehen, dass ich persönlich nicht von der absoluten Notwendigkeit einer Suche nach der primären Restriktion überzeugt bin. Es gibt so viele in Frage kommende Ursachen, dass wir nur hoffen können, die „am wenigsten sekundäre", möglichst nah an die primäre heranreichende zu entdecken. Trotzdem ist die richtige Reihenfolge bei der Behandlung wichtig, und ich möchte folgendes Vorgehen vorschlagen:

Beginnen Sie nicht mit einer Adjustierung der Wirbelsäule, sondern eher mit kranialen und viszeralen Techniken. Eine vertebrale Manipulation ist erst sinnvoll, nachdem Sie andere Bereiche gelockert haben, weil Sie dann auch besser die primäre Restriktion im Wirbelsäulenbereich finden können. Achten Sie gezielt auf Restriktionen des Sakrokokzygealgelenks und im Fußbereich, die für die Pathogenese von Restriktionen im Viszeralbereich besonders wichtig sind. Die Bedeutung des Sakrokokzygealgelenks wurde in *Lehrbuch der Viszeralen Osteopathie, Bd. 1*, Kap. *Steißbein* beschrieben. Dass ich bei Patienten mit viszeralen Problemen häufig Restriktionen im Fußbereich feststellen konnte, hat meiner Meinung nach zwei Gründe: zum einen die neurale und zum anderen die funktionelle Verbindung zwischen den Füßen und den Viszeralorganen. Da viele Bauch- und Beckenorgane von Nerven versorgt werden, die auch die unteren Extremitäten innervieren, können sich

Störungen in einem Gebiet reflektorisch auch auf das andere auswirken. Andererseits wird durch viszerale Fixierungen das Gleichgewicht der Weichteilgewebe gestört, und das hat negative Folgen für den Stand und damit für die Füße. Umgekehrt können sich auch Fußprobleme kaskadenartig ausbreiten und viszerale Funktionen beeinträchtigen.

Bei mehreren oder größeren Restriktionen, v. a. im Oberbauch oder nach einer Peritonitis, ist gewöhnlich eine allgemeine Induktionsbehandlung zu empfehlen. Einzelne Restriktionen lassen sich besser lokal behandeln. Wenn z. B. nur der Sphinkter Oddi betroffen ist, können Sie mit der lokalen Behandlung das beste Ergebnis erzielen. Sind aber zusätzlich noch die Gallenblase und das rechte Lig. triangulare beteiligt, sollten Sie eine allgemeine Induktionsbehandlung durchführen und Ihre Finger leicht hin und her bewegen, um alle Gebiete zu erreichen.

Osteopathische Behandlungen beginnen meistens lokal und enden mit einer allgemeinen Behandlungstechnik, um die Reaktionen des Körpers zu harmonisieren.

Eine osteopathische Behandlung sollte so kurz wie möglich sein. Es ist nicht Sinn der Sache, dass Sie einen Patienten im Zeitraum von mehreren Monaten einmal wöchentlich einbestellen.

Osteopathie ist nicht als Kranken- oder Kinderpflege zu verstehen, bei der Sie anstelle des Patienten aktiv werden und seinem Körper keine Möglichkeit geben, sich selbst auszudrücken. Ihre Hände sollen den Körper stimulieren oder mit Informationen versorgen, doch sie können ihn niemals ersetzen! Die häufig zitierte Aussage von A. T. Still: „find it, fix it, and leave it alone", bedeutet in unserem Fall, eine Restriktion zu finden, zu behandeln und den Rest dann dem Körper zu überlassen. Wie die unten beschriebenen Versuche von Jacques-Marie Michallet gezeigt haben, wirken Manipulationen nachhaltig.

1.6.3 Behandlung von Kindern

Die Behandlung von Säuglingen und Kleinkindern erfordert besonders viel Rücksichtnahme und Behutsamkeit. Im Allgemeinen verzichte ich bei Säuglingen auf eine mobilisierende Behandlung, weil die Gefahr einer Organschädigung besteht. Das gilt v. a. für die relativ große und sehr empfindliche Leber. Leider habe ich früher genau diesen Fehler gemacht. Erst wenn ein Kind älter als 7 Monate ist und sich drehen oder krabbeln kann, dürfen Sie mit der Mobilität zu arbeiten beginnen, aber nur mit äußerster Vorsicht. Selbst bei der Induktionsbehandlung müssen Sie noch sehr sanft vorgehen, damit der Druck nicht zu stark wird und zu Restriktionen führt, die sich nur schwer wieder beseitigen lassen.

In der Behandlung von Kindern wende ich häufig viszerale Manipulationen an. Am wichtigsten sind Leber und Nieren. Die Leber behandle ich v. a. bei rezidivierenden Infekten, chronischem Fieber, schlechter Verdauung, Schlaffheit und Dehydration. Wenn Kinder schwach sind, sich nur verzögert entwickeln oder Beinprobleme haben, kann sich eine Nierenbehandlung günstig auswirken. Bei Enuresis behandle ich Nieren und Blase gemeinsam.

Bei Kindern sind Verdauungsprobleme sehr eng mit Restriktionen im Kopfbereich verbunden. Ich kann gar nicht mehr mitzählen, in wie vielen Fällen von Reflux, Regurgitation und anderen funktionellen Störungen oft schon zwei, drei Sitzungen mit viszeralen oder kranialen Manipulationen ausreichen, um die Symptome zu beseitigen. Ehrlicherweise muss ich zugeben, dass sich die Funktion einzelner Sphinkteren, die zunächst neurologisch noch nicht ausgereift waren, oft von allein im Laufe der Zeit normalisiert hat. Trotzdem zeigen die Ergebnisse, die sich unmittelbar nach einer Behandlungssitzung beobachten lassen, dass es anscheinend doch eine Ursache-Wirkungs-Beziehung gibt.

1.6.4 Studienergebnisse von Jacques-Marie Michallet

Die Osteopathie leidet unter der Schwierigkeit, dass klinische Ergebnisse beobachtet, aber nur selten objektiviert werden können. Die Nieren sind allerdings sonografisch gut darstellbar, und daher kann ihre Mobilität genauer bestimmt werden. Für seinen Diplomabschluss in Osteopathie führte Jacques-Marie Michallet Ultraschalluntersuchungen der Niere durch, um die Auswirkungen von viszeralen Manipulationen beurteilen zu können. Ich hatte die Ehre, sein Mentor zu sein, und es war dem Entgegenkommen des sehr fähigen und bekannten Radiologen Dr. Serge Cohen aus Grenoble zu verdanken, dass diese Untersuchung überhaupt möglich wurde. Michallet wählte 25 Probanden (7 Männer und 18 Frauen) mit einer vermuteten Nephroptose aus, die von unterschiedlichen Osteopathen wegen Symptomen wie extremer Kraftlosigkeit, Schwindel, Muskelspasmen, Verdauungsstörungen ohne organische Ursache, Bluthochdruck usw. behandelt wurden. Die Geschlechtsverteilung in dieser Studie spiegelt das typische Männer/Frauen-Verhältnis in der Praxis wider. Im Allgemeinen sind 60% unserer Patienten weiblich, und bei renalen Störungen beträgt der Frauenanteil sogar fast 70% (s. Kap. *Niere*).

Wegen möglicher Luftüberlagerungen im Bereich der Kolonflexuren wurde die Mobilität der rechten Niere am oberen Pol und die der linken Niere am unteren Pol ermittelt. Nach mehreren forcierten Atemzügen wurde die Mobilität gemessen und der höchste Messwert aufgezeichnet. In 24 der 25 Fälle war die rechte Niere betroffen, da eine Senkung der linken Niere nur selten vorkommt. Bei einigen Patienten hatte eine intravenöse Urografie Anhaltspunkte für eine Nephroptose ergeben, die sich anschließend sonografisch jedoch nicht nachweisen ließ.

Michallet ging es aber eher darum, mit objektiven Daten das Ausmaß der Nierenmobilität nach viszeraler Manipulation zu belegen. In sitzender Position des Patienten wurden die Nieren vor dem Abendessen um etwa 19 Uhr behandelt. Dieser Zeitpunkt wurde deshalb gewählt, weil die Nierensenkung unter dem Einfluss der Schwerkraft im Tagesverlauf zunimmt und Manipulationen des Abdomens bei leerem Magen am besten möglich sind.

In allen Fällen verbesserte sich unmittelbar im Anschluss an die Behandlung die Mobilität der betreffenden Niere, und die Bewegungsamplitude vergrößerte sich im Durchschnitt um 17,2 mm, wobei der Zuwachs bei kleineren Menschen deutlich geringer

ausfiel. Damit waren Michallets Studien noch nicht zu Ende, sondern er bestellte die Patienten 2 Monate später erneut ein. 18 der 25 folgten seiner Aufforderung, und Michallet konnte feststellen, dass sich die Mobilität bei 16 von ihnen mit verzögerter Wirkung sogar noch weiter, im Mittel um 8,6 mm, verbessert hatte. Das bedeutete, bei 16 Patienten betrug der Mobilitätszuwachs durchschnittlich 25,8 mm.
Michallet hielt sich bei seiner Untersuchung streng an das Studienprotokoll, in das Dr. Cohen zahlreiche Sicherheitsvorkehrungen aufgenommen hatte, um Artefakte oder Placeboeffekte auszuschließen. Unter diesen Umständen ist die Wahrscheinlichkeit, dass der beobachtete Mobilitätsanstieg ein Zufallsbefund ist, sehr gering. Die Ergebnisse beweisen also, dass unsere Manipulationen eine nicht zu leugnende Wirkung auf die Mobilität der Organe haben. Manche Therapeuten hatten mir versichert, es sei überhaupt nicht möglich, die Niere manuell von anterior zu erreichen. Erst durch mehrfache Demonstrationen der Technik unter Röntgen-Kontrastverstärkung konnte ich sie vom Gegenteil überzeugen.
Die verzögert eingetretene Wirkung liefert den Beweis, dass es genügt, dem Körper manuell Informationen zu vermitteln und Fixierungen zu lösen, und der Patient nicht ununterbrochen behandelt werden muss. Es geht uns nicht um eine „Umerziehung" des Körpers, sondern wir lassen ihn sich selbst korrigieren bzw. heilen. Ich halte eine Behandlung alle 3 Wochen für ausreichend, und wenn sich nach bis zu vier Sitzungen keine positiven Ergebnisse zeigen, sollte die osteopathische Behandlung modifiziert oder zugunsten eines anderen medizinischen Therapieansatzes abgebrochen werden.

1.6.5 Therapieempfehlung

Am Ende jedes einzelnen Kapitels in diesem Buch finden Sie Empfehlungen u. a. zu Kontraindikationen und welche Ratschläge Sie dem Patienten geben sollten.
Zu den absoluten Kontraindikationen gehören alle Organschäden, bei denen die Gefahr besteht, dass durch viszerale Manipulation invasive Prozesse oder Gefäßverletzungen ausgelöst werden. So kann es z. B. bei einem perforierenden Duodenalulkus aufgrund der Manipulation zu einer Blutung kommen. In jedem Kapitel sind daher ausführlich die Symptome geschildert, bei denen besondere Vorsicht anzuraten ist.
Kontraindiziert sind viszerale Manipulationen auch bei Aneurysmen der Aorta abdominalis. Ich hatte mehrmals Patienten mit einem Aortenaneurysma und bin überzeugt, dass nur die rechtzeitige Entdeckung und Operation ihr Leben gerettet haben. Sie sollten daher imstande sein, ein Aortenaneurysma zu erkennen, damit Sie nicht durch direkte Behandlungstechniken den Patienten in Gefahr bringen. Ich habe zwar noch nie gehört, dass die Behandlung tatsächlich zu einer Aneurysmaruptur geführt hätte, aber die Wände eines Aneurysmas sind oft so dünn, dass dieses Risiko berücksichtigt werden muss.
Die meisten Aneurysmen bilden sich zwischen der Abzweigung der Nierenarterien und der Aortenbifurkation, von der aus die beiden Aa. iliacae communes abgehen. Aneurysmen sind selten, aber sehr gefährlich. Man schätzt das Letalitätsrisiko bei einem Aneurysma von bis zu 6 cm Durchmesser auf 25 % im ersten Jahr bzw. 50 % innerhalb von 5 Jahren und bei einem größeren Durchmesser auf 50 % im ersten

bzw. 90% innerhalb von 5 Jahren. Die meisten Patienten haben keine charakteristischen Symptome, nur bei einem Aneurysma in Nähe des unteren Duodenums treten gelegentlich Oberbauchschmerzen, Übelkeit und Erbrechen auf. Bei Palpation des Abdomens von Aneurysmapatienten können Sie ausgeprägte Pulsationen und eine Masse, die die Medianlinie überschreitet, wahrnehmen. Während die Masse selbst nicht schmerzempfindlich ist, können die Pulsationen als sehr unangenehm erlebt werden, wenn der Patient auf dem Rücken liegt. Manchmal sind auch Zeichen einer Arterieninsuffizienz in den Beinen vorhanden, oder Rückenschmerzen, die durch Kompression des Rückenmarks bzw. von Spinalnerven bedingt sind. Eine Ausdehnung des Aneurysmas kann zu akuten Lumbalgien führen. Sie sollten also immer sehr vorsichtig sein, wenn Sie eine große pulsatile Masse jenseits der Medianlinie spüren, besonders wenn sich die Rückenschmerzen des Patienten durch Bewegung nicht beeinflussen lassen. Jeder Verdacht auf ein Aneurysma muss sonografisch abgeklärt werden!

Wichtig ist auch, dass viszerale Manipulationen für die Patienten zwar unangenehm sein können, aber nie schmerzhaft sein dürfen. Sonst müssen Sie die Behandlung sofort abbrechen und nach der Schmerzursache suchen. Wenn Sie nicht dazu in der Lage sind, müssen Sie den Patienten an einen Spezialisten überweisen.

Bei den Ratschlägen für die Patienten sollten Sie sich von Ihrer klinischen Erfahrung leiten lassen, um voraussehbare, vermeidbare Rückfälle zu verhindern. Es ist z. B. nicht gerade sinnvoll, die Durchblutung der A. subclavia zu verbessern, wenn der Patient anschließend eine Decke streichen will. Die Patienten sollten rücksichtsvoll mit ihrem Körper umgehen. Doch abgesehen von ein paar Bewegungen, die besser vermieden werden sollten, rate ich den Patienten nicht zu Veränderungen ihrer üblichen körperlichen Betätigung. Patienten mit Kreuzschmerzen sind manchmal jahrelang gezwungen, alles langsamer anzugehen, weil sonst unweigerlich ein Rückfall droht, solange die Ursache nicht abgeklärt und richtig behandelt wurde. Diese Umstellung der Lebensweise ist aber nicht nötig bei einer osteopathischen Behandlung, die sich direkt auf die Ursache richtet. Seien Sie vorsichtig mit Ihren Empfehlungen, damit sie auch befolgt werden können, ohne dem körperlichen Gleichgewicht des Patienten zu schaden bzw. ohne übertrieben restriktiv zu sein.

Ich glaube, dass z. B. fast alle Rückenschmerzen damit zusammenhängen, wie der Körper mit chronischen Belastungen fertig wird. Bei osteopathischen Behandlungen sollten wir daher v. a. bemüht sein, solche chronischen Belastungen abzubauen, und uns weniger mit den Folgen eines akuten Traumas befassen. Obwohl ich in einer Region im Herzen der Alpen wohne, erlebe ich Rückenschmerzen z. B. häufiger bei Patienten, die sich nach kleinen Gegenständen gebückt haben, als bei extremen Skifahrern.

2 Peritoneum

Nur sehr selten kommt es zu einer primären oder kausalen Erkrankung peritonealer Strukturen. Dagegen sind sie bei Störungen der Bauchorgane fast immer mitbetroffen; das gilt auch für Laparotomien, Infektionen oder Traumen. In diesem Kapitel möchte ich die anatomischen Beschreibungen aus dem *Lehrbuch der Viszeralen Osteopathie, Bd. 1*, weiter vertiefen und einige Behandlungstechniken vorstellen, mit denen das Peritoneum mobilisiert werden kann. Da sich Probleme anderer Organe auf das Peritoneum auswirken und häufig die Ursache für peritoneale Restriktionen sind, sollten Sie erst die anderen Organe und danach das Peritoneum behandeln. Das Omentum majus wird mit derselben Technik wie das anteriore parietale Peritoneum behandelt.

2.1 Physiologie und Anatomie

2.1.1 Omentum majus

Als Teil des Peritoneums besteht das Omentum majus aus einer viszeralen Bauchfell-Duplikatur, deren Blätter zuerst die Vorder- und Rückseite des Magens bedecken, bevor sie sich an der großen Magenkurvatur vereinigen und nach unten ziehen. Das Omentum majus breitet sich dann weiter aus und bedeckt den größten Teil der anterioren Dünndarmfläche, bevor es umschlägt und wieder nach oben zieht, wo es sich an die Vorderfläche des Colon transversum heftet (s. Abb. 9). Es setzt sich im viszeralen Peritoneum des Colon transversum fort, also im Mesocolon transversum, das auf der Rückseite des Darms in Höhe der Nieren in das posteriore parietale Peritoneum übergeht. Die seitlichen Befestigungen des Omentum majus werden häufig mit dem rechten und linken Lig. phrenicocolicum verwechselt. Das Omentum majus ist stark vaskularisiert und wird in Längsrichtung von Versorgungsgefäßen des Magens durchzogen. Da es normalerweise sehr viel Fettgewebe enthält, kann es bei der Obduktion leicht identifiziert werden. Man könnte es als ein viereckiges Gebilde mit zwei Flächen beschreiben. Am oberen Rand ist es am Colon transver-

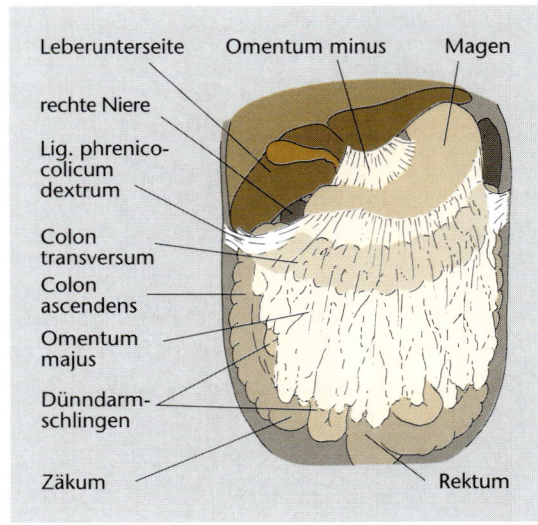

Abb. 9: *Omentum majus (nach Testut)*

sum, der großen Magenkurvatur und meist auch am rechten und linken Lig. phrenicocolicum befestigt. Lateral liegt es dem Colon ascendens bzw. Colon descendens auf, und der gebogene untere Rand hängt bis zum Schambein und Leistenband hinab, links tiefer als rechts. Mit der Vorderseite ist das Omentum majus der Bauchwand und mit der Rückseite dem Dünndarm zugewandt. Unbestreitbar hat das Omentum majus eine mechanische Schutzfunktion als „Stoßdämpfer" im Abdomen. Dass es auch eine wichtige Rolle für die Durchblutung im Verdauungstrakt spielt, zeigen die zahlreichen Gefäße, von denen es durchzogen wird. Die Fettschicht dient zur Wärmeisolation und verhindert einen plötzlichen Anstieg bzw. Verlust von Wärme im Darmbereich. Da das Omentum majus eine große Anzahl von Lymphknoten enthält, hat es offensichtlich eine immunologische Funktion; dafür spricht auch seine Mitbeteiligung bei Appendizitis oder anderen abdominellen Infektionen, bei Tuberkulose und abdominellen Karzinomen.

Funktionelle Störungen

Das Omentum majus kann leicht in „Bruchpforten" einfallen und stellt besonders bei Hernien mit Dünndarmbeteiligung den größten Teil des Bruchinhalts dar. Weil es links tiefer nach unten reicht, kann es auf der linken Seite auch einfacher in vorhandene Bruchpforten eindringen.
Vom Omentum majus ausgehend können sich bei Infektionen Adhäsionen entwickeln. Betroffen ist meist der Dünndarm, und wenn es entzündungsbedingt zu Verwachsungssträngen (Briden) kommt, kann durch sie die Darmpassage behindert und die Durchblutung im Abdomen beeinträchtigt werden, besonders in Verdauungsphasen und bei intensiver körperlicher Betätigung. Adhäsionen haben darüber hinaus auch einen ungünstigen Einfluss auf die intestinale Mobilität und Motilität. Beim Gehen oder beim Bücken, muss sich der Darm ungehindert in der Bauchhöhle bewegen können. Verwachsungen mit dem Omentum majus schränken die Bewegungsfreiheit des Darms jedoch ein und führen zu Muskel- und Gefäßspasmen im Verdauungstrakt. Ziehen Sie bei akuten Schmerzen nach dem Laufen auch eine mechanische Störung des Omentum majus in Betracht. Schmerzen, die während der Verdauung oder nach körperlicher Anstrengung zurückgehen, sollten Sie an ein reflektorisches, vaskuläres Problem mit Ursprung im Omentum majus denken lassen.
Aus unterschiedlichen Gründen kann, wie in den nachfolgenden Kapiteln erklärt wird, bei einem Prolaps von z. B. Magen oder Querkolon auch das Omentum majus mitgezogen werden. Solange das prolabierte Omentum frei beweglich bleibt, fühlt der Patient nur ein leichtes Unbehagen im Bauch. Sobald es aber infolge von Mikroadhäsionen fixiert wird, sind die Beschwerden unangenehmer und können sich auch auf den Verdauungs- und Harntrakt auswirken. Omentum majus und Magen prolabieren fast immer gemeinsam und rufen auch die gleichen Symptome hervor. Wenn dabei das rechte oder linke Lig. phrenicocolicum mitgezogen wird, kommt es zu Muskelspasmen im Bereich der Kolonflexuren und zu einer stärkeren Luftansammlung im Kolon. Weil auch die Zwerchfellbewegung beeinträch-

tigt wird, erhöht sich besonders beim Ausatmen der Druck auf die Strukturen im Darmbereich.

2.1.2 Parietales Peritoneum

Das Peritoneum ist im Vergleich zu den anderen serösen Häuten sicher sehr komplex. Vom viszeralen Peritoneum werden die Bauchorgane bedeckt und Strukturen wie das Omentum majus oder das Mesenterium gebildet, während das parietale Peritoneum die Bauchhöhle auskleidet. Viszerale Manipulationen setzen u. a. voraus, dass man weiß, wie dieses parietale Peritoneum zu erreichen und zu behandeln ist.
Anteroinferior wird das parietale Peritoneum von den Plicae mediana und mediales umbilicales unterstützt. Es ist vorn ziemlich dünn und verdickt sich hinten, besonders im Lumbalbereich, und auf seiner Unterseite wird es durch eine subperitoneale Fettschicht verstärkt.
Das Mesothel des Peritoneums sondert eine seröse Flüssigkeit ab. Dadurch können viszerales und parietales Blatt aufeinander gleiten und auch die Bewegung der Organe untereinander wird erleichtert. Bei einer Reizung oder Entzündung wird die Sekretion erheblich gesteigert und die Peritonealflüssigkeit zunehmend visköser. Das erklärt, weshalb sich Adhäsionen sehr rasch, manchmal sogar innerhalb weniger Stunden entwickeln können.
Durch chirurgische Eingriffe kommt es oft zu peritonealen Adhäsionen. Nach einer Laparotomie sind sie anterior meist 3–4 cm unterhalb des Nabels lokalisiert. Die möglichen Beschwerden bei Adhäsionen sind vielfältig und zeigen sich am besten, wenn sich der Patient nach hinten beugt, weil sich dabei der Abstand zwischen Schambein und Nabel vergrößert und das Peritoneum entsprechend gedehnt wird. Genau an der Stelle der Adhäsion ist dann ein Schmerz zu spüren.
Adhäsionen sind oft auch der Grund für mechanische viszerale Störungen, da sie das Gleiten der Viszeralorgane behindern können. Bei einer Dehnung der Organe oder Bänder treten dann lokale Symptome wie Schmerzen oder Gefäßspasmen auf, die so unangenehm sind, dass der Patient zur Behandlung kommt. Doch weil sich im Allgemeinen keine objektiven Befunde erheben lassen, werden die Beschwerden oft als subjektiv abgetan und der Patient als hypochondrisch eingestuft. Ich erinnere mich, dass bei einem dieser Patienten, der zu seinen Lebzeiten über akute verdauungsbedingte Bauchschmerzen geklagt hatte, bei der Obduktion zahlreiche Adhäsionen in Form von Briden gefunden wurden, die die Blutversorgung und die Darmpassage behindert haben könnten.

2.2 Diagnostik

In Bezug auf Diagnostik und Behandlung gibt es keine Unterschiede zwischen Adhäsionen des Peritoneums bzw. des Omentum majus. Mit den Fingern können das anteriore parietale Peritoneum und das Omentum majus nicht voneinander unterschieden werden. Beide liegen relativ nah an der Oberfläche direkt unter den Bauchmuskeln und sind tuchförmig ausgebreitet. Deshalb müssen immer zwei Druckpunkte herangezogen werden, wenn man ihre Elastizität beurteilen will: ein gleichbleibender und ein variabler, der sich nach der Dehnbarkeit des Peritoneums richtet. Um Muskelkontraktionen zu vermeiden, sollten Sie die Druckpunkte anfangs an Stellen wählen, an denen sich Muskeln kreuzen.

Anterior bieten sich z. B. Punkte entlang der Außenränder des M. rectus abdominis, unmittelbar unter dem Rippenansatz der Bauchmuskeln, entlang der Medianlinie und des Leistenbands oder rund um den Nabel an. Lateral sind solche Punkte z. B. im Petit-Dreieck zu finden, einer Muskellücke, die vom Vorderrand des M. latissimus dorsi, vom Hinterrand des M. obliquus externus abdominis und vom Beckenkamm begrenzt wird. Posterior kommen Punkte im Grynfelt-(Lesshaft)-Dreieck in Frage. Diese Muskellücke wird superior von der 12. Rippe und dem M. serratus posterior, anterior vom Hinterrand des M. obliquus internus abdominis und posterior vom M. quadratus lumborum begrenzt.

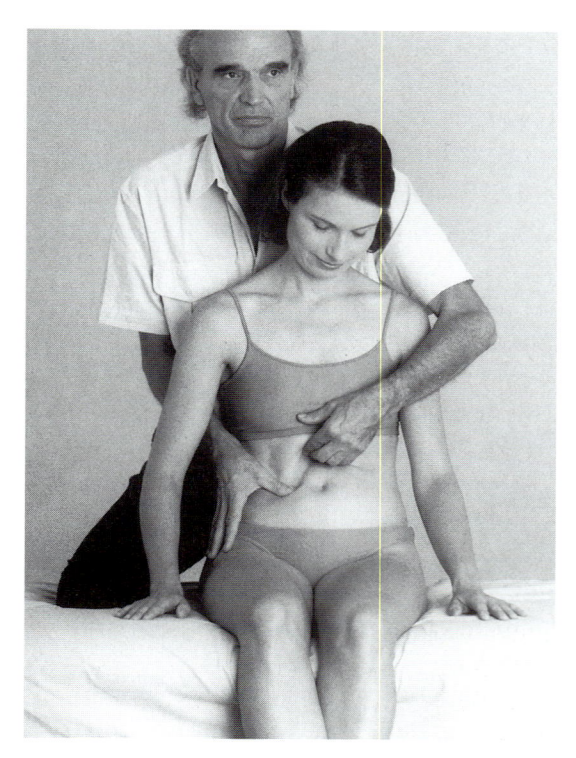

Abb. 10: Dehnbarkeit von Peritoneum und Omentum majus im Sitzen

2.2.1 Dehnungstest

Bei diesem Test wird ein Teilbereich des Peritoneums mit einer Hand festgehalten und mit der anderen Hand gedehnt. Damit eine Muskelbeteiligung ausgeschlossen werden kann, sollten Sie Druckpunkte zwischen zwei Muskelschichten oder in Muskellücken wählen. Der Patient kann bei der Behandlung sitzen (s. Abb. 10) oder auf dem Rücken liegen.

Bei der anterosuperioren Variante dieses Tests liegen die Finger Ihrer linken Hand auf dem oberen linken Außenrand des M. rectus abdominis und drücken ihn leicht nach posterior, während die Finger der rechten Hand genau spiegelgleich auf dem rechten oberen Außenrand dieses Muskels liegen. Sie können nun entweder eine Hand fest an ihrem Platz lassen und nur die andere von ihr fortbewegen oder beide Hände auseinander bewegen, um auf diese Weise das Peritoneum zu dehnen. Damit der Dünndarm nicht beteiligt wird, sollten Sie nicht zu stark drücken.

Alternativ können Sie das Peritoneum auch in superoinferiorer Richtung dehnen, indem Sie einen Druckpunkt unter dem Xiphoid und einen zweiten direkt hinter der Symphyse nehmen. Welche Variationen bei diesem Test noch denkbar sind, überlasse ich Ihrer Phantasie.

Zwei wichtige Dinge sind dabei zu berücksichtigen: dass angrenzende Viszeralstrukturen ausgespart bleiben und dass die Dehnung des Peritoneums möglichst großflächig durchgeführt werden sollte, um wie beim Glattstreichen einer Tischdecke eine bessere Wirkung zu erreichen. Vergleichen Sie auch immer die Elastizität in beiden Körperhälften, denn Sie wissen ja, dass sich das Omentum majus mehr im linken Bauchraum ausbreitet.

Achten Sie darauf, was der Patient spürt. Das Peritoneum enthält sensible Nervenfasern aus N. phrenicus, N. vagus und Plexus lumbalis, doch Dehnungen dürfen nicht schmerzhaft sein. Wenn bei Dehnungen Schmerzen auftreten, sind sie meist Zeichen einer Fixierung. Manchmal empfindet der Patient die Schmerzen bei der Dehnung auch mehr im Körperinneren, wo sie auf Adhäsionen anderer Peritonealstrukturen wie z. B. Mesokolon, Mesenterium oder Omentum minus hinweisen können. Diese Strukturen werden genauso untersucht wie die Organe, die sie einschließen oder halten.

2.2.2 Motilitätstest

Die Motilität des Peritoneums lässt sich entweder in Rückenlage oder im Sitzen untersuchen. Bei Rückenlage des Patienten liegen die Hände flach und mit gespreizten Fingern auf beiden Seiten neben der Medianlinie (s. Abb. 11). Nur ihr Gewicht darf zu spüren sein, während Sie mit den Händen in den Körper hinein „hören". Wenn das Peritoneum frei von Adhäsionen und sonstigen Fixierungen ist, supinieren die Hände leicht, als ob der Daumen sich von der Haut abheben und das Os pisiforme sich in den Bauch drücken würde. Im Fall einer Adhäsion oder Fixierung bewegt sich die Handfläche auf die betreffende Stelle zu. Um tiefer gelegene Läsionen diagnostizieren zu können, ist stärkerer Druck der Hände notwendig. Wenn Sie glauben, eine

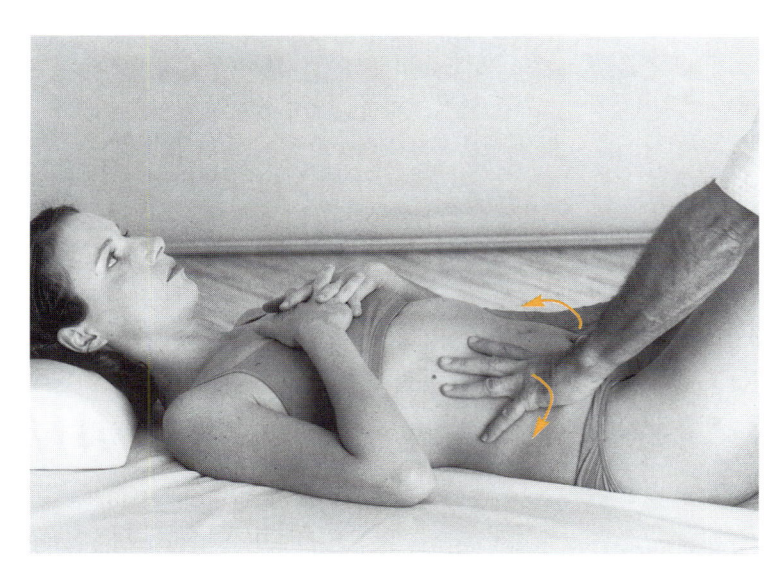

Abb. 11:
Peritonealer Motilitätstest in Rückenlage

peritoneale Fixierung entdeckt zu haben, sollten Sie den Druck der Hände verstärken. Normalisiert sich der Motilitätstest daraufhin, spricht das für eine oberflächennahe peritoneale Fixierung, wenn nicht, ist eine viszerale Beteiligung anzunehmen, in den meisten Fällen von Dünn- oder Dickdarm. Patienten in Sitzposition umfassen Sie von hinten so, dass die Daumen posterior auf dem Grynfelt-Dreieck und die Finger auf dem seitlichen Abdomen liegen, ohne die Rippen zu berühren. Diese Technik hat den Vorteil, dass Sie einen wichtigen Teil des Abdomens in den Händen halten, und den Nachteil, dass sie relativ ungenau und unspezifisch ist, weil der Patient mit herabhängenden Beinen instabil sitzt und leicht bewegt werden kann. Während Sie bei einem normalen Tastbefund eher das Gefühl haben, eine nahezu unbewegliche Bauchsäule zwischen Ihren Händen zu halten, scheint sich die Säule im Fall einer Adhäsion um die entsprechende Stelle herum zu drehen. Überprüfen Sie das Ergebnis noch einmal in der Rückenlage.

2.3 Behandlung

Eine direkte Behandlungstechnik in Rückenlage besteht z. B. in der ein- oder beidhändigen Dehnung von Bereichen, in denen mit diagnostischen Tests Fixierungen festgestellt wurden. Wenn z. B. eine Adhäsion des Omentum majus in Nähe des ileozäkalen Übergangs vorliegt, können Sie das Gebiet unter dem Außenrand des M. rectus abdominis in Nähe des Zäkums festhalten und den entsprechenden Punkt auf der Gegenseite für die Dehnung benutzen. Sie können aber auch den Ileozäkalbereich festhalten und erst die rechte Leiste und danach die Gegend oberhalb der Symphyse dehnen. Außerdem können Sie mit Gegendruck arbeiten, z. B. in Höhe des Grynfelt-Dreiecks, am subkostalen Ansatz des Peritoneums, auf dem rechten oder linken Lig. phrenicocolicum und an jeder anderen geeigneten Stelle. Behandelt wird mit rhythmisch wiederholten, vorsichtigen Dehnungen so lange, bis sich das Gewebe gelockert hat. Diese direkten Behandlungstechniken können Sie auch mit indirekten Techniken kombinieren, z. B. mit einer Drehung des Oberkörpers oder der Beine. Allgemein sollten Sie versuchen, immer zuerst oberflächliche Schichten des Abdomens zu dehnen. Ich beobachte leider viel zu häufig, dass Studenten gleich mit den Fingern in die Tiefe vordringen und peritoneale Fixierungen in sagittaler Ebene perfekt lockern können, oberflächliche Fixierungen aber einfach übersehen. Dabei muss sich die Lockerung einer tiefen Fixierung nicht unbedingt auf die oberflächlichen auswirken. Gehen wir noch einmal von einer Fixierung in Nähe des ileozäkalen Übergangs aus und wenden uns der Behandlung im Sitzen zu. Der Patient hält die Hände hinter dem Kopf verschränkt, während Sie seine Ellbogen bewegen, um ihn nach hinten und links zu beugen und nach rechts zu drehen. Ihre freie Hand benutzen Sie dabei zur Fixierung der Ileozäkalregion, um so die Wirkung der Dehnung zu steigern.

Wie bereits oben erwähnt, ist das Omentum majus anterior am Magen und posterior am Colon transversum angeheftet. Daher kann das Omentum auch über diese beiden Organe mobilisiert werden. Sie können z. B. Druckpunkte des Omentum majus medial

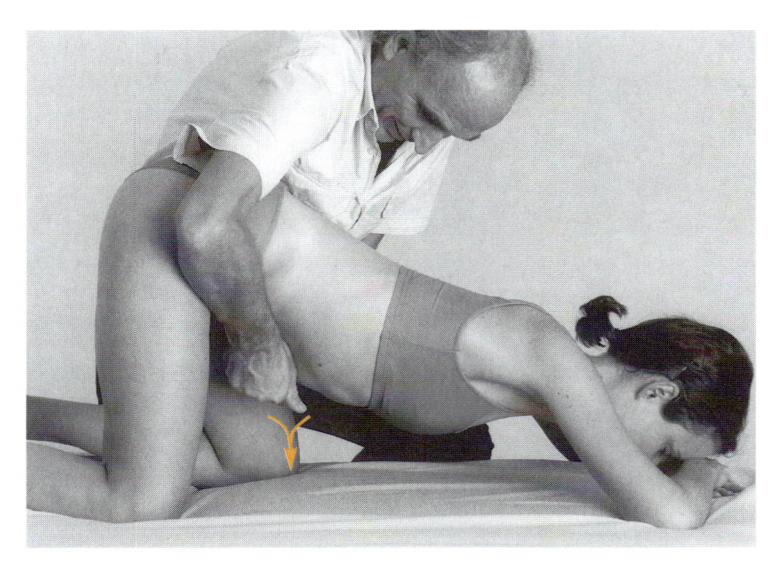

Abb. 12:
Dehnung des Peritoneums im Knie-Ellbogen-Stand

der beiden Kolonflexuren wählen und dadurch den medialen Teil nach superolateral anheben. Wenn Sie nicht zu fest drücken, wird das Kolon nicht beteiligt. Anschließend beugen Sie den Patienten nach hinten. Auf das von Natur aus sehr bewegliche Colon transversum wirkt sich diese Technik anscheinend nicht aus.

Bei einer dritten Form der direkten Behandlung kniet der Patient und stützt sich auf den Ellbogen ab. Stellen Sie sich leicht nach hinten versetzt neben ihn; Rechtshänder können am besten von der linken Seite des Patienten aus arbeiten (s. Abb. 12). Legen Sie die Hände mit verschränkten Fingern so auf, dass die Handballen lateral neben den Außenrändern des M. rectus abdominis liegen. Sie sollten möglichst dicht neben dem Patienten stehen, damit Sie die Bewegungen mit Ihrem Körper unterstützen können, statt nur mit den Händen. Dann sollten Sie Ihre Handflächen so weit wie möglich zusammendrücken und nach anterior, also zur Untersuchungsliege hin bewegen. Konzentrieren Sie sich dabei auf mögliche Re-

striktionen. Bei dieser Technik werden Haut, Peritoneum und Dünndarm gedehnt. Sie ist besonders wirkungsvoll, weil sich die kräftige Dehnung nicht nur auf das anteriore, sondern auch auf das laterale und posteriore parietale Peritoneum auswirkt. Sie können sich aber auch, je nachdem, an welcher Stelle und in welcher Richtung eine Fixierung vorliegt, durch gezielte Bewegung Ihrer Hände auf einen bestimmten Bereich des Peritoneums beschränken. Oft bietet es sich an, diese Behandlung mit der Recoil-Technik zu beginnen und zu beenden.

Das posteriore parietale Peritoneum lässt sich im Prinzip auch über die Nieren beeinflussen, doch eine gleichzeitige Mobilisierung beider Nieren ist schwierig zu realisieren. Um Fixierungen im Bereich des hinteren Peritoneums zu lösen, führe ich deshalb Dehnungen des M. psoas, des Zwerchfells, an den unteren Rippen oder den oberen Lenden- und unteren Brustwirbeln durch. Besonders im Wirbelbereich liegen oft Restriktionen vor, bei denen die Dehnung nicht ganz zufrieden stellend ausfällt. Daher kann es sein, dass posteriore peritoneale Fixierungen nur durch eine direkt auf diese Strukturen gerichtete Impulstechnik gelockert werden können.

2.3.1 Therapieempfehlung

Die wichtige Rolle, die das Peritoneum für den Zusammenhalt und die Funktion der Abdominalorgane spielt, und die Auswirkungen einer peritonealen Fixierung sollten Sie sich stets vor Augen halten. Solange peritoneale Fixierungen nicht gelöst werden, wird selbst eine fachmännisch durchgeführte Manipulation des Zäkums keinen durchschlagenden Erfolg haben. Beenden Sie die Behandlung mit einer Induktionstechnik unter Beachtung der folgenden allgemeinen Regel: Zuerst folgen Sie der Bewegung auf die Fixierung zu und machen dann bei zunehmender Lockerung die korrigierende Bewegung von ihr weg.

3 Kardiabereich – gastro-ösophagealer Übergang

3.1 Physiologie und Anatomie

Neben der Harnblase dürfte die Einmündung des Ösophagus in den Magen (Kardiabereich) zu den Körperbereichen gehören, die am stärksten beansprucht werden, weil sie aufgrund ihrer Lage antagonistischen Druckkräften ausgesetzt sind. Der Kardiabereich befindet sich am Übergang zwischen Thorax und Abdomen, die Harnblase am Übergang zwischen Abdomen und Becken.

Der intrathorakale Druck ist negativ (ca. -5 cm H_2O) und ermöglicht die Ausdehnung der Lunge, der intraabdominelle Druck ist positiv (ca. $+5-10$ cm H_2O). Voneinander getrennt werden diese beiden unterschiedlichen Druckzonen durch das Zwerchfell, das mehrere Öffnungen aufweist. Die Zwerchfellöffnung für den Ösophagus, der sog. Hiatus oesophageus, ist von Muskel- und Bindegewebsfasern umgeben und kann ihren Durchmesser angepasst an Atmung und Verdauungstätigkeit verändern. Flüssige und feste Nahrungsbestandteile müssen durch den Hiatus oesophageus hindurch in den Magen gelangen können, ohne dass sie in den Ösophagus zurückfließen. Wichtig ist vor allem, dass ein Reflux von Magensäften (gastroösophagealer Reflux) verhindert wird.

Der Kardiabereich spielt die Rolle eines Sphinkters und wird daher oft als „unterer Ösophagussphinkter" oder „Kardiasphinkter" bezeichnet, obwohl er streng genommen kein Sphinkter ist. Verglichen mit dem Druck im Magen herrscht hier ein höherer Druck, etwa $+5-10$ cm H_2O. Bevor er von der nach dem Schlucken auftretenden Peristaltikwelle im Ösophagus erreicht wird, erschlafft der Kardiasphinkter; nachts bleibt er verschlossen. Doch es gibt zahlreiche Faktoren, die seine Funktion beeinträchtigen können und auf die wir später noch eingehen.

Der Hiatus oesophageus muss die ständigen Bewegungen des Zwerchfells mitmachen und trotzdem den Ösophagus umschließen. Das verstärkt noch die Wirkung der hier vorhandenen unterschiedlichen Druckkräfte. Schon bei kleinsten Veränderungen von Tonus, Elastizität und Dehnbarkeit der Muskel-Bindegewebsfasern im Hiatusbereich wird das Ösophagusgewebe unter dem Zug des Zwerchfells gedehnt und strapaziert. In akuten Phasen kann es zu einer entzündlichen Reizung des Ösophagus kommen, der sich durch Vernarbung an diesen Stellen fibrös und sklerotisch verändert. Infolgedessen wird die Druck ausgleichende Funktion und die Verschlussfunktion des Kardiasphinkters beeinträchtigt und es können sich funktionelle oder andere Erkrankungen (s. u.) entwickeln.

Dass sich der Kardiasphinkter beim Einatmen intraabdominal und beim Ausatmen intrathorakal befindet, vermittelt Ihnen am besten eine Vorstellung von seiner Mobilität.

Anatomisch und physiologisch ist der Kardiabereich als Einheit zu betrachten. Doch nur wenn die Muskelfasern von Ösophagus und Kardia Elastizität und einen adäquaten Tonus aufweisen und die Kardia weder zu stark geweitet noch verengt ist, kann der Kardiabereich seine Funktion erfüllen. Auch von anatomischen Nachbarstrukturen wie Herz, Mediastinum, Pleura, Lunge, Zwerchfell, Leber (Lobus caudatus bzw. Spieghel), Magenfundus, Peritoneum, Wirbelsäule oder Rippen sollten keine unphysiologischen Beanspruchungen ausgehen.

Bei Obduktionen bot sich mir wiederholt die Gelegenheit, die vielfältigen Beziehungen zwischen dem Mediastinal- und dem Kardiabereich zu sehen. Es waren meist Leichen von Tuberkulosekranken oder von Patienten mit anderen schweren pulmonalen Erkrankungen. Zwischen Kardia, Pleura und Mediastinum findet ein wechselseitiger Austausch von Fasern statt. Doch wenn Narbengewebe vorhanden ist, wird ihr anatomisch-physiologisches Zusammenspiel gestört. In der Nähe der Kardia befindet sich auch das linke Lig. triangulare der Leber, das nach einer Hepatitis fibrosiert sein kann. Im *Lehrbuch der Viszeralen Osteopathie, Bd. 1*, haben wir die ununterbrochene „Auf-und-ab"-Bewegung des Zwerchfells und die etwas schwächere des Herzschlags beschrieben. Fixierungen bzw. Restriktionen in diesem Bereich beeinträchtigen zuerst die Elastizität und Dehnbarkeit und führen später zu strukturellen Veränderungen.

Beim Durchtritt durch den Hiatus wird der Ösophagus nach abdominal vom N. vagus begleitet; dabei zieht der linke N. vagus anterior und der rechte posterior vom Ösophagus. Man kann sich leicht vorstellen, dass die Vagusnerven bei einer mechanischen Störung in diesem Bereich gezerrt werden und es infolgedessen zu gravierenden vagalen Symptomen (s. u.) kommen kann. Bei chirurgischen Eingriffen ist wegen der reichen Nervenversorgung in diesem Gebiet größte Vorsicht geboten. Der Plexus coeliacus befindet sich ganz in der Nähe der Kardia, und zwar posterior und rechts von ihr.

3.2 Pathologie

Der negative intrathorakale Druck bewirkt, dass das Zwerchfell und mit ihm verbundene Organe nach oben gezogen werden. Deshalb wird der Magen immer zum Ösophagus hochsteigen, wenn das funktionelle Gleichgewicht im Kardiabereich gestört ist, und nicht umgekehrt. Bei Rissen oder Hernien im sehnigen Teil des vorderen Zwerchfells kann die linke Kolonflexur bis in den Brustraum vordringen, wie ich selbst beobachtet habe. Und mein Kollege Pierre Mercier hat mir von einem Fall berichtet, in dem sogar ein Teil des Pankreas in den Brustraum eingedrungen war – ein weiteres Beispiel für die starken Kräfte, die in diesem Bereich auftreten können.

Die Funktionsfähigkeit des Kardiabereichs setzt folgende Bedingungen voraus:
– ein elastisch-gespanntes Zwerchfell,
– eine ausreichende Längsspannung des Ösophagus,
– weiche und dehnbare Nachbargewebe,

- ein ausgewogenes thorakoabdominelles Druckverhältnis,
- einen guten Allgemeinzustand des Patienten.

Es gibt aber noch charakteristischere Anforderungen. Der His-Winkel zwischen Kardia und Fundus sollte z. B. spitz sein und von einer Schleimhautfalte, der sog. Gubarew-Klappe, verstärkt werden. Auch durch die Luftblase im Magen wird der His-Winkel beeinflusst, weil der Magenfundus höher als die Kardia steht. Der Faserring des Hiatus oesophageus im Zwerchfell sollte elastisch-gespannt und die Faszienverankerung des unteren Ösophagus intakt sein. Damit die anatomische Grenze zwischen Ösophagus und Magen erhalten bleibt, muss ein bestimmter Druck aufgebaut werden, unter dem sich das Zwerchfell unterhalb des Sphinkters wieder zusammenzieht. Dieses Phänomen, dass Druck eine sphinkterähnliche Funktion verstärkt, erinnert an den Verschluss der Harnblase durch den Druck im Becken.

Wenn diese Voraussetzungen nicht erfüllt sind, kann eine Hiatushernie oder ein gastroösophagealer Reflux die Folge sein.

3.2.1 Hiatushernie

Normalerweise befindet sich der Magen vollständig unterhalb des Zwerchfells (s. Abb. 13). Im Fall einer Hiatushernie rutscht jedoch ein Teil des Magens durch den Hiatus oesophageus nach oben in den Brustraum. Bei den Hiatushernien unterscheidet man gleitende und paraösophageale Formen.

Am häufigsten ist die gleitende Hiatushernie (s. Abb. 14). Bei dieser Form verlagern sich Magen und Kardia gemeinsam nach oben in den Brustraum, manchmal sogar

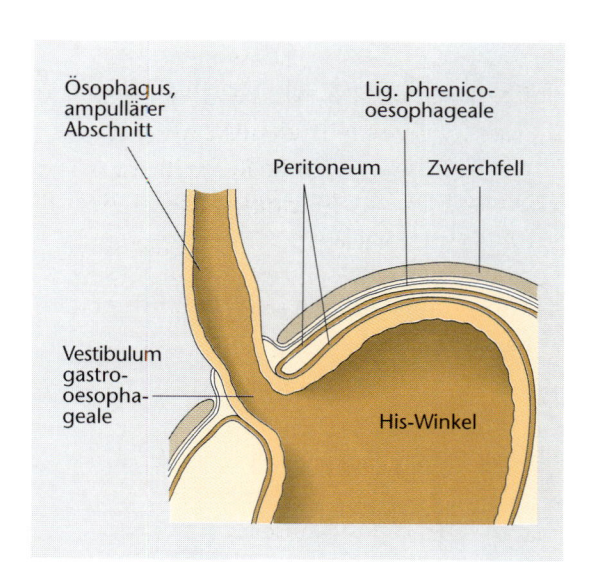

Abb. 13: Normale Lagebeziehungen des Hiatus oesophageus

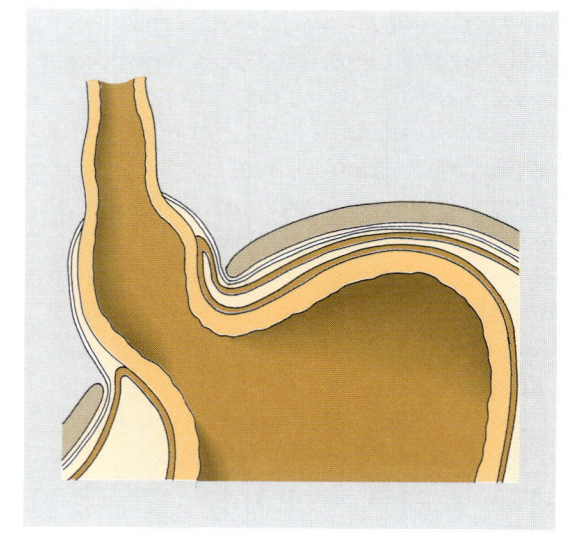

Abb. 14: Gleitende Hiatushernie

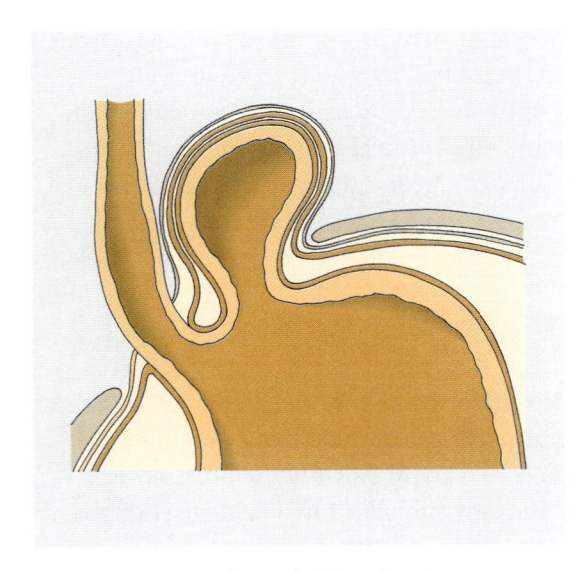

Abb. 15: Paraösophageale Hiatushernie

so weit, dass sie über dem Hiatus liegen. In Röntgenaufnahmen scheint der Ösophagus verkürzt zu sein, da der Kardiasphinkter im Thorax nicht mehr vom intraabdominellen Druck unterstützt werden kann. Bei der paraösophagealen Form schiebt sich die Kardia oder ein Teil des Magens am Ösophagus entlang durch den Hiatus nach oben (Abb. 15). Diese Form tritt häufiger bei Frauen auf. Außerdem gibt es eine Mischung aus beiden Formen.

Bei vielen meiner Patienten ließ sich radiologisch keine Hiatushernie nachweisen, obwohl sie entsprechende Symptome zeigten. Möglicherweise war ein Kardiospasmus oder eine pathologisch veränderte Spannung benachbarter Gewebe, z. B. abnorme Elastizität, Überdehnbarkeit des Bindegewebes oder gestörter Muskeltonus, die Ursache. Nehmen wir einmal an, ein Spasmus der linken Zwerchfellkuppel sei durch eine zu große Luftblase im Magen oder eine Bewegungseinschränkung des 6. Kostovertebralgelenks auf der linken Seite bedingt. Beides sind funktionell-mechanische Störungen, die ähnliche Symptome hervorrufen wie eine Hiatushernie, doch die Diagnose kann in dem Fall nur von einem Osteopathen gestellt werden.

Symptome

Hiatushernien, besonders die gleitende Form, können, müssen aber nicht zwangsläufig mit einem gastroösophagealen Reflux (s. u.) einhergehen. Leider lässt sich mit dem Ecoute-Test nicht zwischen einer Hiatushernie und einem einfachen Reflux unterscheiden. Zu den Symptomen einer Hiatushernie gehören z. B.
– Pyrosis („Sodbrennen"),
– Regurgitation, Aufstoßen, Dysphagie,
– epigastrische Schmerzen, die sich bei bestimmten Bewegungen wie z. B. Vornüberbeugen verschlimmern, Magenschmerzen (Gastralgien), Erbrechen von wässrig-zähflüssigem Mageninhalt, saurer Mundgeruch,
– retrosternale Schmerzen,
– Schmerzen, die sich beim Husten oder forcierten Ausatmen verstärken,
– Schmerzen beim Essen,
– Kopfschmerzen, die sich nach Erbrechen bessern.

3.2.2 Gastroösophagealer Reflux

Anzumerken ist, dass ein kleinerer Reflux nach dem Essen oder wenn sich der Kardiasphinkter im Schlaf entspannt ganz normal sein kann. Diesen physiologischen Reflux kann der Ösophagus mit zwei Mechanismen rasch bewältigen; zum einen wird der Reflux von der Peristaltik des Ösophagus wieder zurückdrängt und zum anderen zurückgebliebene Magensäure durch Schleimsekretion neutralisiert.

Im Kardiabereich ist es wichtig, dass die neurohormonelle Kontrolle gut funktioniert und die anatomischen Beziehungen nicht gestört sind. Wenn nicht, kommt es auf unterschiedliche Weise zum pathologischen Reflux. So verhindert z. B. die phasenweise unwillkürliche Erschlaffung der Muskeln im Kardiabereich, dass die Kardia ihre Funktion als „Sphinkter" ausüben kann. Manchmal ist der Druck im Magen zu stark für einen hypotonen Kardiasphinkter. Im Grunde kann jede Druckveränderung in der Umgebung die Verschlussfunktion der Kardia beeinträchtigen.

Muskuläre Veränderungen im Kardiabereich können Folge einer Sklerodermie oder eines chirurgischen Eingriffs sein. Bei jeder Operation im Brust- oder Bauchraum wird das ausgewogene Druckverhältnis gestört, und das kann sich auch auf den Kardiasphinkter auswirken. In ähnlicher Weise kommt es z. B. nach anscheinend problemlosen Operationen häufiger zu Leistenhernien, weil in das Zusammenspiel der Rektusmuskeln eingegriffen wurde. Doch hier interessieren uns bei den Muskelveränderungen nur die Operationsfolgen im Ösophagus- oder Kardiabereich.

Zu den „anlagebedingten" anatomischen Refluxursachen gehört in erster Linie die Hiatusgleithernie, bei der sich der Kardiasphinkter in den Brustraum verlagert und deshalb nicht mehr vom intraabdominellen Druck unterstützt werden kann. Die Hiatushernie ist zwar das eingängigste Beispiel, doch eigentlich reicht bereits die leicht abweichende Gewebespannung in Nähe des Kardiasphinkters aus, um ihn zu schwächen.

Neurohormonelle Veränderungen wirken sich auf den Grundtonus im Kardiabereich aus. Üblicherweise sind Depressionen oder Schwangerschaft die Ursache. Aber auch Medikamente (z. B. orale Kontrazeptiva, Antidepressiva, Tranquilizer, Sedativa) und Nahrungsmittel (z. B. Schokolade, Zitrusfrüchte, Kaffee, Zigaretten, Wein) oder bestimmte Restriktionen, die die Weiterleitung von Nervenimpulsen aus und zu diesem Bereich behindern, können den Spannungszustand des Gewebes beeinflussen. Dass ein gastroösophagealer Reflux bei Schwangeren häufiger vorkommt, ist wohl bekannt und wird oft mit dem gestiegenen intraabdominellen Druck erklärt. Allerdings scheint, wie bei Stressinkontinenz in der Schwangerschaft, eher eine hormonelle Hemmung der Sphinkterfunktion der Grund zu sein.

Eine schlechte ösophageale Passage des Speisebreis ist ebenfalls eine mögliche Erklärung. Alle Erkrankungen mit Beteiligung der Ösophagusschleimhaut (z. B. Ösophagitis, Sklerose, Sklerodermie, Fibrosierung, idiopathischer Megaösophagus) gehen mit Passagestörungen einher. Betroffen ist entweder der Ösophagus oder die Kardia.

Da der Druck im Kardiabereich bei gastroösophagealem Reflux meist normal ist, dürfte die Ursache woanders zu suchen sein. Denn auch bei einer Störung in benachbarten Organen kann es zum Reflux kommen. Wenn z. B. der Magen infolge eines Ulkus prolabiert oder durch Verwachsungen fixiert ist, wirkt sich das auch auf seine Aufhängungsstrukturen aus. Durch Überdehnung, v. a. des Lig. gastrophrenicum und im oberen Fundusbereich, entsteht eine unphysiologisch hohe Spannung cholinerger und vagaler Fasern im Magen. Das führt zu einer mechanisch-funktionellen Verengung der Kardia und einer erhöhten Magensäureproduktion. Das sind beides Faktoren, die einen gastroösophagealen Reflux begünstigen können. Auf die Vagusnerven einwirkende Zugkräfte können auch von anderen Organen ausgehen, z. B. dem linken Leberrand oder den Membransystemen von Lunge und Herz. Bei erhöhter Spannung im Kardiabereich sind oft auch Restriktionen des 1./2. Lendenwirbels nachzuweisen.

Symptome

Sodbrennen ist bei gastroösophagealem Reflux das wichtigste Symptom. Dabei fließt Nahrung oder Magensäure in die Speiseröhre zurück, was als „Brennen" wahrgenommen wird, das unterhalb des Xiphoids beginnt und sich retrosternal ausbreiten kann. Verstärkt werden die Symptome z. B. durch Vornüberbeugen, durch beengende Kleidung oder Gürtel, d. h. wenn sich der intraabdominelle Druck erhöht. Auch in der Schwangerschaft kommt es fast immer zu Sodbrennen, bedingt durch den erhöhten intraabdominellen Druck und die hormoninduzierte Schwäche des Kardiasphinkters (s. oben). Nach den Mahlzeiten kann sich das Sodbrennen noch verstärken. Manchmal sprechen Patienten bei Sodbrennen fälschlicherweise von einer „Gastritis". Durch gastroösophagealen Reflux können auch unspezifische Verdauungsstörungen oder eine vermehrte Speichelproduktion ausgelöst werden. Die mögliche Erklärung könnte z. B. eine Übererregung der Vagusnerven oder eine physiologische Reaktion auf die Irritation der Ösophagusschleimhaut sein. Der Atem riecht oft säuerlich. Refluxbedingt kann es zu Kardiospasmen oder Zwerchfellkontraktionen kommen. Es gibt noch eine Reihe anderer Symptome bei gastroösophagealem Reflux, die ganz offensichtlich ebenfalls mit dem Verdauungstrakt zusammenhängen. Dazu gehören z. B. morgendliche Reizung und Trockenheit des Pharynx, Ohrenschmerzen im Rahmen eines Tubenkatarrhs mit Entzündung und Hypersekretion, nächtlicher und postprandialer Husten sowie asthmaartige Attacken, die nachts meist zur Zeit der höchsten Vagusaktivität (2–4 Uhr) auftreten. Letztere sind wohl nicht nur auf die Bronchienreizung durch die Säure, sondern auch auf eine Bronchokonstriktion vagalen Ursprungs zurückzuführen. Solche asthmaartigen Attacken können im Übrigen auch nach üppigen Mahlzeiten oder zu hastigem Essen auftreten. Möglicherweise liefern sie auch eine Erklärung für einige gute Behandlungsergebnisse beim sog. essentiellen Asthma mit Überempfindlichkeit der Bronchiolen, die manche Therapeuten vorschnell für sich verbuchen.

Weitere Symptome sind eine Pseudoangina mit retrosternalen Schmerzen, die entweder vagalen Ursprungs oder einfach Zeichen einer Ösophagusreizung sind, und eine bestimmte Form des Atemnotsyndroms bei Neugeborenen, die 1986 bei einem Symposium in Le Havre von Prof. Charpoy aus Marseille beschrieben wurde. Ein gastroösophagealer Reflux scheint bei Säuglingen eher mit dem neurologischen Reifegrad als mit dem körperlichen Wachstum in Verbindung zu stehen; d. h. die neurologische Reifung des Kardiabereichs kommt erst sehr spät in der intrauterinen Entwicklung zum Abschluss. Nach der Geburt dauert es dann noch 6–8 Wochen, bevor der Kardiasphinkter voll funktionsfähig ist. Bis zum Alter von 15 Monaten äußert sich ein gastroösophagealer Reflux v. a. durch Verdauungsstörungen und erst danach stehen die Atemprobleme im Vordergrund.

Als Regurgitation bezeichnet man das beschwerdefreie Zurückfließen von Ösophagus- oder Mageninhalt in den Mund. Das hat nichts mit einem gastroösophagealen Reflux zu tun und muss auch keine Begleiterscheinung sein. Manchmal kann sich die Regurgitation als morgendliches Erbrechen bei Alkoholikern äußern. Doch im Grunde dürfte sie bei jedem irgendwann einmal aufgetreten sein, am häufigsten vermutlich nach dem Frühstück. Denn Regurgitation ist für sich genommen ein Zeichen, dass der Magen nach der Aufnahme größerer Flüssigkeitsmengen Anpassungsschwierigkeiten hat.

Bei chronischem gastroösophagealem Reflux kann sich eine peptische Ösophagitis entwickeln, bei der die Malpighi-Schicht des Ösophagusepithels allmählich zerstört und durch sklerotisches Narbengewebe ersetzt wird. Am Ende drohen Stenosen. Schluckstörungen nach der Aufnahme fester, v. a. aber flüssiger Nahrung können ein Alarmzeichen für Krebs sein, denn chronische Ösophagusläsionen sind potenziell karzinogen. Bei unklaren Fällen sollten Sie daher nicht zögern, eine radiologische oder endoskopische Abklärung zu veranlassen.

Ätiologie

Wie schon gesagt, müssen Hiatushernie und gastroösophagealer Reflux nicht unbedingt gemeinsam auftreten. Allerdings haben beide ähnliche prädisponierende Faktoren.

Ein wichtiger Faktor ist z. B. die mit dem Alter zunehmende Bindegewebsschwäche mit nachlassender Gewebespannung. Das Alter selbst scheint nicht der Grund zu sein, denn typischerweise ist eine bestimmte Altersgruppe, die der 35- bis 50-Jährigen, betroffen. Deshalb vermute ich eher einen Zusammenhang mit hormonellen Zyklen. Bei erworbener Kyphosierung der Brustwirbelsäule verändert sich die Lagebeziehung zwischen Zwerchfell und Kardiabereich, so dass die Verschlussfunktion des Kardiasphinkters beeinträchtigt wird.

Depressionen und andere allgemeine Erkrankungen, die den körperlichen Spannungszustand des Patienten herabsetzen, können auch den Tonus des Kardiasphinkters verringern. Bei ungewöhnlichen Belastungen wie Husten, Niesen oder Defäkation kann der intraabdominelle Druck stark ansteigen (50–100 cm H_2O). Dadurch können die Kardia und angrenzende Strukturen gereizt oder verletzt werden.

Menopause bzw. Climacterium virile sind Lebensphasen mit Hormonumstellungen, in denen Hiatushernie und gastroösophagealer Reflux häufiger auftreten. Hormonelle Zyklen können sich auch in kürzeren Perioden, z. B. jahreszeitlich, verändern. Ihr Einfluss auf die Entwicklung einer Refluxkrankheit ist zwar aufgrund der Klinik zu vermuten, aber noch nicht nachgewiesen. Neben dem klassischen Beispiel des Bauarbeiters mit Presslufthammer gibt es bestimmte berufliche Tätigkeiten, durch die Störungen im Kardiabereich begünstigt werden. Dazu gehören z. B. Malerarbeiten mit hochgereckten Armen, etwa beim Deckestreichen. Sitzende Tätigkeiten können, v. a. wenn noch die Vibrationen in einem Verkehrmittel hinzukommen, zu einer Lockerung der Kardiaaufhängung beitragen.

Schließlich scheint eine Gruppe von Patienten aus ungeklärter Ursache besonders prädisponiert zu sein. Könnte bei ihnen eine angeborene oder erbliche Fehllage der Kardia zugrunde liegen?

Osteopathen wissen, dass sich asymptomatische Restriktionen auch in einiger Entfernung zur Ursache manifestieren können. Daher kann sich z. B. eine Restriktion des Zwerchfells auf den Kardiabereich auswirken.

Auch ein Schädeltrauma kann den Kardiabereich beeinflussen, vermutlich durch eine Fehlstimulation der Vagusnerven bei ihrem Austritt aus dem Foramen jugulare. Ich habe zwar keinen objektiven Beweis für diesen Zusammenhang, doch die klinischen Fakten sprechen für sich. Mit Vorsicht sollten jedoch die Erfolge betrachtet werden, die ich mit kranialer Manipulation bei Neugeborenen erzielen konnte. Denn manchmal kann eine neurologische Unreife der Kardia die Ursache von Refluxproblemen sein, und die heilt spontan im Laufe der Zeit. Kann also durch kraniale Manipulation eine günstige Entwicklung nur unterstützt oder vielleicht sogar beschleunigt werden? Eine Hiatushernie einfach sich selbst zu überlassen, kann gelegentlich Risiken bergen. Deshalb sollte in Fällen mit Obstruktion, Perforation, Strangulation und Blutungen ein chirurgischer Eingriff erwogen werden. Operationen sind allerdings möglichst zu vermeiden, wenn sanftere Techniken zur Verfügung stehen.

3.2.3 Andere funktionelle Störungen

Zu Beginn dieses Abschnitts möchte ich hervorheben, dass ein Therapeut auch mit scheinbar banalen, alltäglichen Erkrankungen immer umsichtig umgehen sollte. Sie werden schon bemerkt haben, dass banale und lebensbedrohliche Erkrankungen u. U. dieselben Symptome aufweisen.

Bei Kardiospasmus bzw. Achalasie ist die Motorik des unteren Ösophagus gestört und der Kardiasphinkter nicht mehr imstande zu erschlaffen. Wegen der veränderten Spannung von Kardia bzw. Ösophagus kann es zum gastroösophagealen Reflux kommen. Der ganze Kardiabereich verkürzt sich und auch die Peristaltik ist gestört; d. h. statt der normalen Peristaltikwelle treten ungeordnete, lokalisierte Kontraktionen auf und der Kardiasphinkter zieht sich nicht mehr zusammen. Das ist Ausdruck einer veränderten cholinergen Innervation des Ösophagus mit Rarefizierung der Meissner- und Auerbach-Plexus. Stase und Dilatation führen zu einer abnormen Erweiterung des Ösophagus in Form eines Megaösophagus. Typisch für das Mallory-Weiss-Syndrom sind längliche Schleimhauteinrisse am ösophagogastralen Übergang, die von massiven Blutungen begleitet sein können. Beobachten lässt sich das Syndrom, wenn bei bestimmten Prozessen der Kardiabereich mitbetroffen ist, z. B. Erbrechen, Husten, Pressen bei der Geburt, schwierige Defäka-

tion, Thoraxtrauma, Alkoholismus, Hiatushernie und Operationen im Ösophagusbereich.
Nach starkem Husten oder Erbrechen, bei Schock oder Infektionen kann es zu einer Ruptur des Ösophagus kommen, die durch intensive Schmerzen, das Eindringen von Luft ins Mediastinum mit anschließendem subkutanem Emphysem und Atemstörungen wie z. B. einem Hämatopneumothorax gekennzeichnet ist. Die mediastinale Pleura ist durch die Magensäfte angegriffen oder sogar angedaut. Ösophagusrupturen sind auch ein Zeichen für den hohen Druck, der hier zum Tragen kommen.
Subphrenische Abszesse sind durch Schmerzen unter dem Schulterblatt, Bauchschmerzen, unkontrollierbaren Schluckauf, Bronchialstau und Fieber gekennzeichnet.
Typisch für das Cruveilhier-Baumgarten-Syndrom sind stark erweiterte Venen rund um den Nabel (Caput medusae), Pfortaderhochdruck, Splenomegalie und Varizen in Ösophagus bzw. Kardia. Verursacht werden diese Symptome, wenn bei einer Stauung der V. portae ein Teil des venösen Blutes über portokavale Anastomosen abfließen muss. Daraufhin entwickeln sich Ösophagusvarizen und Hämorrhoiden. Begünstigt wird das Syndrom durch fortschreitendes Alter, Schwangerschaft, Depressionen, Leberprobleme, allgemeine Schwäche, unmäßiges Essen, Alkoholismus und ungünstige Haltung bei der Arbeit.
Das Ösophaguskarzinom ist mit einem Anteil von 7% die fünfthäufigste Krebserkrankung bei männlichen Erwachsenen und betrifft viermal mehr Männer als Frauen (nach Harrison). Zu den Symptomen gehören progrediente Schluckstörungen (anfangs nur feste, dann allmählich auch halbfeste und flüssige Nahrung), Appetitlosigkeit, starker Gewichtsverlust innerhalb kurzer Zeit, retrosternale, thorakale und zervikale Schmerzen, ein brennendes Gefühl retrosternal nach der Aufnahme heißer Getränke, blutige Regurgitationen, Lymphknotenmetastasen besonders in der linken Fossa supraclavicularis, die auch als „Signalknoten" oder Virchow-Drüse bekannt sind, sowie ein subkutanes Emphysem im Nacken infolge einer Mediastinitis.
Auf alle diese Zeichen außer Kardiospasmus sollten Sie unbedingt achten. Denn u. U. ist wegen der Gefahr einer massiven Blutung eine direkte Behandlung in diesem Gebiet absolut kontraindiziert.
Zusammenfassend lässt sich sagen, dass die meisten Erkrankungen im Kardiabereich strukturell bedingt sind. Und wir schätzen strukturelle Läsionen, weil sie besonders gut osteopathisch behandelt werden können. Suchen Sie sehr gründlich nach Läsionen, sowohl im Kardiabereich als auch in angrenzenden Gewebestrukturen. Ihr Vorgehen und Ihr Behandlungserfolg werden vom Fibrosierungsgrad der Gewebe bestimmt.

3.3 Diagnostik

Beim allgemeinen Ecoute-Test können Magen- und Kardiaprobleme nur schwer voneinander abgegrenzt werden. In beiden Fällen wird sich der Patient direkt nach vorn beugen und dann leicht nach links drehen, nur dass er sich möglicherweise stärker vornüber beugt, wenn die Kardia und nicht der Magen betroffen ist.

Beim lokalen Ecoute-Test zur differenzialdiagnostischen Beurteilung des Kardiabereichs legen Sie eine Hand mit leicht gespreizten Fingern so auf den Bauch des Patienten, dass sich der Mittelfinger auf der Medianlinie und die Unterkante der Hand auf dem Nabel befindet. Da es den Mittelfinger zum Proc. xiphoideus hinzieht, bewegt sich auch die Handfläche allmählich weiter nach oben, bevor sie sich auf die Brustwirbelsäule (Th 11) zu und etwas nach links schiebt, die Kardia befindet sich knapp links von der Medianlinie. Am Ende dieser Bewegung liegt die Hand schließlich flach auf dem Xiphoid und drückt es nach posterior.

Um den Plexus coeliacus beurteilen zu können, bleibt die Hand etwas unterhalb und rechts des Xiphoids liegen und bewegt sich rhythmisch entweder von anterior nach posterior oder von einer Seite zur anderen. Von der Leber wird der Mittelfinger nach rechts hinüber gezogen, bis die Handfläche den unteren rechten Rippenrand berührt; beim Magen bewegt er sich von der Medianlinie aus nach links, bis die Handfläche zwischen Nabel und unterem linken Rippenrand liegt.

Schwieriger wird die Differenzialdiagnose, wenn Läsionen im unteren Pulmonalbereich vorhanden sind. In dem Fall bleibt die Handfläche nicht gegen das Xiphoid gepresst liegen, sondern versucht sich weiter nach oben zu bewegen. Befindet sich die pulmonale Läsion eher lateral, ist die Diagnose einfacher, denn die Hand bewegt sich unmissverständlich auf den Thorax zu.

Beim Ecoute-Test des Ösophagus wird die Hand zum Proc. xiphoideus hingezogen, aber nicht ganz so weit nach posterior wie bei der Kardia.

3.3.1 Diagnostische Manipulationen

Im Fall einer Hiatushernie verstärkt sich der Schmerz im Kardiabereich während der Ausatmung. Denn beim Ausatmen befindet sich die Kardia bereits intrathorakal und wenn die Exspiration forciert wird, dringt sie noch weiter nach thorakal vor. Das löst den Schmerz aus. Doch auch eine forcierte Inspiration kann schmerzhaft sein, weil die Halt gebenden Strukturen im Kardiabereich gedehnt werden. Um diese schmerzhafte Dehnung zu vermeiden, wird der Patient schon vorher in der Atembewegung innehalten und nicht voll durchatmen. Stimuliert wird der Kardiabereich bzw. entsprechender Schmerz eventuell auch durch Husten, Niesen und viszerale Manipulationen bei Bewegungsstillstand des Zwerchfells.

Aggravations- und Entlastungstechniken

Um eine Hiatushernie ausfindig zu machen, können Sie im Sitzen eine Technik anwenden, mit der eine Verstärkung der Beschwerden bewirkt wird. Sie sitzen hinter dem Patienten und dringen mit Ihren Fingern, die knapp unterhalb und links neben dem Xiphoid auf seinem Oberbauch liegen, ins Körperinnere vor, als wollten Sie die Wirbelsäule erreichen (s. Abb. 16). Je weiter sich der Patient dabei nach vorn beugt, desto entspannter sind M. rectus, Peritoneum, Omentum majus und Magen und umso leichter können Sie vordringen. Wenn Sie am tiefsten Punkt angelangt sind, der sich schmerzlos erreichen lässt, richten Sie die Finger nach superior und etwas nach rechts. Dadurch wird der Magen nach superolateral geschoben, wie wir mithilfe von Kontrastaufnahmen feststellen konnten. Im Fall einer Hiatushernie werden durch diese Technik sofort Schmerzen retrosternal ausgelöst, die vergleichbar sind mit denen, die der Patient kennt. Begleitet werden sie häufig von Übelkeit und einem ausgeprägten Krankheitsgefühl. In weniger typischen Fällen können Sie den Patienten auffordern, am Ende forciert auszuatmen, um zu sehen, ob die Beschwerden dadurch schlimmer werden.

Lassen Sie am Ende dieses Handgriffs schnell mit dem Druck nach (Recoil-Technik). Wenn der Patient eine im Körperinneren gelegene Irritation spürt, kann es bedeuten, dass die Kardia und umgebende Strukturen gereizt und möglicherweise auch fibrosiert sind. Wenn er bereits während der Manipulation Schmerzen empfindet, weist das auf eine Irritation des Magens hin. Eine andere Testmethode besteht darin, Druck auf die Rippen auszuüben. Drücken Sie auf der linken Seite entweder fest auf das 11. Kostovertebralgelenk oder auf den posterioren Winkel der 11. Rippe. Wenn diese Technik das Krankheitsgefühl oder die Schmerzen des Patienten verschlimmern, ist eine Irritation der Kardia zu vermuten. Sie können diese Technik allein oder mit aktiver Atemunterstützung anwenden.

Auch die Entlastungstechnik wird im Sitzen angewandt. Dabei liegen die Finger subkostal in derselben Position wie bei der Aggravationstechnik (s. Abb. 17). Bewegen Sie die Finger auf dem Abdomen anteroinferior, um die Kardia im Thoraxbereich zu entlasten. Wenn der Patient daraufhin eine Erleichterung verspürt, liegt dem Problem wahrscheinlich eine Kardiabeteiligung zugrunde.

Cave: Auch wenn eine Verschlimmerung oder Besserung der Symptome bei diesen diagnostischen Tests für eine funktionelle Störung im Bereich der Kardia spricht, ist damit nicht ausgeschlossen, dass eine ernste Erkrankung vorliegt!

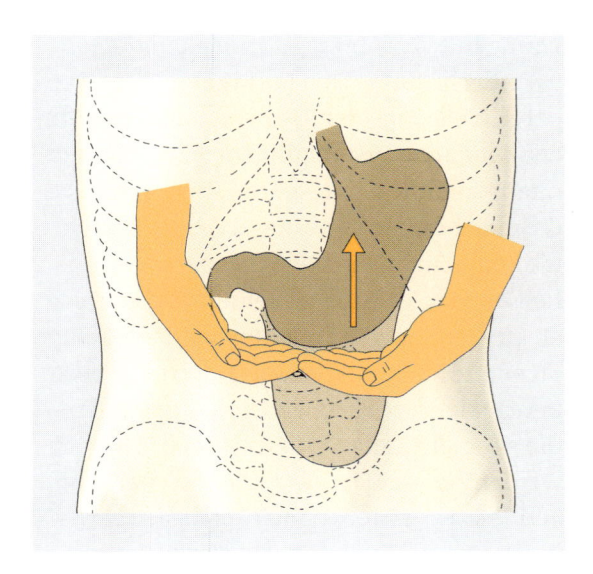

Abb. 16: Aggravationstechnik

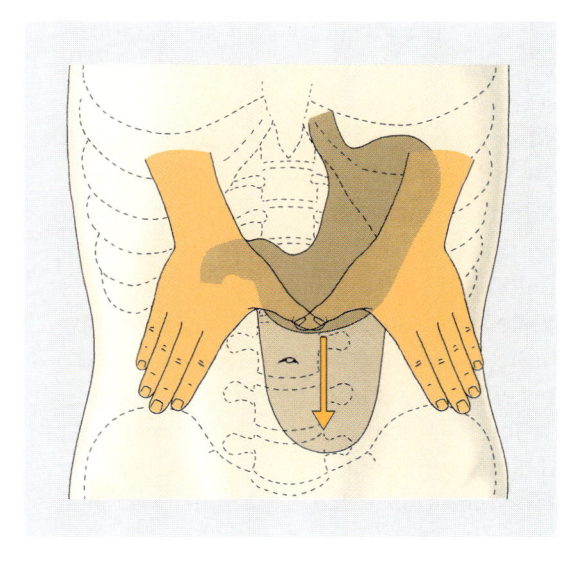

Abb. 17: Entlastungstechnik

3.3.2 Weitere diagnostische Überlegungen

Wenn Patienten gastroösophageale Probleme haben, stehen sie immer etwas nach vorne geneigt, die rechte Schulter vorgeschoben und die linke Schulter nach hinten gezogen und abgesenkt. Ihre leichte Linksdrehung könnte damit zusammenhängen, dass die Kardia am unteren Ende schräg nach links gebogen ist.

Der Sotto-Hall-Test fällt bei Kardiaproblemen auf der linken Seite meist positiv aus; das liegt möglicherweise an der Beteiligung des N. vagus und N. phrenicus. Aufschlussreich ist es auch, den Sotto-Hall-Test und eine Entlastungstechnik miteinander zu kombinieren. Fühlen Sie mit einer Hand den Puls, während Sie mit der anderen Hand durch Kompression des 7. Rippenknorpelgelenks einen Inhibitionspunkt in Nähe der vorderen Projektion der Kardia setzen. Bei einer funktionellen Störung im Bereich der Kardia wird der Radialispuls rasch kräftiger oder wieder tastbar sein.

Bei einer Hiatushernie sind die Hals- bzw. thorakalen Faszien links oft stärker gespannt als rechts. Auch die erhöhte Faszienspannung kann den Sotto-Hall-Test positiv ausfallen lassen. Vereinzelt kann der systolische Druck links niedriger sein; das kommt aber seltener vor als bei funktionellen Magenstörungen.

Viele Symptome bei gastroösophagealen Störungen treten auch vom Entstehungsort entfernt auf. Zu linksseitigen Nackenschmerzen oder Zerviko-/Brachialgien kann es kommen, wenn der Plexus cervicalis bzw. brachialis durch den N. phrenicus oder eine Spannungszunahme der Halsfaszie gereizt wird. Der 4. Interkostalraum links ist oft druckempfindlich. Das äußert sich bei Frauen als Brustschmerz und bei Männern als Thoraxschmerz. Aus denselben Gründen wie bei Nackenschmerzen kann eine linksseitige Periarthritis humeroscapularis vorhanden sein. Das können Sie mit Hilfe einer Entlastungstechnik bzw. mit einem Test überprüfen, bei dem Sie eine Hand auf die linke Schulter legen und mit der anderen Hand einen Inhibitionspunkt im Bereich der vorderen Kardiaprojektion setzen.

Im Zusammenhang mit gastroösophagealen Funktionsstörungen können Läsionen im Schädelbereich auftreten, die meist das linke Temporomandibulargelenk, die linke Sutura occipitomastoidea und bei Neugeborenen das Foramen jugulare betreffen. Wie oben erwähnt, entwickelt sich der Kardiabereich bei Säuglingen erst allmählich zur vollen neurologischen Reife, so dass ein gastroösophagealer Reflux im Laufe der Zeit von selbst ausheilt.

Eine Hiatushernie kann vagale Reaktionen hervorrufen, die Ohnmachtsgefühle oder sogar kleine Synkopen auslösen können und häufig mit Verdauungsstörungen einhergehen. Auch Schmerzen im unteren Thoraxbereich sind vagalen Ursprungs. Sie werden häufiger auf meist männliche Patienten mit unangenehmen Herzsensationen treffen, die angeben, sie könnten „ihr Herz spüren" und manchmal auch ein Stechen oder Reißen, das sie wie nach einem Faustschlag elektrisiert. Solche Patienten sind überzeugt, an einer Herzkrankheit zu leiden, und bestehen auf kardiologischen Untersuchungen, die aber alle ohne Befund bleiben. Meist werden sie dann in die „psychosomatische Schublade" gesteckt und fühlen sich missverstanden. Wir wissen alle, wie viel Angst kardiale Schmerzen auslösen können. Bei

Überdehnung der Vagusnerven reagiert das Herz mit Irritationen, die z. B. mit bestimmten Koronarspasmen verwechselt werden können. Diese Brustschmerzen gehen fast immer mit einer eingeschränkten Beweglichkeit des 4. Rippenknorpelgelenks auf der linken Seite einher, und das ist bei echten Herzstörungen nur selten der Fall.

3.4 Behandlung

Ziel der Behandlung ist es, durch eine auf den Kardiabereich konzentrierte Induktionsbehandlung die Kardia zu kräftigen und zu entspannen und gleichzeitig sämtliche fibromuskulären Verwachsungen der Kardia und umgebender Strukturen zu lösen.

3.4.1 Behandlungsmethoden

Direkte Techniken

Der Patient sitzt mit im Nacken verschränkten Händen vor Ihnen. Zu Beginn ist die Position Ihrer Hände die gleiche wie bei der oben beschriebenen entlastenden Technik, d. h. Ihre Finger befinden sich 3–4 cm unter dem Proc. xiphoideus und knapp links von der Medianlinie. Schieben Sie die Finger vorsichtig immer weiter ins Körperinnere an der Leber vorbei bis zur Erträglichkeitsgrenze und lassen Sie dann ein bisschen mit dem Druck nach, um keine Abwehrreaktion hervorzurufen. Wenn Sie die Leber nicht ganz erreichen können, versuchen Sie möglichst nah herankommen. Während die linke Hand zur Unterstützung des Magens liegen bleibt, beugen Sie mit der rechten Hand mithilfe seiner Ellbogen den Patienten nach hinten. Dadurch vergrößert sich der Nabel-Xiphoid-Abstand, und weil der Magen dabei nach unten gezogen wird, bewegt sich auch die Kardia aus dem Thoraxraum hinaus nach unten.

Wiederholen Sie diese Behandlung fünf- bis sechsmal, bis der Schmerz nachlässt. Schon nach wenigen Behandlungssitzungen wird das Gewebe im Kardiabereich wieder seine natürliche Dehnbarkeit erlangen. Um die Wirksamkeit dieser Technik noch zu steigern, sollten Sie sich erinnern, dass die Kardia nach unten links ausgerichtet ist, und daher den Thorax entsprechend nach oben rechts dehnen.

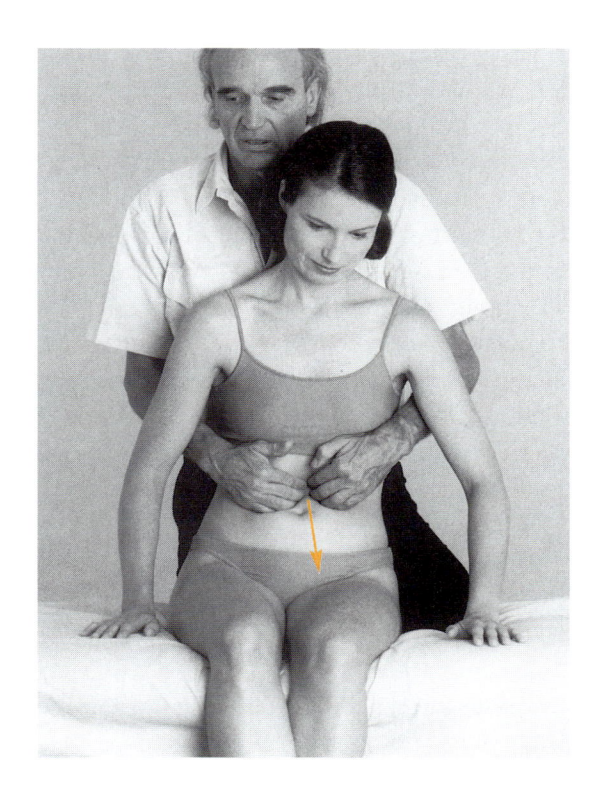

Abb. 18: Lokale direkte Behandlungstechnik

Eine Abwandlung dieser Technik wird ebenfalls im Sitzen durchgeführt (s. Abb. 18). Ihre Hände liegen beide auf dem Bauch des Patienten und die Finger bewegen sich nach unten und leicht nach anterior. Versuchen Sie dabei alle verspannten Bezirke, meist drei bis vier, zu erreichen. Wenn Sie diese Technik bei sehr schlanken Patienten anwenden, können Sie die Finger auch weit oben unter dem linken Leberrand, der ja vor dem Magen liegt, gegen die Kardia zu drücken.

Recoil-Technik

Restriktionen im Kardiabereich können sehr wirkungsvoll mit einer hepatischen Recoil-Technik behandelt werden. Auch sie wird im Sitzen angewandt. Mit den Händen in Nähe der Ansätze des rechten und linken Lig. triangulare können Sie von diesem Punkt aus Druck auf die Leber ausüben. Sie schieben die Leber drei- bis viermal posterosuperior und lassen sie dann rasch los. Anfangs kann es schmerzhaft sein, weil Sie sich auf die Läsion zubewegen, doch der Schmerz wird allmählich verschwinden. Diese Technik eignet sich besonders gut zum Lösen von Bindegewebsverwachsungen im Bereich der Impressio cardiaca der Leber.

Induktionstechniken

Bei einer Induktionsbehandlung der Kardia sollte der Patient sitzen. Legen Sie eine Hand posterior links in Höhe des 11. Kostovertebralgelenks auf und die andere Hand vorn links neben das 7. Rippenknorpelgelenk. Drücken Sie mit der vorderen Hand den Thorax in Richtung der hinteren Hand und bewegen Sie dann beide Hände etwas nach unten. Manchmal kann eine leichte seitliche Bewegung zu spüren sein. Die Hände arbeiten im Einklang miteinander, bis sich das Gewebe spürbar lockert. In dem Moment fühlen Sie eine Trennung zwischen den Händen, die signalisiert, dass die Manipulation zu Ende ist. Diese Induktionstechnik hat sowohl eine passive, das Mitmachen der Gewebebewegung, als auch eine aktive Seite, die gezielte Bewegung der Hände zur Kardia hin. Sie scheint sich v. a. auf Kardiospasmen günstig auszuwirken und auch bei Verwachsungen in diesem Bereich, einschließlich Perikard, Pleura, Magen und Leber, äußerst wirkungsvoll zu sein.
Eine Induktonsbehandlung kann auch in Rückenlage angewandt werden. Das ist weniger anstrengend für Sie, aber nicht ganz so effizient, weil die Wirkung der Schwerkraft, d. h. der zu den Füßen gerichtete Zug, nicht ausgenutzt werden kann.

3.4.2 Methodisches Vorgehen

Wenn der Kardiabereich besonders stark fibrosiert und in seiner Bewegungsfreiheit durch die linke Zwerchfellhälfte eingeschränkt ist, können Sie versuchen, den M. psoas zu dehnen. Die Psoasdehnung hat eine deutlich spürbare Wirkung auf Hiatushernien.
Die Wirksamkeit der genannten Behandlungstechniken lässt sich steigern, wenn man eine bestimmte Reihenfolge einhält:
– Leberaufhängungen lockern,

- Pylorus und Magen (v. a. Fundus) behandeln,
- Kardiabereich lockern,
- größere knöcherne Restriktionen, v. a. an Rippenknorpelgelenken, behandeln, wenn sie weiter bestehen,
- Induktionstechnik wie oben beschrieben anwenden,
- kraniale Fixierungen behandeln.

Mit dieser Vorgehensweise schließen Sie rein reflektorische Fixierungen im Wirbel- und Schädelbereich aus und können sich mehr auf die wesentlichen bzw. primären Formen konzentrieren.

3.4.3 Assoziierte knöcherne Restriktionen

Probleme im Kardiabereich werden besonders häufig von Bewegungseinschränkungen im Halsbereich begleitet. Solche Restriktionen kommen links etwas häufiger vor als rechts und beziehen auch das Sternoklavikulargelenk mit ein. Sie können Ausdruck einer pathologischen Faszienspannung im Bereich der Halswirbelsäule und der Kardia, aber auch einer Nervenreizung sein, z. B. des N. vagus oder N. phrenicus. Möglich sind auch kombinierte Restriktionen im Bereich der Brustwirbel und der Rippen. Das 11. Kostovertebralgelenk entspricht der posterioren und die linke 7. Rippe der anterioren Hautprojektion der Kardia. Druck- oder Schmerzempfindlichkeit bei Palpation des 7. Rippenknorpelgelenks weist auf eine Fixierung der Kardia hin.

Der 12. Brust- und die ersten drei Lendenwirbel können infolge einer Reizung mechanisch-funktionell fixiert sein. Da sie der Höhe der Zwerchfellkuppel entsprechen, haben v. a. linksseitige Restriktionen stärkere Auswirkungen und können die Mobilität der linken Zwerchfellkuppel herabsetzen. Das wird z. B. sichtbar, wenn Sie die Atmung des Patienten beobachten. Die sich wechselseitig beeinflussenden Restriktionen im Bereich von Zwerchfell und Brust-/ Lendenwirbelsäule steigern zwar die Empfindlichkeit, schränken aber die Beweglichkeit nicht komplett ein. In diesen Fällen kommt es beim Zurückbeugen des Oberkörpers infolge einer Überstreckung der Kardia zu retrosternalen Schmerzen in Höhe des Xiphoids. Als Reaktion darauf hält der Patient unwillkürlich den Atem an. Beugt er sich nach vorn, hört der Schmerz sofort wieder auf.

Fixierungen der Kardia können sich auch auf andere Körperbereiche auswirken, die bekanntermaßen zu Restriktionen neigen. Dazu zählt z. B. das linke Sakroiliakalgelenk. Die Mm. psoas sind ebenfalls bei verschiedenen Krankheiten mitbeteiligt, allerdings nur selten als eigentliche Auslöser. Dass der linke M. psoas bei gastroösophagealen Störungen zu Spasmen neigt, lässt sich teilweise mit Zwerchfell-Ausläufern seiner Aufhängestrukturen erklären. Auch eine Reizung der hier durchziehenden sympathischen Nerven könnte der Grund sein.

3.4.4 Therapieempfehlung

Achten Sie besonders auf Symptome wie plötzlichen Gewichtsverlust, Dysphagie, blutige Regurgitation, linksseitig supraklavikuläre Lymphknotenschwellung oder ein subkutanes Emphysem, die Zeichen einer malignen Veränderung oder anderen ernsten Erkrankung sein können.

Patienten mit Hiatushernie oder gastroösophagealem Reflux können Sie folgende Vorsichtsmaßnahmen empfehlen:
- sich nicht sofort nach einer Mahlzeit schlafen legen,
- keine beengende Gürtel oder Kleidung tragen,
- auf einem dicken Kopfkissen schlafen,
- den Oberkörper nicht stark vorbeugen oder tief lagern,
- nicht zu lange die Arme hochrecken oder den Kopf in den Nacken legen,
- bei erhöhter Druckbelastung (z. B. durch Husten) versuchen, die Hände gegen die unteren Rippen zu drücken,
- Verstopfung vermeiden,
- Einschränkung des Tabakkonsums und von Nahrungsmitteln wie Orangen, Schokolade, Kaffee, Tee, Alkohol, Fette, Essig und Senf.

Manche dieser Nahrungsmittel werden problemlos vertragen, wenn man sie zu einer bestimmten Zeit verzehrt, Orangen z. B. zu Beginn einer Mahlzeit. Schokolade und Alkohol sollten besonders abends vor dem Schlafen gemieden werden. Andere Nahrungsmittel können unter bestimmten Umständen oder je nach körperlicher Verfassung in Kombination auch toxisch wirken. Frauen sollten wegen der hormonellen Beeinflussbarkeit des Kardiasphinkters kurz vor der Menstruation auf alle genannten Nahrungsmittel verzichten.

4 Magen und Duodenum

Dass der Magen getrennt vom Kardiabereich abgehandelt wird, hat lediglich didaktische Gründe. Da Kardia und Fundus wesentliche Bestandteile des Magens sind, spielen ihre mechanisch-funktionellen Störungen natürlich auch in diesem Kapitel eine Rolle.

4.1 Physiologie und Anatomie

Das Zwerchfell zieht den Magen wie ein Magnet an und der Magen breitet sich flach unter ihm aus. Die bei der Atmung entstehenden Kräfte ziehen dagegen die Fasern der Kardia, den His-Winkel und den Magenfundus nach oben und leicht nach hinten. Die obere Aufhängung des Magens wird im Wesentlichen durch das Lig. gastrophrenicum gewährleistet, das häufig überbeansprucht ist. Infolgedessen fibrosiert es und setzt dadurch die Magenschleimhaut und seine Ansatzstelle in der Magenmuskulatur zu stark unter Spannung.

Unmittelbar unter dem Zwerchfell herrscht ein negativer Druck von ca. -5 cm H_2O, der zur Bauchmitte hin aber rasch zunimmt und in Nähe des Nabels etwa $+10$ cm H_2O beträgt. So kehren sich innerhalb weniger Zentimeter die auf den Magen einwirkenden Druckkräfte um. Wenn die obere Aufhängung und der zwerchfellnahe Teil des Magens gereizt oder ödematös geschwollen sind, kommt es zu Störungen der Druckübertragung am Zwerchfell. Der negative Druck in Zwerchfellnähe wird positiv und daraus folgen unausweichlich mechanisch-funktionelle Störungen.

Der Magen grenzt an die linke Zwerchfellkuppel. Sie wird nach anterior sehniger und ist hauptsächlich vom N. phrenicus innerviert, der über sensorische Äste auch Informationen aus dem anliegenden Peritoneum aufnimmt.

Über das Omentum minus steht der Magen mit dem linken Leberlappen in Verbindung und hinterlässt auf der Leberunterseite die relativ große Impressio gastrica. Wegen der engen Nachbarschaft müssen beide Organe bei Diagnostik und Therapie immer gemeinsam beurteilt werden.

Über das Zwerchfell steht der Magen mit Herz und Perikard in Verbindung. Das zeigt sich schon daran, dass Thoraxschmerzen mit Ursprung im Magenbereich häufig in Herznähe lokalisiert werden. Und weil Lunge und Pleura mit dem Zwerchfell zusammenhängen, können sich pulmonale Erkrankungen hierüber auch auf den Magen auswirken.

Der Bereich, in dem der Magen mit seiner Vorderseite direkt die vordere Bauchwand berührt, wird als Labbé-Dreieck bezeichnet. Das Labbé-Dreieck wird inferior von einer horizontalen Linie unter dem 9. Rippenknorpel, seitlich vom Rippenrand und rechts von der Leber begrenzt. Zwischen Leber und linkem Rippenrand erfolgt gewöhnlich auch die Perkussion des Magens. Links vorn unter dem Thorax befindet sich der Traube-Raum, das Spatium semilunare. Er wird medial vom linken Sternumrand, oben durch eine schräg vom 6. Rippenknorpel zur Unterseite der 8./9. Rippe verlaufende Linie und unten vom Rippenbogen begrenzt. Während im Traube-Raum palpatorisch keine Schwingungen zu spüren sind, können auskultatorisch Atemgeräusche zu hören sein.

Eine pathogene Wirkung auf den Magen haben Restriktionen der Kostovertebralgelenke. Daher gehört zu einer vollständigen Behandlung des Magens, dass auch diese Restriktionen beseitigt werden. Osteopathen achten zwar immer auf die Wirbelgelenke, vergessen aber öfters die Kostovertebralgelenke, die meiner Meinung nach genauso wichtig, wenn nicht sogar wichtiger sind. Wie bei anderen Viszeralorganen können sich auch Funktionsstörungen in weiter entfernten Körperregionen auf den Magen auswirken. Besonders die Klavikula und das 1. und 2. Sternokostalgelenk spielen hierbei eine wichtige Rolle.

Die Schleimhaut schützt den Magen vor chemischen, mechanischen und besonders vor thermischen Schäden. So können z. B. viele Menschen 50–70 °C heißen Kaffee trinken, obwohl das weit über der für die Haut gerade noch erträglichen Höchsttemperatur liegt. Paradoxerweise kann der Magen diese Art „Misshandlung" besser aushalten als angemessen auf Stress zu reagieren! Gereizt wird er v. a., wenn Säuren und Laugen gleichzeitig oder kurz nacheinander auf die Schleimhaut einwirken; und so kann sich ein Ulkus entwickeln. Sobald sich der Magen dehnt, beginnt im Pylorus die Gastrinsekretion. Die Magenentleerung beschleunigt sich bei aktiver Stimulierung des Ileums. Da das Ileum von außen stimuliert werden kann, eröffnet sich für uns die Möglichkeit, mit bestimmten Techniken den Magen über das Ileum zu behandeln. Der obere Teil des Magens ist cholinerg; d. h. er reagiert auf Acetylcholin, einen Überträgerstoff vegetativer Nervenfasern. Werden bestimmte Mechanozeptoren im Magen gereizt, bewirken sie die Freisetzung von Sekreten wie z. B. der Magensäure, die in größeren Mengen toxisch sein kann. Cholinerge Reaktionen im Fundusbereich können an Magenschmerzen und funktionellen Erkrankungen beteiligt sein. Entgegen einer gängigen Vorstellung wird im Magen praktisch kein Eisen resorbiert. Allerdings sind die Magensäure und ein von den Belegzellen der Magenschleimhaut produzierter „Intrinsic-Faktor" wichtig für die Resorption von Vitamin B_{12}, das für die Bildung roter Blutzellen benötigt wird.

Der Pylorus verhindert zum einen, dass bei erhöhtem Druck im Duodenum ein Rückfluss in den Magen erfolgt, und zum anderen hält er größere Partikel zurück, damit sie im Magen stärker zerkleinert, also „nachverdaut" werden. Wenn der Magen leer ist, bleibt der Pylorus offen. Ich könnte mir vorstellen, dass der Pylorus genau wie die Kardia als „Sphinkter" fungiert, obwohl die meisten Gastroenterologen diese Auffassung nicht teilen. Zugegebenermaßen sieht er bei einer Gastroskopie auch nicht gerade wie ein Sphinkter aus, und bei mehreren Gastroskopien ist mir aufgefallen, dass er fast immer geöffnet ist. Trotzdem handelt es sich beim Pylorus um eine muskuläre Struktur mit ringförmig angeordneten Fasern, die sich kontrahieren können.

Wenn diese Fasern kontrahiert bleiben, kann ein Pylorospasmus die Folge sein, der auch von außen zu fühlen ist. Aus diesem Grund glaube ich, dass der Pylorus in hohem Maße reflexartige sphinkterähnliche Eigenschaften besitzt.

Sobald der Pylorusbereich mechanisch gedehnt wird oder mit alkalischen Lösungen in Berührung kommt, wird Gastrin freigesetzt. Unter dem Einfluss von Gastrin wird vermehrt Magensäure und Magensaft produziert und die Motilität von Magen und Darm, die exogene Pankreassekretion, die Galleausscheidung und der Tonus des Kardiasphinkters gesteigert.

Dass bereits leichte Funktionsstörungen oder Spasmen große pathophysiologische Bedeutung haben können, dürfte einleuchten. Wenn es gelingt, eine Fixierung des Pylorus aufzudecken und zu behandeln, lassen sich manchmal überraschend gute Ergebnisse erzielen. Mehr als die Hälfte der duodenalen Kontraktionen erfolgen im Anschluss an die Stimulation oder Kontraktion des Antrumbereichs. Dadurch gewinnt der Pylorus großen Einfluss auf das Duodenum. Er befördert im Zuge der Verdauung etwa 3-mal pro Minute Nahrung vom Magen in das Duodenum weiter.

Die Anatomie des Duodenums ist im *Lehrbuch der Viszeralen Osteopathie, Bd. 1*, beschrieben. Auf dem Weg vom Magen zum Darm können vier Abschnitte des Duodenums unterschieden werden, die wir im Folgenden mit Pars superior, descendens, horizontalis und ascendens bezeichnen.

4.2 Pathologie

4.2.1 Allgemeinsymptome

Als häufigstes Allgemeinsymptom treten bei Funktionsstörungen von Magen oder Duodenum epigastrische Schmerzen auf. In einigen der nachfolgenden Abschnitte werden wir noch ausführlicher darauf zu sprechen kommen. Hier möchte ich zunächst eine Reihe systemischer Beschwerden abhandeln, die mehr oder weniger eng mit dem Magen zusammenhängen und bekannt sein sollten, bevor viszerale Manipulationen durchgeführt werden.

Aerophagie (Luftschlucken), Meteorismus und Flatulenz (Blähungen, Abgang von Winden) sind keine Krankheit, sondern Symptome oder lästige Beschwerden bei „Unwohlsein". Sie können begleitet sein von zwanghaftem Aufstoßen, Magenatonie bzw. -hypotonie oder Pylorospasmen. Als Ursache dieser Symptome kommen Dyspepsie, Gastroptose, Ulzera, Tumoren oder Erkrankungen anderer Organe (z. B. Cholezystitis, Appendizitis, Angina pectoris, Leberinsuffizienz u. a.) in Frage. Im Grunde sind die Symptome unspezifisch, d. h. sie können bei jeder dieser Erkrankungen vorhanden sein und sind daher diagnostisch nicht richtungweisend.

Erbrechen

Magenschmerzen lassen sofort nach, sobald sie Erbrechen ausgelöst haben. Das ist v. a. bei Erkrankungen mit Magenhochstand oder Ulkus der Fall; das Erbrochene ist oft säuerlich. Bei schwallartigem Erbrechen ohne vorhergehende Übelkeit, Krankheits-, Angst- oder Ohnmachtsgefühl ist eine direkte Stimulation des Brechzentrums in der Medulla oblongata zu vermuten, z. B. durch erhöhten intrakraniellen Druck bei Hirntumor oder -abszess oder Meningitis. Wässriges Erbrechen, bei dem das Erbrochene fast nur aus reinem Magensaft besteht und sehr sauer ist, geht mit intensivem Sodbrennen einher und tritt bei Hyperchlorhydrie und säureproduzierenden Ulzera auf. Schleimig und viskös-fädenziehend ist das klassische morgendliche Erbrechen bei alkoholbedingter Gastritis.

Geruchloses Erbrechen unverdauter Nahrung sollte an ein Ösophagusdivertikel denken lassen. Dagegen ist bei Erbrechen von saurem, halbverdautem Mageninhalt mit säuerlichem Geruch eine Hyperchlorhydrie als Ursache zu vermuten. Wird kaum verdaute Nahrung mit Verzögerung erbrochen, weist das auf eine verminderte Magensaftproduktion hin; dabei wird der Bolus nicht angemessen verdaut. Sehr spätes Erbrechen mit Resten der vor einem oder mehreren Tagen verzehrten Nahrung spricht für eine Pylorusstenose. Neuere physiologische Studien haben ergeben, dass die Nahrungspassage durch den Verdauungstrakt bis zu 5 Tage dauern kann.

Bei Magenerkrankungen wird nach Entleerung des gesamten Mageninhalts oft auch noch Galle erbrochen. Die erbrochene Flüssigkeit ist zuerst grün, d. h. Galle aus der Gallenblase, und danach blassgelb, also hepatische Galle. Beim Erbrechen von Blut müssen Sie durch geeignete Untersuchungen klären, ob es aus dem Magen oder aus den Atemwegen, Ösophagus oder Duodenum stammt.

Blutungen

Bei einem Magenulkus kann es zu einer massiven Blutung mit hellrotem, frischem Blut kommen, beim Duodenalulkus folgen auf die Hämatemesis (Bluterbrechen jeglichen Ursprungs) immer ausgeprägte „Teerstühle" (Meläna, d. h. mit schwarzem Blut gemischter Stuhl). Bei einer Krebserkrankung können wiederholt kleinere Blutungen auftreten; das mehr oder weniger stark verdaute Blut ist meist schwarz und nur gelegentlich rot. Bei starker Meläna ist zu vermuten, dass Blut aus einem pylorusnahen Magen- oder Duodenalulkus auf intestinalem Weg ausgeschieden wird. Schwache oder wiederholte Blutauflagerungen sprechen für kleinere Ulkusblutungen. Stark mit Blut durchsetzte Teerstühle können auch Zeichen eines Karzinoms oder sehr selten einer Gastritis infolge einer Hiatus- oder Zwerchfellhernie sein.

4.2.2 Ulkus

Das Magengeschwür ist seltener als das Duodenalulkus. Betroffen sind v. a. Männer im Alter von 45–55 Jahren. Ein Magenulkus ist meist im Bereich der kleinen Kurvatur und des Antrums lokalisiert und entsteht, wenn die Widerstandskraft der Magenschleimhaut verringert oder die Schleimhaut selbst geschädigt ist. Zu den Symptomen gehören Dyspepsie und postprandiale Übelkeit. Es scheint zwar einen Kreislauf von Schmerz, Essen und dann Besserung zu geben, doch er ist weniger nachvollziehbar als beim Duodenalulkus und manchmal kann Nahrungsaufnahme die Schmerzen sogar verstärken. Nächtliche Schmerzen sind seltener als beim Duodenalulkus. Die Diagnose ist schwierig zu stellen, und auch die Unterscheidung zwischen gutartigen und präkanzerösen Formen ist schwierig und oft nur mit Hilfe von Röntgen- und endoskopischen Untersuchungen möglich. Das Duodenalulkus ist ein häufiger Befund und umfasst 75–80% aller Ulzera. In Frankreich sind mehr als 800 000 Menschen betroffen, in den USA 6–15% der Bevölkerung. Männer erkranken etwas häufiger als Frauen am Duodenalulkus, vorzugsweise im Alter von 30–50 Jahren mit einem Häufigkeitsgipfel um 40 Jahre. Diese Ulkusform findet sich v. a. in der Schleimhaut von Übergangsbereichen wie z. B. Antrum-Fundus oder Antrum-Duodenum. In einem Drittel der Fälle ist ein Duodenal- mit einem Magenulkus kombiniert. Bei einem Duodenalulkus wird mehr Säure produziert als beim Magenulkus, und bei Männern auch mehr als bei Frauen. Mit 50 Jahren verringert sich jedoch die Säureproduktion wieder; das erklärt, weshalb das Duodenalulkus in jüngeren Altersgruppen häufiger vorkommt.

Zu den Ursachen gehören neben einer Hypersekretion von Magensäften (besonders ausgeprägt bei nächtlicher Vagusaktivität) genetische, emotionale und endokrine Faktoren (bei Hyperparathyreoidismus ist z. B. das Ulkusrisiko um das Zehnfache erhöht), Zirrhose, Pankreatitis und chronische Lungenerkrankungen, iatrogene Einflüsse (z. B. Einnahme antiinflammatorischer Medikamente) und pankreatischer oder duodenaler Reflux; außerdem spielen kostovertebrale Bewegungseinschränkungen und jahreszeitliche Schwankungen (Schmerzschübe bei Tag- und-Nacht-Gleiche im Frühling und Herbst) eine Rolle. Doch es gibt auch unerklärliche Zyklen; oft tauchen die Schmerzen z. B. ohne erkennbaren Grund im 5-Jahres-Rhythmus auf. Meiner Meinung nach unterstreicht das nur die Hormonabhängigkeit des Magens.

Viele Ulzera, möglicherweise etwa 20–30%, sind asymptomatisch. Am häufigsten kommt es zu brennenden oder „nagenden", manchmal auch bohrenden, stechenden oder unbestimmten Schmerzen im Epigastrium. Dieser „Hunger"- bzw. Nüchternschmerz tritt 1,5 bis 3 Stunden nach dem Essen auf und ist durch Nahrungsaufnahme innerhalb von Minuten zu stillen. Oft wird der Patient morgens zwischen 2 und 4 Uhr von den Schmerzen geweckt; in seltenen Fällen melden sich die Schmerzen unmittelbar vor der üblichen Frühstückszeit. Sie sind meist in der Medianlinie lokalisiert und können leicht nach rechts ausstrahlen. Die Patienten leiden fast immer auch an Regurgitationen und/oder häufigem Aufstoßen. Gewichtsabnahmen sind eher selten, weil die Patienten dazu neigen, viel zu essen, um die Schmerzen zu lindern. Wichtigste Komplikation eines Duodenalulkus ist die Perforation. Meist bricht das Duodenalulkus auf der Vorderseite des Duodenums durch. Dabei kommt es zu plötzlich einsetzenden heftigen Dauerschmerzen im bzw. rechts vom Epigastrium, die bis zur Klavikula ausstrahlen können. Das Abdomen reagiert mit Abwehrspannung, seine Palpation ist daher schwierig oder gar nicht möglich. Wenn sich Magensäfte im Douglas-Raum angesammelt haben, ist auch die rektale Untersuchung schmerzhaft. Es besteht Verwechslungsgefahr mit einer Appendizitis oder Peritonitis. Ein Ulkus kann darüber hinaus zu Hämatemesis, Meläna oder – als Zeichen, dass 1–1,5 Liter Blut verloren wurden – zu Synkopen führen. Diese Symptome treten bei etwa 20% der Fälle mit einer Ulkusblutung auf. Daher sollten Sie vor jeder viszeralen Manipulation aus gutem Grund den Blutdruck messen; bei zu niedrigen systolischen Werten liegt möglicherweise ein blutendes Ulkus vor.

Manchmal hilft die Schmerzprojektion, das Ulkus zu lokalisieren. Nach Dousset (1964) sprechen epigastrische Schmerzen für ein Ulkus im Bereich der kleinen Magenkurvatur, Xiphoidschmerzen für ein kardianahes Ulkus, subkostale Schmerzen rechts für ein Pylorus- oder Duodenalulkus, subkostale Schmerzen links für ein Ulkus im Bereich der großen Magenkurvatur oder im Antrumbereich und thorakale oder lumbale Schmerzen für ein posterior lokalisiertes Ulkus. Diese Faustregel ist nicht immer zuverlässig, aber ich finde sie erwähnenswert.

Alternativ kann ein Ulkus auch anhand des zeitlichen Auftretens der Schmerzen und sonstiger Umstände lokalisiert werden. Schmerzen zu Beginn einer Mahlzeit sprechen für eine einfache Gastralgie bzw. Gastritis; Magenkrämpfe, die sich bei Nahrungsaufnahme sofort beruhigen, lassen eine gastrale Hypersekretion vermuten; bei Nüchternschmerzen, die nach einer Mahlzeit aufhören, ist ein Pylorus- oder Duodenalulkus zu vermuten; bei Schmerzen, die 1–2 Stunden nach dem Essen auftreten und durch Nahrungsaufnahme gestillt werden können, ist eine Hypochlorhydrie mit/ohne Ulkus anzunehmen, und bei Schmerzen, die erst 4 Stunden nach dem Essen auftreten, ist das Ulkus weiter unten im Bereich des Pylorus bzw. des Duodenums lokalisiert.

Im Allgemeinen hat das zeitliche Auftreten der Schmerzen differenzialdiagnostische Bedeutung. Ulkusschmerzen sind meist zyklisch. Wenn Schmerzen ohne Auslöser und ohne erkennbaren Rhythmus auftreten, muss ein Karzinom als Ursache erwogen und ausgeschlossen werden. Lageabhängigen oder durch hastiges Essen hervorgerufenen Schmerzen liegt oft eine Gastroptose zugrunde. Reflektorische Magenschmerzen, die mit anderen Schmerzen einhergehen, könnten z. B. mit Gallenblasen- oder Pankreaserkrankungen zusammenhängen.

4.2.3 Magenkrebs

Männer, v. a. mit Blutgruppe A, erkranken doppelt so häufig an Magenkrebs wie Frauen. Allerdings geht die Häufigkeit dieser Erkrankung glücklicherweise zurück. Möglicherweise hat die zunehmende Verbreitung von Kühlschränken dazu beigetragen, weil jetzt weniger Nitrosamine als Konservierungsmittel benötigt werden. Über 90% der Magentumoren sind Karzinome, die sich meist in Antrumnähe oder an der kleinen Kurvatur befinden. Magenkrebs kann Symptome wie Appetitmangel mit Aversion gegen Fleisch und Fett, Gewichtsverlust, allgemeine Schwäche, Anämie, gelbliche Hauttönung, unspezifische Bauchbeschwerden, Diarrhö, leichtes Fieber, Hepatomegalie, knotige Veränderung der Leber mit Kapselverdickungen und Adhäsionen zu Nachbarorganen sowie Schwellungen der supraklavikulären und pektoralen Lymphknoten auf der linken Seite hervorrufen. Erfahrungsgemäß sollten Patienten mit epigastrischen Schmerzen und ständigem Wechsel zwischen Diarrhö und Obstipation immer gründlich auf ein Magenkarzinom untersucht werden.

4.2.4 Gastroptose

Bei funktionellen Magenerkrankungen gibt es im Wesentlichen zwei Formen, eine superiore und eine superoinferiore. Bei der superioren Form verlagert sich ein Teil des Magens nach oben in die Durchtrittsöffnung des Ösophagus im Zwerchfell (s. Kap. *Kardiabereich*). Der superoinferioren Form entspricht die nachfolgend beschriebene Gastroptose. Dabei handelt es sich eher um einen ausgeprägten Tiefstand des Magens als um einen Prolaps; im Fall des sehr seltenen echten Magenprolapses verliert der Fundus den Kontakt zum Zwerchfell. Trotzdem sprechen wir hier von „Ptose", weil dieser Begriff geläufig ist. Die meisten Gastroenterologen sehen eine Gastroptose nicht als pathologisch an. Diese Sichtweise berücksichtigt meiner Meinung nach die funktionellen Aspekte zu wenig. Sicher sind viele Gastroptosen asymptomatisch, doch es gibt auch Fälle mit ganz offensichtlichen Funktionsstörungen, besonders wenn die Mobilität des Magens beeinträchtigt ist. Ich glaube sogar, dass die Mobilität den eigentlichen Unterschied ausmacht, d. h. dass Gastroptosen ohne Mobilitätsstörungen asymptomatisch bleiben, während sich Gastroptosen mit Mobilitätsstörungen wahrscheinlich pathologisch auswirken. Der obere Teil des Magens wird unter dem Einfluss des Zwerchfells nach oben und der untere Teil des Magens von der Schwerkraft nach unten gezogen (s. Abb. 19). Mit zunehmendem Alter neigen alle Organe zu einer Absenkung, und beim Magen reichen schon wenige Zentimeter aus, um die Druckverhältnisse zu ändern.

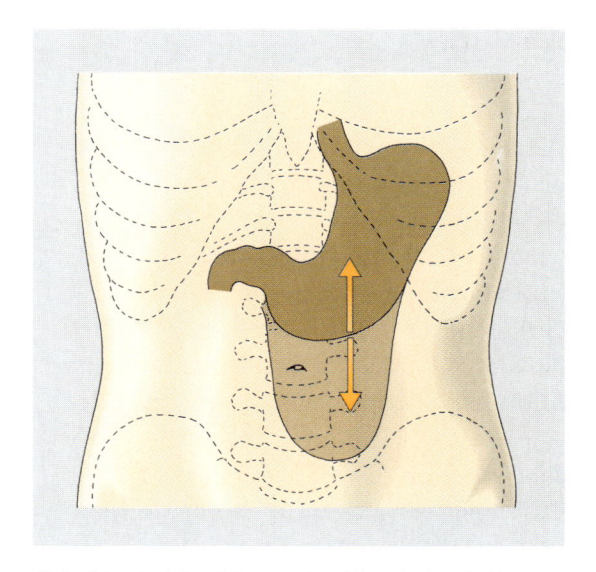

Abb. 19: Auf den Magen einwirkende Zugkräfte

Wie im vorhergehenden Kapitel beschrieben, herrscht in unmittelbarer Nähe des Zwerchfells noch ein negativer Druck (ca. -5 cm H_2O), der sich jedoch rasch erhöht und im oberen Fundusbereich $+5-10$ cm H_2O und in Höhe des Nabels $10-15$ cm H_2O beträgt. Unterhalb des Nabels ist der Druck noch höher und erreicht am Übergang zwischen Abdomen und Becken Werte von $20-30$ cm H_2O. So wird verständlich, dass die unterschiedlichen Kräfte, die auf den oberen und unteren Teil des Magens einwirken, auch zu unterschiedlichen mechanischen Belastungen bzw. Restriktionen führen können. Wenn der untere Magenteil bei seiner Bewegung nach unten die normalen anatomischen Grenzen überschreitet, werden alle mechanisch-funktionell mit ihm verbundenen Strukturen gedehnt.

Ätiologie

Es gibt unterschiedliche Ursachen für eine Gastroptose. Da die Spannung des Pleura- und Lungengewebes im Alter nachlässt, verschiebt sich das Verhältnis der abdominalen Druckkräfte. Omentum majus und Dünndarm senken sich allmählich nach unten und ziehen dabei den Magen mit. Bei dieser Art Gastroptose kommt es häufig zur Mitbeteiligung der Radix mesenterii entlang einer Linie, die vom ileozäkalen Übergang bis zum Nabel verläuft. Wenn Sie Ihre Patienten sorgfältig untersuchen, werden Sie feststellen können, dass die Ptose genau von dieser Linie ausgeht. Mit dem Alter werden auch die Bauchmuskeln schlaffer und verlieren wie alle Gewebe ihren Tonus, ihre Elastizität und Dehnbarkeit.

Auch eine erworbene Kyphose, d. h. verstärkte Krümmung der Brustwirbelsäule, kann eine Gastroptose begünstigen. Denken Sie z. B. an eine Krawatte, die tiefer herabhängt, sobald Sie sich vorbeugen. Dieser Vergleich ist zwar stark vereinfacht, aber anschaulich.

Schwangerschaften und Geburten können ebenfalls zu einer Gastroptose beitragen. Das kann mit dem erhöhten intraabdominellen Druck zusammenhängen, aber die Hauptursachen dürften hormonelle Veränderungen mit einer größeren Nachgiebigkeit der Stützgewebe, die Wehen und der Geburtsvorgang selbst sein. Erfolgt die Geburt zu schnell oder mit invasiven geburtshilflichen Maßnahmen, z. B. künstliche Einleitung durch Hormongabe, und ohne Rücksicht auf die natürliche Wehentätigkeit, kommt es höchstwahrscheinlich nicht nur zu einer Gastroptose, sondern auch zum Vorfall anderer Organe, z. B. Nieren, Blase oder Uterus. Ich war überrascht über die große Anzahl von Frauen mit einer postpartalen Gastroptose, die sich zum Glück häufig wieder normalisiert.

Retroversio uteri ist ein so häufiger Befund, dass man darüber die Auswirkungen auf andere viszerale Artikulationen fast vergisst. Wegen der Rückwärtsneigung des Uterus entsteht ein Leerraum, in den sich Teile des Omentum majus und Dünndarms drängen. Dabei können sie den Magen mit sich ziehen. Infolge einer Retroversio uteri oder Schwangerschaft lockern sich das Perineum und bestimmte Beckenmuskeln, z. B. der M. obturatorius internus. Diese Beckenbodenschwäche begünstigt die Senkung sämtlicher Verdauungs- und Urogenitalorgane. Auch durch Narben im Abdominalbereich kann – unabhängig davon, ob sie chirurgisch, traumatisch oder entzündlich bedingt sind – das harmonische Zusammenspiel der Viszeralorgane aus dem Gleichgewicht geraten.

Dieselben Faktoren, die zur Hiatushernie und zum gastroösophagealen Reflux prädisponieren (s. S. 41), können auch zu einer Gastroptose beitragen. Begünstigend sind u. a. Depressionen und andere Krankheiten, die den Patienten schwächen und sich über die veränderte Spannung von Muskeln und Bindegewebe auf seine Haltung auswirken. Manchmal ist ein Magentiefstand auch angeboren. Ich habe Kinder gesehen, bei denen der Magen bis ins Becken hinunter reichte. Anscheinend gelingt die Adaption an eine kongenitale Gastroptose besser als an eine erworbene.

Dass knöcherne Restriktionen eine Gastroptose verursachen, kann ich nicht behaupten, doch sie beeinflussen auf jeden Fall die Mobilität des Magens. Man sollte sie in Betracht ziehen, wenn Manipulationen, die sich nur auf den Magen beschränken, erfolglos bleiben.

Restriktionen gibt es auch innerhalb des Magens. Sie müssen sich den Magen wie einen wassergefüllten Ballon in einem anderen wassergefüllten Ballon vorstellen. Luft steigt im Magen hoch und bildet oben die Magenblase. Flüssige und feste Stoffe sammeln sich am Grund an und senken oft sogar die untere Grenze des Antrum pyloricum noch weiter ab. Das kann mit einem Bariumbreischluck-Verfahren dargestellt werden. Weil seine Wände dehnbar sind, ändert sich der Druck im Magen auch dann nicht, wenn er komplett gefüllt ist. Denn mit Ausdehnung der Wände vergrößert sich das Volumen, so dass der Druck konstant bleibt. Wenn schwer verdauliche Nahrung, z. B. Kartoffelbrei, und schlechte Essgewohnheiten, z. B. alles schnell und unzerkaut hinunterzuschlucken, zusammenkommen, können im Mageninneren stark belastende Kräfte auftreten. Sind erst einmal mehr als tausend Mahlzeiten zu schnell hinuntergeschlungen, dehnt sich der Magen immer rascher. Ich glaube zwar nicht, dass dies die Hauptursache einer Gastroptose ist, aber es trägt sicher dazu bei.

Symptome

Bei einer Gastroptose können die folgenden Symptome auftreten.
Die Patienten klagen über ein ständiges Schweregefühl im Abdomen, das sich nach Mahlzeiten verschlimmert. Bei tiefer Inspiration treten Atembeschwerden auf und bewirken ein allgemeines Krankheitsgefühl. Manchmal kann auch das Ausatmen schwierig sein. Ich glaube, dass die Beschwerden zum einen durch den Zwerchfelldruck auf den Magen und zum anderen durch eine Überstimulation von Vagusfasern, die die Kardia versorgen, verursacht werden. Typisch ist das Bedürfnis, den Gürtel oder beengende Kleidungsstücke während des Essens zu lockern. Oft kommt es bei plötzlichem Druckanstieg, z. B. beim Husten oder beim Pressen während der Defäkation, zu Beschwerden. Magenschmerzen werden häufig fehldiagnostiziert, z. B. als Gastritis mit Schädigung der Magenzellen. Ich konnte mit Hilfe endoskopischer Untersuchungen nachweisen, dass die Magenwände auch ohne Zellschädigung, wie sie für die Diagnose einer Gastritis erforderlich ist, gereizt und entzündet sein können. Sodbrennen und gastroösophagealer bzw. duodenogastraler Reflux sind nur Begleiterscheinungen bei schweren Gastroptosen. Gewöhnlich treten bei allen Gastroptosen haltungsabhängige Beschwerden auf, z. B. bei hochgestreckten Armen oder zurückgelegtem Kopf. Das hängt mit der allgemeinen Dehnung viszeraler Faszien und Bänder zusammen und möglicherweise auch mit einer Stimulation des N. vagus oder N. phrenicus. Im Allgemeinen beginnen die Patienten mit normalem Appetit zu essen, haben aber bald schon keinen Hunger mehr, erleben also ein schnelles Sättigungsgefühl.
Am Ende einer größeren Mahlzeit können Kopfschmerzen auftreten. Schiebt man den Bauch ein bisschen hin und her, sind Plätschergeräusche zu hören, als würde Wasser bewegt. Wenn das noch länger nach einer Mahlzeit der Fall ist, zeigt es eine unzureichende Magenentleerung an. Der Magen arbeitet so langsam, dass der Patient den

Eindruck bekommt, nie ausreichend verdaut zu haben. Diese Verdauungsstörungen können von Blähungen und häufigem Aufstoßen begleitet sein, als Zeichen, dass sich der Körper bemüht, den Druck im Magen zu normalisieren.

Manchmal klagen die Patienten über Wirbel- oder Rippenschmerzen im Bereich des 6. Brustwirbels. Um das Ziehen im Epigastrium durch den vollen Magen zu lindern, versucht der Patient durch selbstinduziertes Erbrechen den Magen zu leeren und sich so Erleichterung zu verschaffen. Durch Erbrechen werden auch die Kopfschmerzen beseitigt. Aus Angst vor den Beschwerden schränken sich die Patienten beim Essen ein und verlieren deshalb an Gewicht. Von „Anorexie" sollte man aber nicht sprechen, da es in ihrem Fall keine psychiatrische Komponente gibt. Besser wäre eine Neuschöpfung wie „Hyporexie".

Radiologisch könnte z. B. ein sehr lang gestreckter, sanduhrförmiger Magen (s. Abb. 6) zu sehen sein, bei dem das Antrum bis ins Becken hinunterreicht.

Um den Abstand zwischen Fundus und Antrum zu verkürzen, neigen die Patienten dazu, sich nach vorn zu beugen, v. a. nach dem Essen und gegen Abend. Zum Schlafen benötigen sie ein Kopfkissen.

4.2.5 Weitere Magenerkrankungen

Magenschmerzen können muskulär bedingt sein, z. B. durch verstärkte Kontraktionen oder Magenkrämpfe, von der Magenschleimhaut (häufig mit brennenden Schmerzen) oder von Nerven ausgehen, wobei der Schmerzcharakter dem oben beschriebenen entspricht und zusätzlich Nervenschmerzen im Plexus coeliacus auftreten können. Es gibt auch Mischformen.

Bei funktionellen Verdauungsstörungen können zwei Formen unterschieden werden. Die hypochlorhydrische Dyspepsie, d. h. verminderter Säuregehalt, ist gekennzeichnet durch:
- trockenen Mund und Fremdkörpergefühl im Rachen,
- Dysphagie, Übelkeit, Kopfschmerzen und Appetitmangel,
- Aufstoßen, aufgetriebener bzw. geblähter Bauch,
- Magendrücken oder Schmerzen vor bzw. nach dem Frühstück,
- guter Allgemeinzustand, anfallartiges Auftreten bei Nervosität,
- langsame, mühsame Verdauung und Krankheitsgefühl.

Die hyperchlorhydrische Dyspepsie, d. h. erhöhter Säuregehalt, wird oft mit Gastritis verwechselt und ist gekennzeichnet durch:
- erhöhten Magentonus,
- schmerzhafte und schwierige Verdauung,
- brennendes Gefühl bzw. saures Aufstoßen nach dem Verzehr von scharfen Saucen, Gewürzen, Fett und nach Alkohol- oder Nikotingenuss.

Die Unterscheidung zwischen beiden Formen ist rein theoretisch. In der klinischen Praxis zeigt sich, dass die hypochlorhydrische Form innerhalb weniger Tage in die hyperchlorhydrische Form übergehen kann und umgekehrt. Im Grunde sind Dyspepsien immer nur Begleitsymptome anderer Erkrankungen, z. B. von Tumoren oder Appendizitis.

Der Begriff chronische Gastritis wird häufig missbräuchlich verwendet, weil er wahllos auf alle möglichen unspezifischen Fälle mit Magenschmerzen angewandt wird. In Wirklichkeit handelt es sich bei der chronischen Gastritis um eine spezifische Erkrankung, die durch entzündliche Infiltration der Submukosa des Magens und durch Atrophie und Dysplasie der Belegzellen gekennzeichnet ist. Sie kann auch mit anderen Erkrankungen wie z. B. Tumoren, Anämie, Polypen, Hypophyseninsuffizienz, Sjögren-Syndrom etc. einhergehen. Oft lässt sich ein Zusammenhang mit übermäßigem Nitrosaminverzehr (z. B. in Fleisch und Wurst), Alkohol, nichtsteroidalen Antirheumatika, mit einem duodenogastralen Reflux oder einer perniziösen Anämie herstellen. Zu den Symptomen gehören unter anderem Übelkeit, rasches Sättigungsgefühl, Appetitmangel, Erbrechen oder Blähungen nach dem Essen, Dyspepsie, Mundgeruch, unangenehmer Geschmack im Mund und Rückenschmerzen.

Bei der Antrumgastritis liegt eine konzentrische Stenose des Antrums vor. Infolgedessen ist das Antrum ödematös, hypertrophiert und hypomobil.

Ein duodenogastraler Reflux kommt bei Menschen, die Alkohol trinken und rauchen, häufiger vor. Man findet ihn aber auch bei Fixierungen im Bereich des Pylorus oder des oberen Duodenums, bei Ulzera oder nach chirurgischen Eingriffen im Gastrointestinaltrakt. Durch den duodenogastralen Reflux wird eine Gastritis mit Atrophie der Antrumschleimhaut ausgelöst und möglicherweise auch die Entstehung eines Ulkus in Höhe der kleinen Magenkurvatur, dem Übergang vom sauren zum alkalischen Milieu, begünstigt. Meiner Meinung nach spielt hierbei die Flüssigkeitsaspiration, als eine Art Reflux, die bei Gastroptosen infolge der geänderten Druckverhältnisse im Magen entsteht, eine Rolle. Das ist lediglich eine Vermutung aufgrund meiner klinischen Beobachtungen.

Eine hypertrophische Pylorusstenose kommt bei Erwachsenen selten vor und ist oft mit einem peptischen Ulkus in Nähe des Pylorus verbunden. Weil der Pylorus verlängert und stenosiert ist, wird der Nahrungstransport behindert bzw. der Nahrungsbrei zurückgehalten. Manchmal kann sich hinter diesem Bild auch ein infiltrierender Tumor verbergen. In benignen Fällen erweist sich die osteopathische Behandlung als sehr wirkungsvoll. Wenn ein Hindernis im Pylorus vorhanden ist, lässt sich oft auch eine abnorme Peristaltik beobachten. In einigen Fällen liegt schon bei Kindern eine Pylorusstenose vor. Allerdings habe ich nur leichtere Formen gesehen, schwerere müssen operiert werden. Der diagnostische Nachweis bei Kindern gelingt, wenn Sie das Kind auf den Rücken legen, ihm die Flasche geben und von der rechten Seite aus beobachten, wie die Peristaltikwellen im Fall einer Pylorusstenose von links nach rechts oben über das Abdomen laufen. Frequenz und Amplitude der Peristaltikwellen nehmen zu, je mehr das Kind trinkt, bis es an einem bestimmten Punkt schwallartig erbricht. Einen kurzen Moment können Sie im rechten Hypochondrium den Pylorus als tief liegende olivengroße Masse fühlen. Das Erbrechen ist Zeichen einer ausgeprägten Stenose. Einige Fälle ließen sich erfolgreich behandeln, weil der Pylorus noch nicht dauerhaft stenosiert war, sondern erst zu Fibrosierung und Spasmen neigte. Wenn eine Pylorusstenose bei Erwachsenen auf einem Ulkus, einem Tumor oder einer Adhäsion beruht, kann das Antrum pyloricum erweitert sein.

4.3 Diagnostik

Mit dem allgemeinen Ecoute-Test ist zu spüren, dass sich ein Patient bei Fixierungen im Magenbereich so nach vorn beugt, bis sein Kinn fast die Brust berührt. Bei Fixierungen im Bereich von Pylorus oder Duodenum kommt zu dieser Anteflexion noch eine leichte Seitwärtsbeugung nach rechts hinzu, die in einer ganz schwachen Linksdrehung endet.

4.3.1 Differenzialdiagnostik mit lokalem Ecoute-Test

Die Differenzialdiagnostik wird in Rückenlage des Patienten durchgeführt. Ihre Hand liegt mit leicht gespreizten Fingern flach unterhalb des Nabels, der Mittelfinger auf der Medianlinie (s. Abb. 20). Beim Ecoute-Test des Magens (Pfeil 1) bewegt sich die ganze Hand nach oben links und nähert sich mit der Handfläche dem unteren Rippenrand. Probleme im Bereich der großen Magenkurvatur bewirken eine leichte Pronationsstellung der Hand, Probleme im Bereich der kleinen Kurvatur eine Supinationsstellung, während die Außenkante des Zeigefingers auf der Medianlinie liegen bleibt. Im Fall einer Gastroptose zieht es die Handfläche in Richtung des Schambeins nach unten. Um die Kardiaregion zu untersuchen, schieben Sie den Mittelfinger auf dem Proc. xiphoideus nach oben und bewegen dadurch die Handfläche auf den Angulus infrasternalis zu. Im Pylorusbereich (Pfeil 2) zieht es den Daumen auf den oberen Teil der Medianlinie zu, und je nach Lage des Pylorus bewegt er sich dann unterhalb des Xiphoids von der Medianlinie aus entweder etwas nach links oder nach rechts. Die hier vorgenommene Unterscheidung zwischen Pylorus und Duodenum mag Ihnen seltsam vorkommen, doch nach meiner Erfahrung wird die Hand im Fall eines Duodenalulkus oder einer Duodenitis zur Pars descendens des Duodenums (Pfeil 3) und v. a. zum Sphinkter Oddi hingezogen –

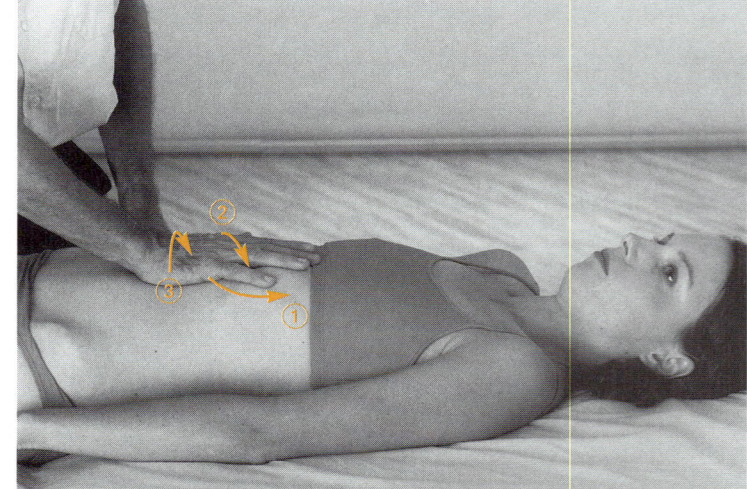

Abb. 20:
Magen: Differenzialdiagnostik mit lokalem Ecoute-Test

4.3 Diagnostik

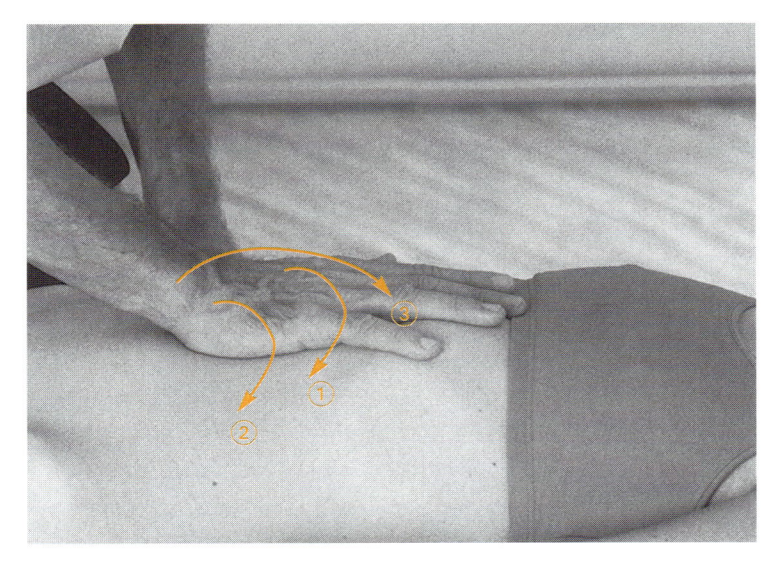

Abb. 21:
Differenzialdiagnostik mit lokalem Econte-Test – duodenojejunaler Übergang (1), linke Niere (2) und Pankreas (3)

was zeigen könnte, dass die Galle möglicherweise eine wichtige Rolle bei der Ulkusentstehung spielt. Während sich die Hand nach rechts bewegt, drückt der Daumen auf die Hautprojektion des Sphinkter Oddi, die sich etwa 2–3 cm oberhalb des Nabels auf der Medioklavikular- bzw. der Mamillarlinie zum Nabel befindet. Manchmal kann ein Ulkus, besonders ein Magenulkus, die Hand auch direkt anziehen und sie dazu veranlassen, sich wie über den Sphinkterbereichen zu drehen.

Für den Ecoute-Test im Bereich der Flexura duodenojejunalis (s. Abb. 21) legen Sie den Kleinfingerballen der Hand fest auf die Stelle, an der sich die Flexura duodenojejunalis vorn auf die Haut projiziert, genau spiegelbildlich zur Projektion des Sphinkter Oddi, und drücken ihn ins Körperinnere, bis Sie eine runde Masse spüren können (Pfeil 1). Beim Untersuchen der linken Niere (Pfeil 2) vollführt die Hand in etwa die gleiche Bewegung wie oben beschrieben, bleibt aber dichter am Nabel und dringt tiefer ins Körperinnere. Dass dabei eine Verwechslung zwischen Flexura duodenojejunalis und linker Niere vorkommen kann, haben wir schon häufiger erlebt. Von der rechten Niere wird die Hand vom Nabel aus lateral nach rechts gezogen. Sie bewegt sich noch über die Projektion des Sphinkter Oddi hinaus und sinkt dann in den Bauch ein, wobei sie gleichzeitig – bei normaler Position der Niere – ganz leicht auf den Thorax zu gezogen wird. Bei Restriktionen im Pankreasbereich (Pfeil 3) bewegt sich der Daumenballen auf die Projektionsstelle des Sphinkter Oddi zu und die Hand dreht sich im Uhrzeigersinn, bis der Mittelfinger einen Winkel von 30° mit der Transversalebene bildet, d. h. Mittelfinger und Medianlinie stehen in einem Winkel von 60° zueinander. Ich kann hier nicht alle Situationen anführen, in denen benachbarte Organe die Diagnose verfälschen oder erschweren können. Es ist wichtig, dass Sie lernen, störende Nebengeräusche oder Anziehungskräfte, die keine diagnostische Bedeutung haben, bei

Ihren Überlegungen auszuschalten. Gängige Beispiele sind z. B. die Magenluftblase und das Zäkum.

4.3.2 Diagnostische Manipulationen

Wenn der Ecoute-Test vermuten lässt, dass eine Gastroptose vorliegt, sollten Sie zur Bestätigung der Diagnose einen Inhibitionspunkt am unteren Teil des Magens setzen, indem Sie ihn leicht nach oben schieben. Haben Sie danach im Ecoute-Test nicht mehr das Gefühl, als würde Ihre Hand nach unten gezogen, ist die Diagnose Gastroptose bestätigt. Die Luftblase im Magen ist eine physiologische Erscheinung, die mit zum Erhalt des His-Winkels beiträgt. Manchmal kann sie aus ganz banalen Gründen, z. B. emotional oder durch hastiges Essen bedingt, vergrößert sein und den Ecoute-Test behindern. In dem Fall sollten Sie mit der freien Hand vorsichtig auf den inferioren linken Rippenbogen drücken. Das reicht aus, um störende „Nebengeräusche" zu beseitigen. Angenommen Ihre Hand würde nach oben hin gezogen und Sie wären nicht sicher, ob das vom Pylorus oder von der Gallenblase ausgeht, dann versuchen Sie, die Gallenblase an ihrer vorderen Projektionsstelle im Rippenbereich zu inhibieren; wenn Ihre Hand trotzdem weiterhin nach oben angezogen wird, liegt vermutlich ein Pylorusproblem vor. Alternativ können Sie auch den Pylorus an seiner Projektionsstelle inhibieren, um zu sehen, ob die Anziehungskraft auf Ihre Hand aufhört. Infolge eines Ulkus wird sich oft fibröses Narbengewebe im Omentum minus bzw. majus oder am Duodenum gebildet haben, das durch einen lokalen Ecoute-Test aufgespürt werden kann.

Mit der Recoil-Technik sollte es Ihnen eigentlich gelingen, zwischen Läsionen der am Magen ansetzenden Strukturen und Schleimhautläsionen zu unterscheiden. Stellen Sie sich hinter den sitzenden Patienten und schieben Sie die Finger unter seinen linken Rippenbogen, um den Magenfundus nach oben und etwas nach rechts zu drücken. Am Ende der Bewegung lassen Sie abrupt mit dem Druck nach. Empfindet der Patient den Druck auf den Magen als schmerzhaft, liegt eine Schleimhautreizung vor. Wenn der Schmerz erst beim Loslassen auftritt, ist eine der angrenzenden Strukturen, z. B. Lig. gastrophrenicum oder Omentum minus, betroffen. Oft reagieren Patienten ganz allgemein auf beides empfindlich. Lassen Sie sich deshalb genau beschreiben, wo die empfindliche Stelle ist, damit Sie wissen, welchen Bereich Sie behandeln sollten. Weil die Recoil-Technik zu einer Dehnung der Vagusnerven führen kann, kommt es manchmal zu einer Kardia-Reizung mit leichter Übelkeit.

Genau wie bei Hiatushernien (s. Kap. *Kardiabereich*) gibt es auch bei Gastroptosen Aggravations- und Entlastungstechniken, die die Diagnose bestätigen. Um die Gastroptose zu verstärken, stellen Sie sich wieder hinter den nach vorn gebeugt sitzenden Patienten und schieben Ihre Finger unter seinen vorderen linken Rippenbogen. Führen Sie die Finger erst leicht nach oben, um einen Teil des Magens zu fassen und ihn abwärts in Richtung des Nabels zu schieben. Wenn eine Gastroptose besteht, wird der Patient in diesem Moment genau die Symptome spüren, die er allzu gut kennt, und sein Zustand verschlechtert sich. Bei der entlastenden Technik, bei der der Patient ebenfalls sitzt, drücken Sie den Magen vorsichtig nach oben, und während Sie ihn dort halten, sollte der Patient eine deutliche Besserung spüren.

Um zu prüfen, ob eine Fixierung im Bereich des Magens vorliegt, können Sie auch Druck auf den posterioren Rand der 6. Rippe oder die entsprechenden linken Kostovertebralgelenke ausüben. Daraufhin wird der Patient Mühe haben zu atmen und erneut oder verstärkte Magenschmerzen verspüren. Alternativ kann eine Technik angewandt werden, bei der der Patient im Sitzen passiv zurückgebeugt wird. Während er seine Hände im Nacken verschränkt, stehen Sie hinter ihm und ziehen ihn an den Ellbogen nach hinten. Dadurch dehnen sich die Magenfasern, was an fixierten Stellen zu einer Reizung führt. Im Fall einer duodenalen Fixierung werden bei dieser Technik die Beschwerden knapp rechts neben der Medianlinie zu spüren sein und häufig versuchen die Patienten deshalb, sich der Bewegung zu widersetzen.

Magenprobleme verhindern in vielen Fällen die richtige Atmung, besonders mit der linken Zwerchfellhälfte. Eine typische Haltung bei Ulkuspatienten ist, dass sie zur Entlastung nach vorn gebeugt sitzen und dabei die linke Schulter nach unten ziehen und etwas vorschieben; bei duodenalen Läsionen steht dagegen die rechte Schulter etwas tiefer. Wenn der Zeitpunkt des Essens näher rückt, wird sich diese Haltung zunehmend verstärken. Zum Schlafen benötigen Ulkuspatienten ein dickes Kopfkissen, damit die Magenfasern nicht zu sehr gedehnt werden, und sie liegen am liebsten auf der rechten Seite, die Knie zur Brust gezogen.

4.3.3 Weitere diagnostische Überlegungen

Durch kleinere Magenfunktionsstörungen oder Entzündungen wird der Sotto-Hall-Test kaum beeinflusst, vermutlich weil nur selten Adhäsionen mit angrenzenden Geweben vorliegen. Anders ist es bei ulkusbedingten Läsionen im Antrumbereich, bei denen der Test links im Allgemeinen positiv ausfällt. Bei einer duodenalen Läsion kann er rechts positiv sein. Mithilfe des erweiterten Sotto-Hall-Tests können Sie eine Mitbeteiligung des Magens nachweisen, weil bei signifikanten Störungen der systolische Druck links etwas niedriger ist.

Andere klinische Zeichen in Verbindung mit Magenproblemen können Neuralgien, z. B. ein linksseitiges Zervikobrachialsyndrom infolge einer übermäßigen Faszienspannung oder eine Reizung von N. vagus und N. phrenicus, Kopfschmerzen (oft links betont und im Rhythmus der Magenperistaltik), retrosternale Schmerzen (allerdings seltener als bei Hiatushernien) und Galletransportstörungen sein. Galletransportstörungen beginnen meist in den extrahepatischen Gallenwegen, wenn eine Druckerhöhung infolge eines Spasmus oder einer Fixierung der Pars descendens des Duodenums dazu führt, dass Pankreassäfte und Galle nicht mehr ungehindert fließen können.

Die Ausführungsgänge müssen für den Durchfluss der Sekrete ausreichend geöffnet sein. So sollen z. B. täglich fast 2 l Flüssigkeit aus Gallenblase und Pankreas durch den Sphinkter Oddi hindurch in die Pars descendens des Duodenums gelangen. Wenn sich der Sphinkter bei veränderten Druckverhältnissen aber nicht genügend öffnen kann, kommt es zu Zirkulationsstörungen.

Daraufhin werden die Ausführungsgänge durch aufgestaute Verdauungssäfte gereizt, und die Folge sind Verdauungsstörungen.

4.4 Behandlung

Der Magen gehört zu den Organen, die gut auf eine viszerale osteopathische Behandlung ansprechen. Wenn der Magen funktionell gestört oder schmerzempfindlich ist, verliert er seine Beweglichkeit, d. h. Mobilität und Motilität. Er „erstarrt", um auf diese Weise Schmerzen zu vermeiden, aber auch weil das mit ihm verbundene Gewebe fibrosiert sein kann. Auf der Rückseite und im Bereich von Kardia oder Pylorus kann er mit Nachbarstrukturen verwachsen sein. Leidet er an Magenkrämpfen, konzentrieren sich diese Kontraktionen gewöhnlich auf den Antrumbereich. Ich glaube, dass eine osteopathische Behandlung bei allen Magenstörungen sinnvoll ist. Mechanische Störungen wirken sich meist auf die Magensekretion und die allgemeine Zirkulation der Verdauungssäfte aus.

4.4.1 Behandlungsmethoden

Direkte und Recoil-Techniken

Magen

Die lokale Behandlung einer Gastroptose erfolgt im Sitzen und mit subkostaler Druckanwendung. Legen Sie Ihre Finger knapp links von der Medianlinie auf und schieben Sie die Finger nach posterosuperior und kaum merklich nach rechts. Lassen Sie dann kurz mit dem Druck nach und wiederholen Sie das Ganze etwa zehnmal. Die Finger bleiben in der oberen Position, um den Thorax des Patienten nach superoposterior zu bewegen und so die Dehnung zu verstärken. Bei dieser Technik wird entgegengesetzt zur Behandlung der Hiatushernie vorgegangen. Einmal konnte ich bei Durchführung dieser Behandlung unter Röntgenkontrastverstärkung darstellen, dass sich das Antrum pyloricum um 15 cm aus dem Becken heraus nach oben bewegte. Überall, wo ich hinkomme, werde ich gefragt, was das Anheben des Magens bringen soll und ob sich eine dauerhafte Veränderung erzielen lässt. Hier zeigt sich die volle Bedeutung des osteopathischen Konzepts der Mobilität. Ein „hochgehobener" Magen bleibt natürlich nicht in dieser Position, aber er wird andererseits auch nicht zu seiner Ausgangsposition zurückkehren. Das konnte ich mehrmals nachweisen. Noch wichtiger ist allerdings, dass der Magen seine Mobilität zurückgewinnt und sich nicht länger der Zwerchfellbewegung widersetzt. Durch Lockerung des Zwerchfellkontakts werden Muskel- und Nervenfasern des Magens weniger stark gedehnt. Ein Tiefstand des Magens bedeutet, dass die ganze Masse der Verdauungsorgane gesenkt ist. Als Reaktion darauf kommt es zu einer Vasokonstriktion. Lokale Durchblutungsstörungen, v. a. der Venen, verursachen dann Bauchschmerzen und Verdauungsprobleme. In solchen Fällen führen viszerale Manipulationen zu besonders guten Ergebnissen.

Die Recoil-Technik bietet sich an, wenn der Magen empfindlich ist und längere Druck-

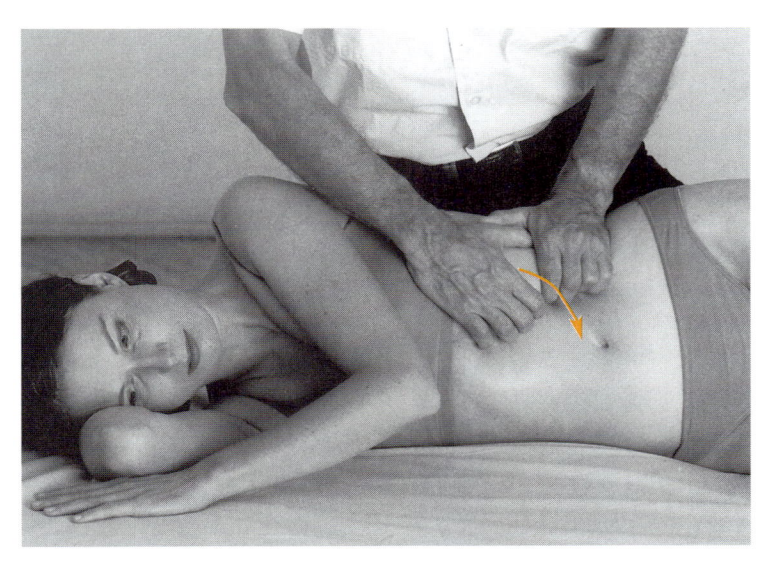

Abb. 22:
Direkte Behandlungstechnik in frontaler Ebene (in Seitenlage)

anwendung zu schmerzhaft wäre. Um alle notwendigen Bereiche zu behandeln, müssen Sie bei der Recoil-Technik u. U. den Druck auf verschiedene Stellen lenken, so dass Ihre Behandlung die rechte und linke Seite des Magens erreicht.

Wenn Sie sich über die vorgeschlagenen Techniken genauer informieren wollen, sollten Sie auf das *Lehrbuch der Viszeralen Osteopathie, Bd. 1*, zurückgreifen. Hier werde ich Techniken vorstellen, mit denen speziell die sehr reflexogenen oberen Verbindungen des Magens behandelt werden können. Es sind Techniken zum Mobilisieren der am Magen ansetzenden Strukturen in frontaler, sagittaler und horizontaler Ebene. Ich beschreibe zuerst zwei direkte Techniken zur Behandlung in frontaler Ebene.

Der Patient liegt auf der rechten Seite. Sie stehen hinter ihm und legen beide Hände so auf seine linke Thoraxhälfte, dass sich die Handflächen unter der 5. Rippe und die Finger auf dem vorderen Rippenrand befinden. Bewegen Sie die Rippen auf den Nabel zu und versuchen Sie, möglichst viel vom Magen zu erfassen und unter die Rippen zu drücken. Wenn Sie Ihre Hände dann wieder auf sich zuziehen, wird der Magen in schräg nach superolateral und posterior verlaufender Richtung gedehnt (s. Abb. 22 und 23). Wiederholen Sie das rhythmisch und bemühen Sie sich, noch mehr vom Magen zu erfassen, bis Sie eine Lockerung spüren. Danach schieben Sie die Hände auf den Rippen weiter nach unten und wiederholen die Technik.

Nachdem Sie die Rippen so weit wie möglich auf den Nabel zubewegt haben, können Sie auch die Recoil-Technik anwenden. Das ist eine sehr wirkungsvolle Methode, um alle Weichteilgewebe in Nähe des Zwerchfells, der Rippen und der Pleura zu lockern. Manchmal wende ich erst zwei- bis dreimal diese Technik an, bevor ich mich dann um die Magen-Mobilität kümmere. Alternativ kann der Patient auch im Sitzen behandelt werden. Sie sitzen rechts von ihm und umgreifen seine linke Thoraxseite mit den Händen (s. Abb. 24). Während Sie ihn mit Ihrem Körper stützen, drücken Sie die Rip-

4 Magen und Duodenum

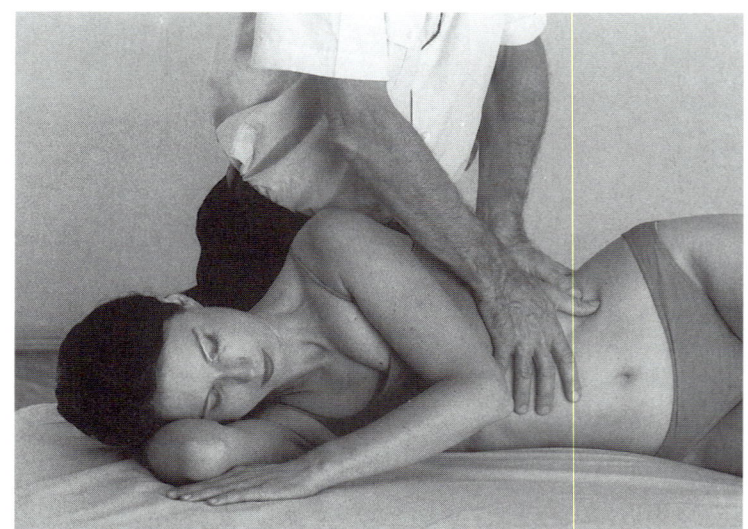

Abb. 23:
Direkte Behandlungstechnik
in frontaler Ebene mit zusätzlichem
lateralen Druck

pen kräftig nach inferomedial und lassen dann plötzlich los.

Bei rechter Seitenlage des Patienten ist es möglich, die Technik in sagittaler Richtung abzuändern. Legen Sie rechte Hand und Daumen auf den posteroinferioren Teil der linken Thoraxhälfte und drücken Sie die rechte Hand von vorn gegen das 7.–9. Rippenknorpelgelenk. Während nun die hintere Hand den Thorax nach vorn schiebt, wird er von der vorderen Hand nach hinten gedrückt, und umgekehrt (s. Abb. 25). Das wirkt sich v. a. auf das Lig. gastrophrenicum aus. Die Recoil-Technik besteht in diesem Fall darin, beide Hände so weit wie möglich zu bewegen und dann gleichzeitig loszulassen. Die Technik ist nicht nur wirkungsvoll, sondern auch sehr wohltuend für den Körper.

Auch bei einer direkten Behandlung in horizontaler Richtung liegt der Patient auf der rechten Seite. Legen Sie beide Hände anterolateral so auf seine linke Thoraxhälfte, dass die Daumen nach hinten zeigen und die Finger zur Medianlinie gerichtet sind. Mit

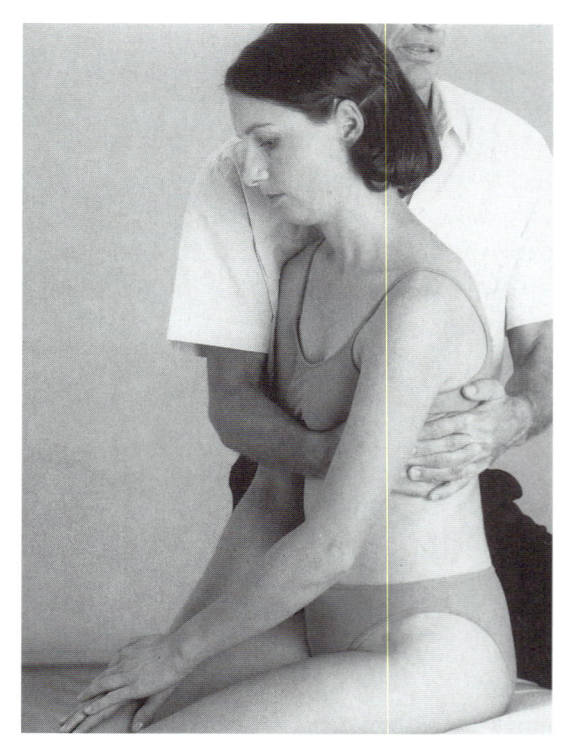

Abb. 24: Direkte Behandlungstechnik in frontaler Ebene (im Sitzen)

4.4 Behandlung

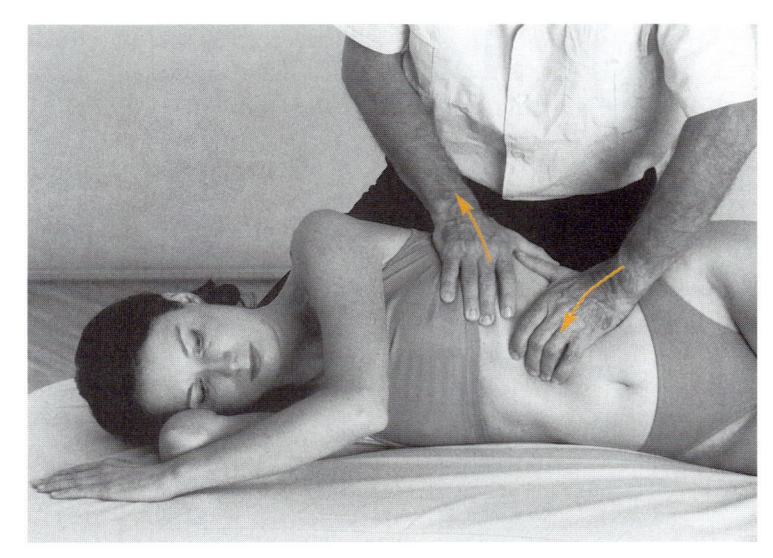

Abb. 25:
Direkte Behandlungstechnik in sagittaler Richtung (in Seitenlage)

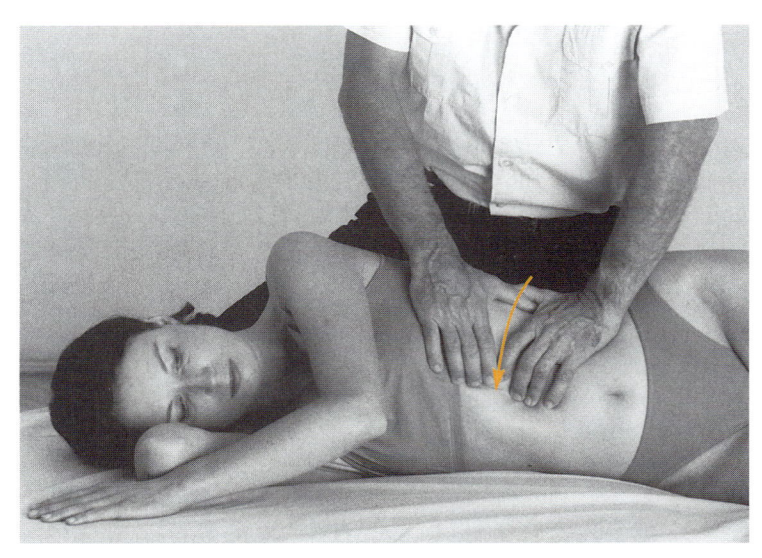

Abb. 26:
Direkte Behandlungstechnik in horizontaler Richtung (in Seitenlage)

den Daumen werden die unteren Rippen nun nicht auf den Nabel, sondern auf den Proc. xiphoideus zubewegt (s. Abb. 26). Mit dieser Technik lassen sich v. a. posterior ansetzende gastrophrenische Strukturen und die Sternokostalgelenke behandeln. Sobald der Thorax maximal gedreht ist, kann auch die Recoil-Technik zur Anwendung kommen.

Pylorus

Eine direkte Behandlung des Pylorus ist in Rückenlage des Patienten möglich. Wenn der Patient gerade gegessen hat oder angespannt ist, kann der Pylorus knapp rechts neben der Medianlinie und 4–5 Finger breit über dem Nabel getastet werden (s. Abb. 27). Oft ist er verkrampft, denn Pylorospasmen kommen ziemlich häufig vor, z. B. bei allen Ulkusformen und antralen oder duodenalen Entzündungen. Ein Pylorospasmus hat nicht nur negative Folgen für die Mobilität und Motilität des Magens, sondern beeinträchtigt über Spasmen im absteigenden Teil des Duodenums auch den Weitertransport der Verdauungssekrete aus Gallenblase und Pankreas. Die direkte Behandlung des Pylorus erfolgt durch Druck- und Drehbewegungen (Kompression-Rotation) im und gegen den Uhrzeigersinn. Am Ende der Drehbewegung im Uhrzeigersinn drücken Sie den Pylorus nach links und am Ende der Drehbewegung in umgekehrter Richtung nach rechts. Diese Bewegungen verstärken den Dehneffekt und helfen, den Pylorus zu öffnen (s. Abb. 28). Die Recoil-Technik wird immer am Ende der Bewegung angewandt, d. h. wenn der Pylorus so weit wie möglich nach rechts bzw. links gedreht ist. Nach zwei bis drei Wiederholungen schließt sich eine Induktionsbehandlung an.

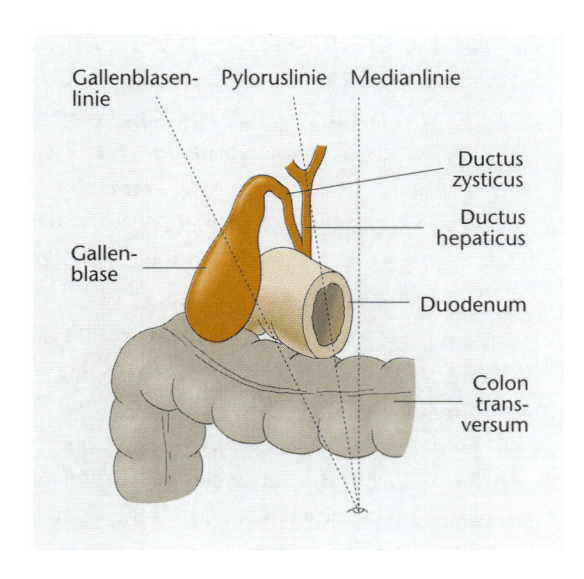

Abb. 27: Bezugspunkte des Pylorus

Eine direkte Behandlung des Pylorus kann alternativ auch in rechter Seitenlage des Patienten durchgeführt werden. Drücken Sie beide Daumen links von der Medianlinie tief nach innen und versuchen Sie mit den Fingern die mediale Seite des absteigenden Duodenumteils zu erreichen. Dazu müssen sie bis hinter das Peritoneum, das Omentum majus und den Dünndarm vordringen. Wenn Sie sich nicht ganz sicher sind, wo diese Organe liegen, suchen Sie zuerst die mediale Seite des Colon ascendens auf; dort treffen Sie auf die laterale Seite des absteigenden Duodenumteils, mit deren Hilfe Sie dann die mediale Seite finden können. Während Sie mit den Daumen den Pylorus nach links dehnen, schieben Sie das Duodenum mit den Fingern nach rechts. Sie sollten diese Technik so lange anwenden, bis sich alle Spasmen gelöst haben und der Pylorus schmerzfrei bewegt werden kann. Da Restriktionen in diesem Bereich sehr weit in die Tiefe reichen können, sollten Sie imstande sein, sie auf allen Ebenen zu entdecken. Die Recoil-Technik sieht hier so aus, dass mit dem Druck nachgegeben wird, sobald die Daumen sich zum äußersten Punkt nach rechts bewegt haben.

Der Pylorus kann verkrampft, fibrosiert oder sogar stenosiert sein, wobei sich eine Stenose als absolute Verhärtung des Pylorus manifestiert. Der Pylorus ist eine ähnlich stark reflexogene Zone wie z. B. der Sphinkter Oddi, die Gallenblase, die Flexura duodenojejunalis oder der Ileozäkalbereich. Durch Manipulation des Pylorus lässt sich die Zirkulation von Dünn- und Dickdarm stimulieren. Wenn Sie jedoch Schwierigkeiten haben, eine Reaktion hervorzurufen, können Sie ohne weiteres andere reflexo-

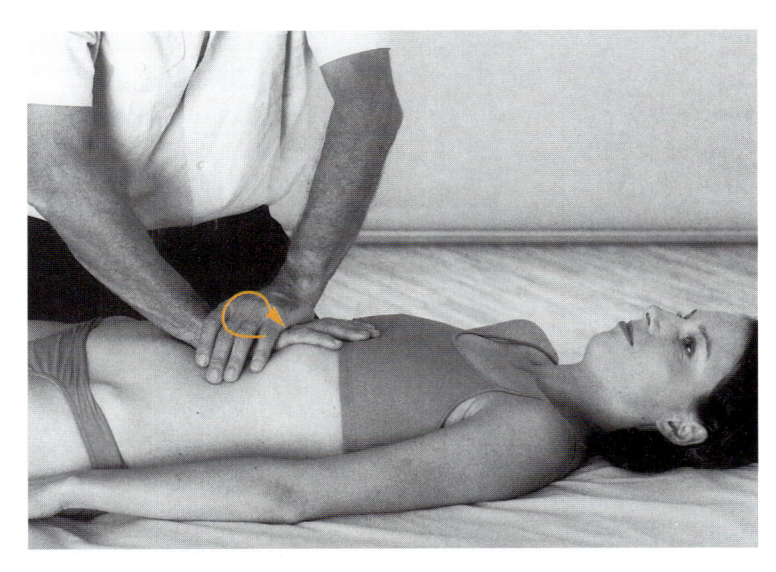

Abb. 28:
Kombinierte Kompression-Rotation des Pylorus

gene Zonen stimulieren. So kann z. B. die Magenentleerung auch über eine ileozäkale Mobilisierung verbessert werden. Bei erfolgreicher Lockerung des Pylorus kommt es zu einem typischen Geräusch wie beim Ausscheiden von Flüssigkeit, das manchmal fälschlicherweise der Gallenblase zugeschrieben wird.

Duodenum

Durch Manipulation des oberen und absteigenden Duodenumteils können Adhäsionen des Antrumbereichs gedehnt werden, die hier ulkusbedingt häufiger vorkommen. Eine direkte Behandlung des Patienten im Sitzen beginnt mit subkostalem Druck. Ihre Finger liegen dabei knapp rechts von der Medianlinie, 2 Finger breit unter dem Rippenrand. Schieben Sie sie so weit wie möglich ins Körperinnere und richten Sie sie dann auf, bis sie die Unterseite der Leber berühren. Dadurch wird der gebogene Duodenumabschnitt zwischen Pars superior und descendens gegen die Leber gedrückt. Lassen Sie die Finger in dieser Position und ziehen Sie den Patienten nach hinten. Dieses Zurückziehen des Patienten bewirkt eine Dehnung beider Duodenumteile in Längsrichtung. Wenn Adhäsionen vorhanden sind, ist die Längsdehnung schmerzhaft; die Schmerzen verschwinden aber nach fünf oder sechs Wiederholungen. Die Recoil-Technik besteht hier darin, dass Sie schnell loslassen, nachdem Sie den gebogenen Duodenumabschnitt gegen die Leber gedrückt haben.

Bisher bin ich noch nicht überzeugt, ob auch die Pars horizontalis bzw. ascendens des Duodenums in ähnlicher Weise erfolgreich behandelt werden kann. Deshalb werde ich darauf verzichten, die entsprechenden Manipulationen hier zu beschreiben. Wichtig ist allerdings die Flexura duodenojejunalis; auf sie wird im Kapitel *Dünn- und Dickdarm* näher eingegangen.

Sphinkter Oddi

Bei Läsionen von Magen oder Duodenum ist fast immer der Sphinkter Oddi, eine hoch reflexogene Zone, mitbetroffen. Er befindet sich posteroinferior des absteigenden Duodenumabschnitts, 2–3 Finger breit über dem Nabel und etwas rechts von der Medianlinie. Um ihn zu erreichen, muss das Duodenum überwunden werden. Der Sphinkter Oddi kann entweder in horizontaler Ebene gemeinsam mit dem Duodenum behandelt werden oder auch allein mit direkter Kompression-Rotation. Bei dieser Technik arbeiten Sie mit tiefem Druck. Drücken Sie mit dem Os pisiforme auf die vordere Projektion des Sphinkters und machen Sie gleichzeitig Drehbewegungen im und gegen den Uhrzeigersinn, bis der größtmögliche Druck erreicht ist. Rutschen Sie dann mit dem Os pisiforme bzw. dem Thenar quer nach medial oder lateral. Am Ende wird zuerst die Recoil-Technik angewandt und danach eine Induktionsbehandlung durchgeführt. Auch hier gilt, dass Sie, wenn die Lockerung zu lange dauert, auf andere reflexogene Zonen zurückgreifen können.

Induktionstechniken

Wegen der Nähe und wechselseitigen Beeinflussung der Strukturen in diesem Bereich, v. a. die unterschiedlichen Abschnitte von Magen und Duodenum sowie Sphinkter Oddi, wirken sich Fixierungen in einem Gebiet meist auch auf andere aus. In dieser Situation ist eine allgemeine Induktionsbehandlung besonders sinnvoll. Sie wird gewöhnlich am sitzenden Patienten durchgeführt, mit der linken Hand auf dem linken Rippenrand in Nähe der gastrophrenischen Bänder und der rechten Hand unter der Leber, in Nähe des gebogenen Duodenumabschnitts zwischen Pars superior und descendens. Der Körper soll sich wie bei der übersteigerten Form des allgemeinen Ecoute-Tests bewegen, dann wird er sich unterstützt vom Druck Ihrer Hände schließlich selbst „manipulieren".

4.4.2 Assoziierte knöcherne Restriktionen

Im Zusammenhang mit Läsionen, die ausschließlich auf den Magen beschränkt sind, kommt es zu Restriktionen im linken unteren Nackenbereich, während bei Läsionen im Pylorus- oder Duodenalbereich beidseitige Restriktionen auftreten, manchmal sogar eher rechts betont. In schweren Fällen können der 7. Hals- bzw. 1. Brustwirbel und die 1. Rippe betroffen sein. Das „Epizentrum" der knöchernen Restriktionen im Fall einer solchen Magenläsion scheint das 6. Kostovertebralgelenk links zu sein. Bei Störungen im Bereich der Pars descendens des Duodenums zeigen sich ähnliche Symptome rechts. Restriktionen im Bereich der Lendenwirbelsäule gehen nur selten vom Magen aus, sondern häufiger vom Duodenum.
Sehr häufig kommt es zu einer Periarthritis des linken Schultergelenks, die mit dem erweiterten Schultergelenktest (s. Kap. *Einführung*) festgestellt werden kann. Wenn sich die Schulterbeweglichkeit verbessert, sobald der Magen etwas angehoben wird,

können Sie davon ausgehen, dass es sich bei der Schultergelenkrestriktion um eine Reaktion auf ein Magenproblem handelt.

4.4.3 Ergänzende Überlegungen

Allgemein fange ich eine Behandlung gern mit dem Sphinkter Oddi an und gehe danach zu Pylorus und Kardia über, weil das reflexogene Zonen sind. Anschließend führe ich die Manipulation des Magens und dann des Duodenums in drei Ebenen durch. Wie zu Beginn dieses Kapitels erwähnt, sollte der Magen immer gemeinsam mit der Leber (s. Kap. *Leber*) behandelt werden. Denken Sie auch an das linke Lig. triangulare, das oft mit dazu beiträgt, die Mobilität des Magens einzuschränken.

4.4.4 Therapieempfehlung

Bei Manipulationen des Magens müssen Sie sehr behutsam vorgehen. Denn sonst würden Sie nur die schon vorhandene Reizung durch einen Muskelspasmus oder eine Schleimhautentzündung noch verstärken und Abwehrreaktionen des Patienten auslösen.

Magen und Gallenblase stehen aufgrund ihrer gemeinsamen Nervenversorgung in enger Verbindung zueinander. So kann es sein, dass sich zwar überraschend gute Ergebnisse mit einer Magenbehandlung erzielen lassen, aber gleichzeitig neue Gallenblasenstörungen auftreten bzw. dass sich die Gallenblasenfunktion verbessert und sich stattdessen Magenprobleme entwickeln. Das unterstreicht, wie wichtig es ist, beide Organe zusammen zu behandeln. Seien Sie auch deshalb vorsichtig bei der Magenbehandlung, weil 30% der Magenulzera keine Beschwerden verursachen. Magentumoren können leicht mit Ulzera verwechselt werden. Ein Verdacht auf ernste Erkrankungen sollte Ihnen bei Symptomen wie zervikaler oder supraklavikulärer Lymphknotenschwellung, niedrigem systolischem Blutdruck, kurzen unerklärlichen Synkopen und einer Hepato- oder Splenomegalie kommen.

Patienten mit Magenproblemen sollten es vermeiden, Gürtel oder zu beengende Kleidung zu tragen und mit hochgestreckten Armen zu arbeiten.

Manche Patienten versuchen viel Milch zu trinken, um die Übersäuerung des Magens auszugleichen. Das hilft anfänglich, die Schmerzen zu beseitigen. Doch für diese kurzfristige Besserung müssen Leber und Darm letztlich schwer bezahlen. Denn einerseits führt die verringerte Magensäure dazu, dass die Nahrung weniger gut verdaut ist, wenn sie im Darm ankommt, und stellt damit eine höhere Belastung für Dünn- und Dickdarm dar, und andererseits reagieren viele Menschen empfindlich oder allergisch auf Milch, d. h. die Leber wird zusätzlich belastet. Zucker kann die Magenschleimhaut stark reizen, besonders wenn er auf nüchternen Magen, z. B. spätnachmittags, gegessen wird. Auch Orangen werden nachmittags nur schlecht vertragen. Die Wirkung saurer Speisen und Getränke hängt von der Säureproduktion im Magen ab. Je mehr Säure im Magen produziert wird, desto weniger gut werden diese Nahrungsmittel vertragen, während sie im Fall einer Hypochlorhydrie sogar benötigt werden.

Alkohol und Tabak sind schädlich für den Magen. Ob Kaffee genauso schädlich ist, bin ich mir nicht sicher. Manchmal kann Kaffee die Magenentleerung verbessern, weil er eine stimulierende Wirkung auf die Aktivität glatter Muskeln hat. Allerdings darf nicht außer Acht gelassen werden, dass Koffein und andere Kaffeebestandteile auf lange Sicht doch schädlich sein können.

5 Leber

Die Leber ist ein ziemlich großes Organ und ist bekanntermaßen nicht gut zugänglich. Geschützt wird sie durch den Brustkorb. Mit ihrem vorderen unteren Rand reicht sie bei Erwachsenen gewöhnlich nicht über die untere Grenze des Rippenbogens hinaus, doch bei Kindern kann diese Grenze manchmal um 2–3 cm überschritten werden. Dank der subkostalen Techniken ist es nicht weiter schwierig, die Leber zu behandeln. Studenten sind immer wieder überrascht, dass sie tief unter die Leber greifen und sie anheben können. Das Organ übt erstaunlich viele Funktionen im Kreislauf- und Verdauungssystem aus, und entsprechend vielfältig sind auch die Fixierungen und Funktionsstörungen, die die Leber betreffen können.

In der Medizin gibt es unterschiedliche Richtungen und Auffassungen darüber, ob die Leber bei allen oder bei keiner Erkrankung eine Rolle spielt. In manchen Publikationen wird behauptet, so etwas wie ein „Leberleiden" (mal au foie) gäbe es gar nicht und alle Probleme, die man der Leber zuschreiben würde, beruhen nur auf dem Volksglauben. Allerdings werden die meisten von uns, die täglich mit Patienten zu tun haben, wissen, dass der Leber doch ein besonderer Stellenwert in der Diagnostik und Therapie von Erkrankungen zukommt.

5.1 Physiologie und Anatomie

Die Leber kommt mit fast allen Organen in Zwerchfellnähe in Berührung und ist auf der Unterseite von deren Abdrücken geprägt. Dazu gehören z. B. die rechte Kolonflexur, das rechte Ende des Colon transversum, die rechte Niere, das obere Duodenum, der Kardiabereich und der Magen. Die Leber hat darüber hinaus enge Beziehungen zu Peritoneum, Pleura, Mediastinum, Perikard und zu den großen Blutgefäßen im Zwerchfellbereich.

Viele Funktionsstörungen haben etwas mit dem Gewicht der Leber zu tun. Im Durchschnitt wiegt sie etwa 1,5 kg; es sind aber beträchtliche Gewichtsschwankungen möglich, die vom Alter, der jeweiligen Verdauungsphase oder von Erkrankungen abhängen. Aufgrund der vom Zwerchfell ausgeübten Anziehungskraft dürfte ihr tatsächliches Gewicht aber nicht mehr als 400 g betragen (s. *Lehrbuch der Viszeralen Osteopathie, Bd. 1*).

Die Leber ist stark vaskularisiert und kann bis zu 1,5 Liter Blut pro Minute aufnehmen. Auch von der Blutmenge wird das Gewicht sicherlich zusätzlich beeinflusst. Hinzu kommt, dass die Anziehungskraft des Zwerchfells, aufgrund der unterschiedlichen Druckverhältnisse, noch durch zwei Kreislaufphänomene verstärkt wird. Da ist zum einen – als Schubkraft von hinten – das vorwärts drängende, vom Herzen wegströmende Blut und zum anderen – als Zugkraft von vorn – ein Sog, der das Blut aus der Leber über die V. cava zum Herzen strömen lässt. Diese Kräfte im venösen Blutkreislauf tragen ebenfalls dazu bei, dass die Leber unter normalen Herz- und Gefäßbedingungen nach oben gegen das Zwerchfell gedrückt wird.

Die intrahepatische Durchblutung, die normalerweise die Anziehungskraft des Zwerchfells noch verstärkt, kann jedoch leicht zu einem Hemmnis werden, wenn die Leber nicht dem Zwerchfell anliegt oder gestaut ist. Wie im vorhergehenden Kapitel erwähnt, herrscht unmittelbar unter dem Zwerchfell ein Druck, der im Vergleich zum intraabdominellen Druck negativ ist. Wenn die Leber auch nur ein wenig gesenkt, gestaut und schwerer bzw. an Nachbarstrukturen fixiert ist, kann die Anziehungskraft des Zwerchfells nicht mehr richtig funktionieren. Das Gewicht der Leber erweist sich dann als störend und bewirkt mit hoher Wahrscheinlichkeit, dass die Verbindung zum Zwerchfell ganz abreißt.

Wenn die Leber gestaut ist, verlieren die Schub- bzw. Zugkräfte im venösen Blutkreislauf ihre Wirkung. Ein venöser Blutstau in der Leber betrifft nicht nur die Lebersinusoide und ihre Anastomosen mit der Pfortader (s. unten), sondern führt zur Beeinträchtigung des gesamten Kreislaufs. Vielleicht ist Ihnen schon aufgefallen, dass sich anders als bei Magenstörungen bei Leberfunktionsstörungen die rechte Seite schwerer anfühlt und die Atmung beeinträchtigt ist.

Voll funktionsfähig ist die Leber unter folgenden Bedingungen:
- gesunde Pleura und Lunge,
- elastisches Zwerchfell mit ausreichendem Tonus,
- dehnbare Bänder,
- elastische Leberstruktur,
- physiologische subdiaphragmale Lage,
- elastische Blutgefäße,
- gesundes Herz.

Da die Leber bei Erwachsenen in Rückenlage gut palpiert werden kann, lässt sich relativ einfach feststellen, ob sie vergrößert (Hepatomegalie) oder gesenkt (Hepatoptose) ist. Schwieriger ist die Unterscheidung zwischen Hepatomegalie und Hepatoptose. Bei einer Hepatoptose ist die Leber nicht vergrößert, sondern steht nur tiefer als üblich. Normalerweise erstreckt sich die Leberdämpfung bei der Perkussion vom 4./5. Interkostalraum anterior bis zum unteren Rippenrand, doch im Fall einer Ptose beginnt sie erst im 6./7. Interkostalraum. Außerdem zeigte sich bei Untersuchungen, dass eine tief stehende Leber im Sitzen vertikal um bis zu 2 cm bewegt werden kann, während die vertikale Mobilität bei der normalen Leber höchstens 1 cm beträgt. Ich habe schon mehrmals gesagt, dass nach osteopathischer Auffassung mehr auf die Mobilität eines Organs als auf seine richtige Lage zu achten ist. Allein die Feststellung einer Hepatoptose reicht noch nicht aus, entscheidend ist vielmehr, ob sie tief steht und beweglich oder unbeweglich ist.

Die Leber spielt eine wichtige Rolle bei der Produktion von Galle und Plasmaproteinen, bei der Phagozytose abgestorbener Blutzellen und bei der Verstoffwechselung bzw. Speicherung von Nährstoffen und Giften aus dem Verdauungstrakt. Die Nervenversorgung der Leber erfolgt v. a. durch den linken N. vagus, den Plexus coeliacus und den rechten N. phrenicus. Ich will hier nicht in aller Ausführlichkeit die Physiologie der Leber beschreiben, denn mir geht es vielmehr um die viszerale Manipulation bzw.

Osteopathie. Hervorheben möchte ich nur ein paar Punkte, die für das Verständnis der Leberfunktionen und die weiter unten dargestellten Funktionsstörungen wichtig sind. Die Leber besteht aus annähernd 300 Milliarden Hepatozyten mit einem Sekretionsdruck von 30 cm H_2O. Bei der Gallesekretion handelt es sich nicht um eine einfache Ultrafiltration, sondern um einen aktiven Vorgang. Leberzellen haben eine durchschnittliche Lebenszeit von 300–500 Tagen. Den Hauptanteil bilden mit fast 60% die Leberparenchymzellen, bei den übrigen Leberzellen handelt es sich überwiegend um Kupffer-Zellen, ortsständige phagozytäre Zellen in den Lebersinusoiden.

Die Leber kann bis zu 1,5 Liter Blut pro Minute weiterleiten, das meiste Blut (70%) gelangt aus der Pfortader in die Leber. Über die Pfortader, ein 8 cm langes Gefäß mit einem Durchmesser von 1,5 cm, werden der Leber Nährstoffe aus dem Darmtrakt zugeführt. Mit der V. cava inferior ist die Pfortader durch sog. portokavale Anastomosen verbunden, die sich in vier große Gruppen, in eine ösophageale, rektale, umbilikale und peritoneale, einteilen lassen. Der niedrige Druck im Pfortadersystem wird durch ein Fließgleichgewicht des Blutes und die unterschiedlichen Gefäßwiderstände in V. portae, A. hepatica und intralobulären Venen aufrechterhalten.

5.2 Pathologie

Die Funktion der Leber kann durch unterschiedliche pathogenetische Faktoren beeinträchtigt werden, die man ihrem Ursprung nach in extrahepatische, hepatische und unspezifische Faktoren unterteilen kann.

Zu den zahlreichen extrahepatischen Ursachen einer mechanischen Funktionsstörung der Leber gehören als bekannteste Beispiele Vernarbungen oder Sklerosierungen von Lunge und Pleura sowie ein Tonusverlust oder eine Fibrosierung des Zwerchfells. Narbige Verwachsungen der Leber mit angrenzenden Strukturen können z. B. nach einer Cholezystektomie oder sogar nach einer Appendektomie auftreten. Der Grund ist, dass durch eine Appendektomie das Colon ascendens verstärkt unter Spannung steht und die Leber dadurch im lateralen Bereich destabilisiert werden kann.

Zu den hepatischen Ursachen gehören unter anderem Intoxikationen durch Alkohol, Medikamente und bestimmte Nahrungsmittel. Infektionen wie z. B. eine Virushepatitis können dazu führen, dass die Leber ihre natürliche Elastizität verliert. Durch fibrotisch verändertes Lebergewebe wird eine gute Durchblutung und optimale Druckverteilung behindert.

Als unspezifische Ursachen können unterschiedliche Erkrankungen die Mobilität oder die Hämodynamik der Leber beeinträchtigen. So kann z. B. eine Rechtsherzhypertrophie dazu führen, dass die Leber schwerer wird, weil sich das Blut in ihr staut. Auslöser einer mechanisch-funktionellen Leberstörung kann auch Husten sein, z. B. bei chronischer Bronchitis oder Asthma, denn er stellt eine ständige Belastung mit enormen Druckunterschieden dar. Depressionen, Schwangerschaften, Geburten, überwiegende Tätigkeit im Sitzen und berufliche Anforderungen kommen ebenfalls häufig als pathogenetische Faktoren infrage.

Obwohl Osteopathen eigentlich nur mit funktionellen Störungen zu tun haben, kann es manchmal doch vorkommen, dass wir bei einem Patienten eine schwere Erkrankung entdecken. Möglicherweise ist sie bei einer medizinischen Kontrolle übersehen worden oder der Patient ist als Erstes zu uns in die Sprechstunde gekommen. Deshalb werde ich nachfolgend einige schwerere Leberkrankheiten und spezifische Symptome beschreiben, die Sie alarmieren sollten.

5.2.1 Hepatitis

Es gibt verschiedene Formen der Hepatitis. An Hepatitis A erkranken v. a. Kinder und jüngere Erwachsene. Die Ansteckung erfolgt über Wasser, Milch und Muscheln. Nach aktuellem Kenntnisstand scheint fast jeder einmal mit dem Hepatitis-A-Virus in Kontakt gekommen zu sein. Die Inkubationszeit beträgt 30 Tage. Im Grunde ist die Hepatitis A eine ungefährliche Krankheit, wenn sie richtig behandelt wird. Bei manchen Patienten kann jedoch eine Überempfindlichkeit der Leber und eine starke Ermüdbarkeit persistieren.

Die Hepatitis B wird parenteral übertragen, z. B. über Blut bzw. Blutprodukte, Sperma und Speichel; ihre Häufigkeit nimmt zu. Diese Hepatitis stellt eine wesentlich ernstere Erkrankung dar als die Hepatitis A und kann in fast 50% der Fälle in eine chronische Form übergehen. Nach Ansicht mancher Wissenschaftler könnte sie die Entwicklung eines Leberkarzinoms begünstigen. Schließlich gibt es noch Fälle von Hepatitis, die sich keiner der beiden Formen zuordnen lassen und die deshalb zunächst als Non-A-non-B-Hepatitis bezeichnet wurden und zu denen die Hepatitis C, D, E und G gehören.

Symptome und Ätiologie

Bei Hepatitis sind die Leberzellen nekrotisch verändert, während das retikuläre Bindegewebe in der Inkubationszeit und zu Beginn der akuten Phase noch intakt bleibt. Es kommt zu einem Rückstau von Galle (Cholestase), weil Galle und Mikrothromben die Gallenkanälchen verlegen. Zu den ersten Anzeichen einer Hepatitis gehören:
– allgemeine Schwäche mit Müdigkeit und Appetitmangel,
– gastrointestinale Beschwerden wie Übelkeit, Erbrechen, Durchfall,
– Geruchs- und Geschmacksstörungen, Abneigung gegen Essen und Rauchen,
– Gelenkschmerzen, epigastrische Beschwerden oder ein Brennen im rechten Hypochondrium.

Die Hepatitis A kann außerdem durch Fieber, grippeähnliche Symptome mit Husten, Schnupfen und Pharyngitis, Muskelschmerzen, Lichtscheu, dunklen Urin durch Bilirubin, farblose Stühle, starken Juckreiz und eine vergrößerte bzw. druckempfindliche Leber gekennzeichnet sein.

Bei jeder Hepatitis kann ab der 6. Woche eine Gelbsucht- oder ikterische Phase auftreten, die innerhalb von 2 Wochen ihren Höhepunkt erreicht. In dieser Phase kommt es zu einem Gewichtsverlust von 3–5 kg und die Stuhlfarbe wird wieder dunkler. Die Leber ist vergrößert und schmerzhaft, doch nach etwa 14 Tagen lassen die Schmerzen nach. In rund 20% der Fälle können auch die Nackenlymphknoten geschwollen sein und eine Splenomegalie auftreten.

Die anikterische Form der Hepatitis verläuft ohne Gelbsucht. Lediglich Symptome wie Fieber, Darmpassagestörungen, Gastroenteritis, Atemwegsinfektionen bei Kindern, Hepatomegalie, Leberdruckschmerz bei Palpation und Appetitverlust können, müssen aber nicht vorhanden sein. Eine anikterische Hepatitis kann leicht mit einer Virusgrippe, Gastroenteritis oder Mononukleose verwechselt werden. Letztere geht jedoch mit einer sehr schmerzhaften Lymphadenopathie, Pharyngitis und Splenomegalie einher.

Bei einer in 10% der Fälle chronisch persistierenden Hepatitis kann die Hepatomegalie mehrere Jahre bestehen bleiben. Dagegen normalisiert sich die Leberfunktion intermittierend. In Biopsien zeigt sich eine mononukleäre Infiltration, eine leichte Pfortaderfibrose und eine schwache Degeneration der Leberzellen.

Eine toxische oder arzneimittelinduzierte Hepatitis beruht auf einer Überempfindlichkeit der Leber gegenüber bestimmten chemischen Substanzen oder Medikamenten. Man vermutet, dass hierbei immunologische Reaktionen von Lymphozyten eine Rolle spielen. Typisch sind Gelenkschmerzen, Juckreiz und Fieber. Die Leber reagiert oft besonders empfindlich auf Testosteron und Östrogene. Deshalb sehen manche Autoren in oralen Kontrazeptiva die Ursache für eine verlangsamte Ausscheidungsfunktion der Leber. Barbiturate sind als hepatotoxisch bekannt; doch vermutlich ist diese Nebenwirkung v. a. mit der individuellen Sensibilität des Patienten für Barbiturate und weniger durch das Medikament selbst zu erklären, solange es nicht in zu hoher Dosierung eingenommen wird.

Eine chronisch aktive Hepatitis kann unmittelbare Folge einer aktiven Hepatitis, einer Arzneimittelintoxikation oder einer gestörten Immunfunktion sein. Es handelt sich dabei um eine fortschreitende, entzündlich-destruierende Erkrankung der Leber, die zu Fibrose, Nekrose und schließlich zur Zirrhose führt. Betroffen sind v. a. Erwachsene und junge Frauen. Im Frühstadium bleibt sie unauffällig, bis auf Müdigkeit und Akne, und erst später zeigen sich Symptome wie Gelbsucht, Fieber, Durchfall, Amenorrhö, Bauch- und Gelenkschmerzen, Hepatosplenomegalie und Spider-Nävi. Arthralgien treten besonders an den großen Gelenken auf und sind meist auch der Grund, weshalb die Patienten zum Arzt gehen.

5.2.2 Leberzirrhose

Eine ganze Reihe chronischer Erkrankungen mit Leberbeteiligung kann schließlich in eine Leberzirrhose übergehen. Dazu gehören z. B. Hepatitis, biliäre Zirrhose, M. Wilson, chronische Rechtsherzinsuffizienz oder Schistosomiasis. Histologisch ist eine Leberzirrhose u. a. durch eine verringerte Zahl von Hepatozyten, Zerstörung und Nekrose des retikulären Stützgewebes sowie Gefäßanomalien charakterisiert. Allgemeine klinische Befunde sind Ikterus, Ödeme oder Aszites, Gerinnungsstörungen, portale Hypertonie mit Ösophagus- und Magenvarizen, Splenomegalie, Enzephalopathie und Kachexie.

Alkoholische Leberzirrhose

Die alkoholische Leberzirrhose ist die häufigste Form der Leberzirrhose in den Industrieländern. Sie entsteht infolge chronischen und exzessiven Alkoholkonsums. Zuerst entwickelt sich eine feine, diffuse Sklerose, danach kommt es zu einer Abnahme der Dichte des Lebergewebes, einem fortschreitenden Verlust von Leberzellen und einer Leberverfettung durch Fetteinlagerung in die Zellen. Es können auch kleinere Inseln aus gesundem oder regeneriertem Parenchym bestehen bleiben und Knoten bilden. Meist liegen einige, aber nicht notwendigerweise alle der nachfolgend genannten Symptome vor: allgemeine Abgeschlagenheit, Appetitmangel, Gewichtsverlust, Hepato- und Splenomegalie, aufgetriebener Bauch, Knöchelödeme, Muskelatrophie, Haarausfall, Hautpigmentierung, Hodenatrophie, Gynäkomastie, vergrößerte Parotis- und Tränendrüsen, Trommelschlägelfinger mit Uhrglasnägeln, Palmarerythem, Dupuytren-Kontraktur, Ikterus, Spider-Nävi, Purpura und hepatische Enzephalopathie mit Verwirrtheit.
Es gibt zwar noch andere Formen der Zirrhose, z. B. eine kardiale, eine metabolische oder eine postinfektiöse nach Brucellose oder Schistosomiasis, doch ich hatte nicht die Absicht, ein neues Lehrbuch für innere Medizin zu schreiben, und beschränke mich deshalb auf eine weitere häufige Form.

Biliäre Zirrhose

Sie ist Folge einer gestörten Gallenausscheidung. Histologisch zeigt sich rund um die intrahepatischen Gallenwege eine Zerstörung von Leberzellen. Manchmal bleibt sie asymptomatisch. Wenn sie Symptome verursacht, sind davon in fast 90% der Fälle Frauen im Alter von 35–60 Jahren betroffen. Man unterscheidet primäre und sekundäre Formen. Bei der primären biliären Zirrhose kommt es zu einer chronischen Cholestase innerhalb der Leber, bei der die weiblichen Hormone zumindest teilweise eine Rolle spielen dürften. Bei der sekundären biliären Zirrhose sind die großen Gallengänge verlegt (z. B. durch Gallensteine, Tumor, postoperative Strikturen usw.).

Diese Obstruktion der extrahepatischen Gallenwege bei der biliären Zirrhose zieht zahlreiche Folgeerscheinungen nach sich, darunter eine zentrolobuläre Cholestase, Degeneration oder Nekrose von Leberzellen, Proliferation und Dilatation der Gänge und Kanälchen sowie eine Cholangitis mit entzündlicher Infiltration. Es wird vermehrt Cholesterin abgelagert, und der ödematös erweiterte Bereich der Leberpforte fibrosiert. Die Galle kann sich in kleinen „Gallenseen" sammeln. Die Leber verfärbt sich anfangs grün und gelb, bevor sie sich mit fortschreitender Krankheit knotig verändert.

Zu den klinischen Zeichen einer biliären Zirrhose gehören:
– Hepatomegalie, zunehmender und länger anhaltender Ikterus,
– dunkler Urin, starker Juckreiz, Durchfälle oder Fettstühle,
– Purpura, periorbitale Xanthelasmen, Xanthome, dunkle Hauttönung an exponierten Hautstellen durch Melanin,
– Malabsorption fettlöslicher Vitamine,
– Lumbalgien und Knochenschmerzen infolge einer Osteomalazie.

5.2.3 Weitere Lebererkrankungen

Portale Hypertension

Sie ist gewöhnlich Folge einer Zirrhose oder einer mechanischen Obstruktion der Pfortader durch Thrombose bzw. Tumorinfiltration. Aufgrund der portalen Hypertension entwickelt sich ein venöser Kollateralkreislauf, der seinerseits zu Hämorrhoiden oder zu Varizen führen kann, z. B. im Kardiabereich, retroperitoneal, am Lig. teres hepatis oder in den periumbilikalen Venen, wo es zur typischen Ausprägung eines Caput medusae kommt.

Hauptkomplikationen einer portalen Hypertension können massive Blutungen (Hämatemesis bzw. Meläna) nach einer Ruptur von Ösophagus- oder Kardiavarizen und eine hepatische Enzephalopathie sein. Auf einer pulmologischen Station habe ich einmal erlebt, wie eine Ösophagusvarizenruptur bei einem Patienten allein durch Husten ausgelöst wurde. Er verlor fast einen Liter Blut, das unter dem Druck des Hustenstoßes und des enormen Drucks in der varikösen Vene stark spritzte. Solche dramatischen Fälle sind selten, viel häufiger besteht eine kleinere, funktionelle portale Hypertension. Die Pathomechanismen der hepatischen Enzephalopathie sind nicht genau bekannt. Man vermutet, dass Ammoniak eine wichtige Rolle spielen könnte, da diese Enzephalopathieform häufig mit einer erhöhten Ammoniakkonzentration im Blut einhergeht. Zu diesem erhöhten Ammoniakgehalt des Blutes kommt es, wenn nitrathaltige Substanzen, v. a. Proteine, nach ihrer Resorption im Darm nicht von der Leber metabolisiert worden sind, bevor sie in den Blutkreislauf gelangen. Deshalb sollten die Patienten ihren Proteinverzehr stark einschränken.

Fettleber

Die leichte Hepatomegalie bei Fettleber beruht auf einer Ablagerung von Fetten, Triglyzeriden, Phospholipiden und Cholesterin in den Leberzellen. Aufgrund dieser fettigen Degeneration (Steatosis) der Leber kommt es zu Bauchschmerzen, Verdauungsstörungen oder Appetitverlust. Bei der Palpation fühlt sich die Leber groß und fest an. Ursachen einer Fettleber können Alkoholismus, Diabetes, Adipositas, Colitis ulcerosa, Herzinsuffizienz oder Lebergifte wie DDT, Phosphor, Lacke, Farben usw. sein.

Leberkrebs

Es gibt primäre und sekundäre Lebertumoren. Definitionsgemäß lassen sich von Hepatozyten abstammende Hepatome und Cholangiome, die sich in den Gallenwegen entwickeln, unterscheiden, doch in vielen Fällen kommen beide gemeinsam vor. Leberkrebs kommt bei Männern 2–4-mal häufiger als bei Frauen vor, und in Europa und den USA ist seine Inzidenz deutlich niedriger als in Asien und Afrika. Etwa 70% der Patienten mit Leberkrebs leiden auch an einer Zirrhose. Zu den Symptomen gehören mäßige Schmerzen im Oberbauch und im Hypochondrium, Reiben oder andere Geräusche über der Leber und blutig gefärbter Aszites; Ikterus ist ein seltener Befund.

Sekundäre Lebertumoren sind 20-mal häufiger als primärer Leberkrebs. Es handelt sich bei ihnen um Metastasen von Primärtumoren anderer Lokalisation, für die die Leber aufgrund ihrer Stoffwechselfunktion und der doppelten Blutversorgung durch V. portae und A. hepatica besonders anfällig zu sein scheint. Mit Ausnahme primärer Hirntumoren können alle Karzinome in die Leber metastasieren. Mögliche klinische Zeichen sind:
– Symptome des Primärtumors,
– unspezifische Symptome wie Müdigkeit, Gewichtsverlust, Fieber, Schwitzen, Appetitmangel,
– leberspezifische Symptome wie Hepatomegalie, Splenomegalie, verhärtete und schmerzende Leber.

5.2.4 Weitere pathogenetische Faktoren

In diesem Abschnitt möchte ich kurz auf Faktoren zu sprechen kommen, die für die Klinik von Lebererkrankungen von Interesse sind. Zunächst möchte ich betonen, dass die Schmerzintensität nicht unbedingt etwas über die Schwere einer Erkrankung aussagt. So verursacht z. B. ein Leberkarzinom anfangs nur mäßige Schmerzen, und wenn der Patient zur Behandlung kommt, können die Symptome noch unauffällig sein.
Bei vielen Menschen kann sich eine Hepatitis entwickeln, ohne dass sie es merken. Sie erfahren die Diagnose erst bei einer allgemeinen körperlichen Untersuchung oder wenn sie sich durch Probleme wie Abgeschlagenheit, psychische Erschöpfung oder stark erniedrigten Blutdruck geschwächt fühlen. Die Hepatitis bleibt in bestimmten Aspekten, v. a. ihr Einfluss auf die Psyche, eine immer noch nicht vollständig verstandene Krankheit. In der Osteopathie begegnen uns auffallend viele Läsionen oder Fixierungen der Leber. Ich glaube, dass eine Hepatitis oder ein Nervenzusammenbruch häufig als Ursache infrage kommt.

Orale Kontrazeptiva

In der medizinischen Fachliteratur ist häufig von der schädlichen Wirkung oraler Kontrazeptiva auf den Leberstoffwechsel zu lesen. Sie können z. B. zu einer intrahepatischen Cholestase führen, mit oder ohne Symptome wie intensiver Juckreiz, Ikterus und dunkler Urin. Wenn Patientinnen in der Schwangerschaft wiederholt an idiopathischem Ikterus oder starkem Juckreiz litten, haben sie ein höheres Risiko, dass orale Kontrazeptiva bei ihnen hepatotoxisch wirken. Zu den Ursachen von Übelkeit und Erbrechen in der Schwangerschaft gehören u. a. hohe Östrogenspiegel, durch die sich auch die Exkretionsfähigkeit der Leber verringert.

Ernährung

Die Ernährung spielt eine ganz wichtige Rolle im Leberstoffwechsel. Jeder weiß, dass es Alkoholikern in vielen Fällen gelingt, ihre Abhängigkeit selbst vor Angehörigen und engsten Freunden zu verbergen. Bei Frauen entwickeln sich häufiger als bei männlichen Alkoholikern Gelenkschmerzen, die sich nur schwer behandeln lassen. Bei Patienten mit empfindlicher Leber kann sich ein stark eingeschränkter Protein- und Fettverzehr im Allgemeinen auch vorteilhaft auf Muskeln und Bänder auswirken. Diese Empfehlung basiert auf der Beobachtung, dass Patienten, die Fleisch und Käse meiden, im Allgemeinen weniger Leberbeschwerden oder Probleme mit der Wirbelsäule haben. Vielleicht liegt es daran, dass die Ernährung eine große Rolle für die Harnsäurekonzentration im Körper spielt. Ein hoher Gehalt an Harnsäure ist sowohl für die Leber als auch für die Gelenke schädlich.

Gelenkschmerzen

Gelenkschmerzen sind ein ziemlich häufiger Befund bei Läsionen der Leber und ein weiteres Beispiel für den Zusammenhang zwischen viszeralen und muskuloskelettalen Störungen. Ich erinnere mich an eine Patientin, bei der ich Schmerzen im rechten Knie anfangs nicht erfolgreich behandeln konnte. Die Schmerzen verschwanden zwar spontan für etwa 3 Jahre, kehrten dann aber noch stärker zurück. Dass die Patientin einen Hepatitis-B-Rückfall erlitten hatte, behielt sie für sich. Dieser Rückfall ließ bei einer kleinen, physiologischen Drehbewegung des Knies die Schmerzen wieder erscheinen. Die osteopathische Behandlung brachte eine vorübergehende Besserung, doch erst als sie mit dem Trinken aufhörte, ließen die Schmerzen innerhalb von 2 Monaten endgültig nach. Ich möchte auch noch erwähnen, dass eine Periarthritis der rechten Schulter, wenn sie nicht gerade durch ein Trauma verursacht ist, Ausdruck einer hepatobiliären Funktionsstörung sein kann (s. u.).

Kreislauffunktion der Leber und psychische Probleme

Die Leber ist ein wichtiger Teil des Kreislaufsystems und ich glaube, dass ihre Durchblutung durch Manipulationen von außen beeinflusst werden kann. Denn das Gefäßsystem reagiert auf eine Stimulation der Mechanorezeptoren durch Nervenreize und auf eine direkte Dehnung der unterschiedlichen perivaskulären Gewebe, die bei Läsionen oft ihre Elastizität einbüßen. Bei schweren Leberstörungen besteht die Gefahr einer hepatischen Enzephalopathie, die zu auffallenden Verhaltensänderungen führen kann. Daneben gibt es aber durch die Cholestase bedingte, weniger stark ausgeprägte, psychische Probleme. Leberkranke können z. B. deprimiert und leicht ermüdbar sein; das muss aber nicht unbedingt im Verhältnis zur Schwere der Lebererkrankung stehen. Durch eine erfolgreiche Behandlung der Leber ließe sich dann auch diese Art der Depression bessern. Die östliche Medizin hat schon immer eine Wechselbeziehung zwischen Leber und Psyche angenommen. Sollte das nur eine Frage des erhöhten Ammoniakgehaltes sein?

Hautprobleme

Leberfunktionsstörungen machen sich rasch an der Haut bemerkbar. Juckreiz, Xanthome, Xanthelasmen und Akne sind die häufigsten Symptome. Deshalb ist es wichtig, die Haut des Patienten während der körperlichen Untersuchung genau zu betrachten. Um sie beurteilen zu können, sollte der Patient weitgehend unbekleidet sein.

5.3 Diagnostik

In der Diagnostik von Leberfunktionsstörungen spielt die Beobachtung eine wichtige Rolle. Meist wird ein Patient mit Restriktionen der Leber versuchen, sich leicht nach vorn und nach rechts gebeugt zu halten, um so die Spannung der Leberkapsel zu verringern. Es gibt weitere Symptome einer Leberfunktionsstörung, die nicht lebensbedrohlich sind, aber doch die Lebensqualität einschränken können; darunter z. B.:
– hormonelle Steuerung der Verdauung bei Frauen,
– nächtliche Hyperthermie, bei der die rechte Seitenlage oft als unangenehm empfunden wird,
– Schweregefühl im Hypochondrium verbunden mit Rippen-Thoraxschmerzen rechts,
– Photophobie, die 1–2 Stunden nach einer Mahlzeit auftritt, Schwellung und Rötung im Gesicht,
– beidseitige Kopfschmerzen, oft zusammen mit Nackenschmerzen,
– chronische Sinusitis, empfindliche oder gereizte Nebenhöhlen, geschärfter Geruchssinn,
– überempfindliche Augäpfel, erhöhter Augeninnendruck,
– überempfindliche Kopfhaut,
– kleinere Gleichgewichtsstörungen und Schwierigkeiten bei Positionsänderungen,
– Schwindelanfälle, verstärkt zu bestimmten Tageszeiten,
– raue Zunge, Azetongeruch des Atems,
– fettige Haut und Haare, Haarausfall,
– wenig erholsamer Schlaf, Schwierigkeiten aufzuwachen, morgendliche Müdigkeit, die anders als bei Magenfunktionsstörungen den ganzen Tag anhält.

5.3.1 Erstuntersuchung

Bei der Erstuntersuchung ist die Anamnese des Patienten sehr wichtig. Gastroenterologen gehen inzwischen davon aus, dass die meisten Menschen irgendwann einmal Hepatitis A hatten oder bekommen werden. Im Zusammenhang mit gesellschaftlichen Einflüssen wie z. B. Drogenkonsum und sexuell übertragbaren Krankheiten werden aber auch Hepatitis B und Non-A-non-B zusehends häufiger, deren Auswirkungen auf die Leber dauerhaft sind.
Ihre Fragen sollten sich bei Patienten mit Leberstörungen auf folgende Bereiche beziehen:
– vorhergegangene eigene, familiäre oder erbliche Lebererkrankung,
– Aufenthalt in einem Dritte-Welt-Land wegen der Gefahr von Amöbiasis, Malaria oder anderen parasitären Erkrankungen; natürlich gibt es Parasitenbefall nicht nur in Entwicklungs-, sondern auch in den industrialisierten Ländern; verdächtige Zeichen sind z. B. häufiges Nasen-, After- und Augenjucken,
– erhöhte Blutungsneigung, z. B. Nasen- oder Hämorrhoidenbluten, Ekchymosen,
– mögliche Intoxikationen durch Chemikalien, Drogen oder Alkohol. Achten Sie besonders auf Anzeichen für eine Alkoholabhängigkeit, die viele Patienten geheim halten wollen; Alkoholismus ist in allen sozialen Schichten verbreitet und betrifft Männer wie Frauen gleichermaßen,
– Ernährungs- und sexuelle Gewohnheiten. Ich finde es wenig sinnvoll, Patienten zu behandeln, die täglich Gifte wie Alkohol, Zigaretten, Drogen oder Fast Food zu sich nehmen oder an sexuell übertragbaren Krankheiten leiden. Solche Patienten sollten sich

zuerst einer geeigneten medizinischen Therapie unterziehen, bevor sie osteopathisch behandelt werden.

5.3.2 Klinische Beurteilung

Perkussion und Palpation ergeben eine Leberdämpfung, die sich anterior vom 5. Interkostalraum bis zum unteren Rippenrand erstreckt. Durch Perkussion können Sie die Lage der Leber beurteilen und feststellen, ob sie atrophisch, vergrößert oder berührungsempfindlich ist. Wenn mit dem Stethoskop reibende Geräusche zu hören sind, spricht das für eine Entzündung oder Mikroadhäsionen der peritonealen Oberfläche. Bestätigen lässt sich die Diagnose mit der Leber-Entlastungstechnik, bei der ein typisches Knistern auftreten müsste. Bekannt als Murphy-Zeichen ist das Phänomen, dass mäßiger Druck auf die Hautprojektionsstelle der Gallenblase, ebenso wie bei tiefer Inspiration, Schmerzen auslösen kann. Allerdings ist die weiter unten beschriebene subkostale Palpation viel genauer. Beim hepatojugulären Reflux-Test drücken Sie etwa 30 Sekunden lang ganz leicht auf die Leber. Wenn sich die Jugularvenen anfüllen und diese Schwellung bei nachlassendem Druck wieder zurückgeht, sollten Sie an eine Insuffizienz des rechten Ventrikels denken. Achten Sie auf erweiterte Abdominalvenen mit entsprechendem Kollateralkreislauf, denn bei Kompression der V. cava inferior staut sich die Pfortader. Eine schwere Rechtsherzinsuffizienz kann auch eine Stauung in der Leber verursachen. Allgemeine Verdauungsbeschwerden wie Appetitmangel, verlangsamte und erschwerte Verdauung, Übelkeit, Erbrechen, Blähungen oder raue Zunge sind nicht gerade typisch für Lebererkrankungen. Spezifischer sind Symptome wie:
– morgendliches Spucken einer Flüssigkeit von dicker und zäher Konsistenz, das an eine Alkoholvergiftung denken lassen sollte,
– bittere Regurgitation,
– Nahrungsmittelunverträglichkeit mit Schmerzen nach dem Verzehr von Fett, Eiern oder Schokolade,
– imperative Diarrhö nach Mahlzeiten, häufig Wechsel zwischen Durchfall und Verstopfung bei schlechter Galleausscheidung bzw. Gallensteinen,
– anhaltende Hellfärbung der Stühle (grau, asch- oder kittfarben); sie ist Zeichen einer unzureichenden Gallesekretion bzw. für einen Mangel an Sterkobilin im Stuhl. Davon abzugrenzen sind die gelb verfärbten Fettstühle bei Pankreasinsuffizienz und die gelblich schaumigen Stühle bei Dickdarmstörungen.

Dumpfer Schmerz kann nicht genau lokalisiert werden und ist deshalb auch schwierig einzuschätzen. Er kann in Wirbelsäule, Rippen, Schultern oder Bauch ausstrahlen und verschiedene Ursachen haben. Wenn der Schmerz z. B. durch Stress oder Nahrungsmittel wie Eier, Sahne, Fleisch, Fett, Frittiertes oder Weißwein ausgelöst wird, kommt eine Cholezystitis bzw. Cholelithiasis als Ursache in Betracht. Eine akute Infektion der Gallengänge manifestiert sich in stechenden, pulsierenden Schmerzen und mit erhöhter Temperatur; dieselben Symptome treten oft auch bei akuter Hepatitis auf. Eine Hepatomegalie kann sich durch ein unangenehmes Gefühl von Schwere oder schmerzhaftem Druck auf der rechten Seite äußern, das bis in die Schulter zieht. Eine Leber-

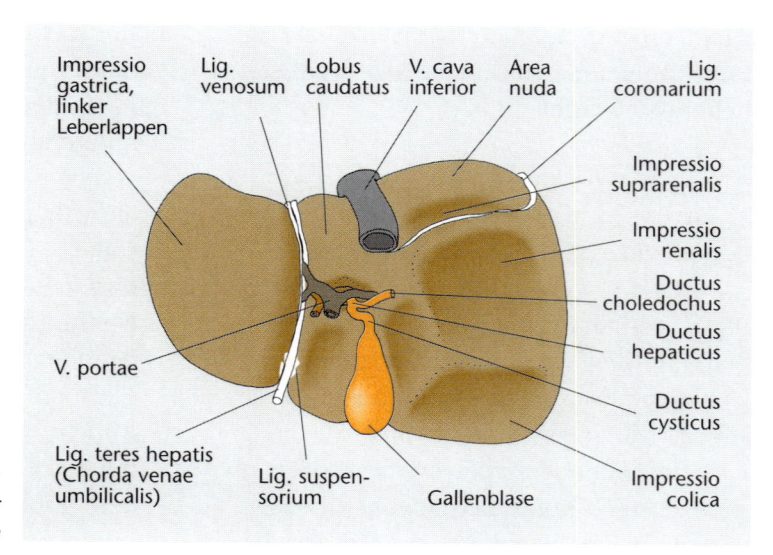

Abb. 29: Impressionen auf der Leberunterseite

stauung, die mit einem Gefühl des Eingeschnürtseins, Zyanose und erschwerter Atmung einhergeht, hat meist eine kardiale Ursache. Eine passive Schwellung der Leber infolge einer Blutstauung ist oft kardial bedingt, während eine aktive, entzündliche Schwellung meist Folge einer Hepatitis ist.

5.3.3 Palpation der Leberunterseite

Viele Manipulationen der Leber werden im Sitzen mit manuellem Druck von der Unterseite der Leber aus durchgeführt. Deshalb ist es wichtig zu wissen, welche Organe mit der Unterseite der Leber in Beziehung stehen und wie die Konsistenz der Leber zu bewerten ist.

Von rechts nach links finden Sie auf der Leberunterseite vorn die Impressio colica des Colon ascendens, die Gallenblase, den Lobus quadratus und die Incisura des Lig. teres. Im hinteren Teil sehen Sie die Impressio renalis der rechten Niere, den Lobus caudatus, die V. cava inferior und die Impressio gastrica (s. Abb. 29). Diese Elemente lassen sich sehr schwer unterscheiden. Ich habe trotz langjähriger Erfahrung noch immer Schwierigkeiten. Gallenblase und rechte Niere sind bei der Palpation oft berührungsempfindlich. Normalerweise ist die Leber ein glattes Organ, das schmerzlos palpiert werden kann, außer wenn Sie auf die Gallenblase und die rechte Niere treffen. Sie sollten daher unbedingt die pathologischen Zeichen kennen, die Ihnen bei der Palpation auffallen müssen. Nach Dousset (1964) sind es die folgenden:

– eine mäßige, aber deutlich spürbare, schmerzlose Hepatomegalie und zahlreiche kleine, eng stehende Vorwölbungen (kleinknotige Leber) sind Zeichen einer meist alkoholischen Leberzirrhose,
– eine Verhärtung mit mehreren kastaniengroßen Vorwölbungen (großknotige Leber) ist typisch für eine knotige Tumorinfiltration der Leber,

- eine mit Furchen durchzogene Leber weist auf eine sklerotische Veränderung hin, die z. B. für Syphilis typisch ist,
- drei oder vier gleichmäßige runde Erhebungen, die verschieblich zu sein scheinen, könnten Echinokokkenzysten sein,
- eine oder auch mehrere rundliche, bewegliche Erhebungen, bei denen die Palpation sehr schmerzhaft ist und die mit Fieber sowie verändertem Allgemeinzustand einhergehen, können einen Leberabszess darstellen,
- ist die Leber massiv vergrößert und verhärtet und nicht mehr atembeweglich, spricht das für ein primäres Leberkarzinom.

Zusammenfassend ist zu sagen, dass bei jeder Veränderung der Konsistenz und Oberfläche der Leber oder bei schmerzhafter Palpation außerhalb der Nieren- und Gallenblasengegend mit dem Patienten zusammen nach einer Ursache gesucht werden sollte. Sorgen Sie auch für eine geeignete diagnostische Abklärung, damit Krebs und andere schwere Lebererkrankungen sicher ausgeschlossen werden können.

5.3.4 Osteopathische Diagnostik

Im allgemeinen Ecoute-Test ist zu spüren, dass sich der Patient im Sitzen nach rechts beugt und ganz leicht nach links dreht, um eine Achse, die durch die 9. oder 10. Rippe auf der rechten Seite verläuft. Diese Körperhaltung ist auch für Hepatitiskranke am angenehmsten.

Differenzialdiagnostik mit lokalem Ecoute-Test

Ihre Hand liegt zu Beginn mit leicht gespreizten Fingern flach auf dem Nabel, der Mittelfinger auf der Medianlinie (s. Abb. 30). Beim Ecoute-Test der Leber (Pfeil 1) scheint die Hand zum rechten Hypochondrium hingezogen zu werden, dreht sich im Uhrzeigersinn und bewegt sich nach superior. Der Daumenballen, der leicht in das Abdomen gedrückt ist, nähert sich dem rechten unteren Rippenrand. Beim Ecoute-Test der Gal-

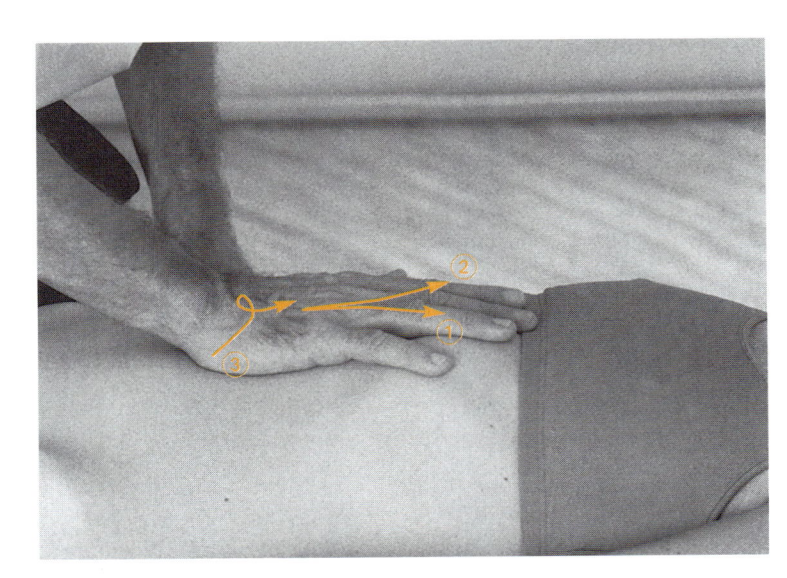

Abb. 30:
Differenzialdiagnose mit lokalem Ecoute-Test – Leber (1), Gallenblase (2) und Pankreas (3)

Abb. 31:
Differenzialdiagnose mit lokalem Ecoute-Test – rechte Niere (1), Colon ascendens mit rechter Kolonflexur (2)

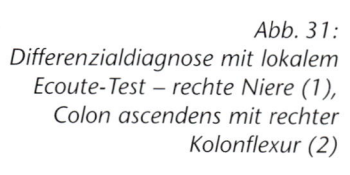

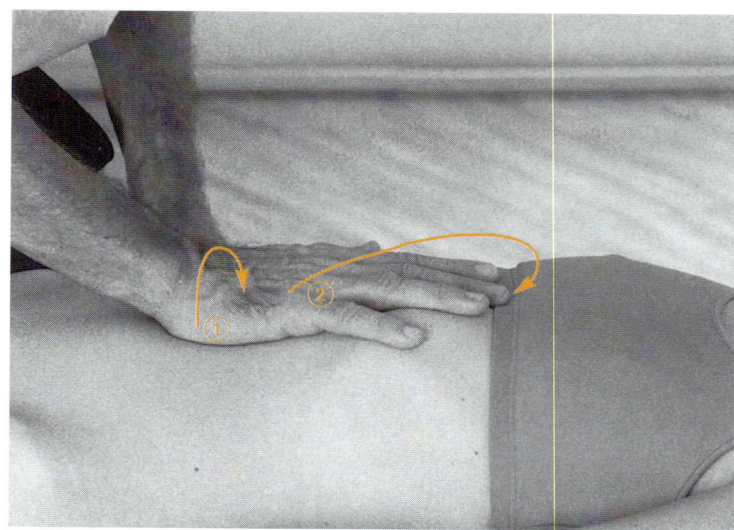

lenblase (Pfeil 2) dreht sich die Hand nur ein bisschen im Uhrzeigersinn nach rechts. Dadurch verschiebt sich zuerst der Zeigefinger und danach auch der Daumenballen zur Verbindungslinie zwischen rechter Medioklavikularlinie und Nabel und dann tief unter den Rippenbogen. Für den Ecoute-Test des Sphinkter Oddi und des Pankreaskopfes (Pfeil 3) wird die Hand in leichter Pronation gehalten, so dass der Daumenballen etwa 3 cm oberhalb des Nabels auf der Verbindungslinie zwischen rechter Medioklavikularlinie und Nabel tiefer einsinkt und die Hand einen Winkel von 30° mit der Transversalebene bildet. Zum Schluss liegt die Hand nur noch mit dem Daumenballen auf. Beim lokalen Ecoute-Test der rechten Niere (Abb. 31, Pfeil 1) bewegt sich der Daumenballen zwar nach rechts, nicht aber nach oben zum Rippenrand. Am Ende der Bewegung sinkt er mit kräftigem Druck 2–3 cm rechts vom Nabel tief in das Abdomen ein. Beim Ecoute-Test des Colon ascendens (Pfeil 2) bewegt sich die Hand mit einer deutlichen Rechtsdrehung auf das Colon ascendens zu und senkt sich dann in das Abdomen; im Fall der rechten Kolonflexur bewegt sie sich nach der Drehung im Uhrzeigersinn nach lateral auf den äußersten Teil der 10. bzw. 11. Rippe zu.

Sotto-Hall-Test

Bei Leberfunktionsstörungen fällt der Sotto-Hall-Test oft positiv aus, d. h. auf der rechten Seite ist der Puls, auch ohne dass der Kopf nach links gedreht wird, schwächer oder gar nicht zu spüren. Das beruht häufig auf einer erhöhten Spannung der hepatischen Faszien. Wenn sich die Durchblutung im rechten Arm allein schon durch einfaches Anheben der Leber verbessern lässt, können Sie von einer Störung im Bereich von Leber, rechter Niere oder Kolonflexur ausgehen. Denken Sie daran, dass diese Organe in Verbindung mit der Leber stehen. Bei nachweislicher Leberbeteiligung müsste sich der systolische Druck rechts nach erfolgreicher

Behandlung wieder normalisieren. Im Fall einer Nephroptose dritten Grades steht die Niere nicht mehr in Kontakt zur Leber und wird daher auf ein Anheben der Leber nicht ansprechen; deshalb wird sich auch das Ergebnis des Sotto-Hall-Tests nicht ändern.

5.3.5 Diagnostische Manipulationen

Der Bereich zwischen dem unteren rechten Rippenrand und dem Nabel zählt sicher zu den schwierigsten Untersuchungsgebieten, und um die Diagnose genauer einzugrenzen, müssen häufig Inhibitionstechniken angewandt werden. Ich werde hier nur einige Beispiele anführen und überlasse es Ihnen, ob Sie diese Technik auch bei anderen Organen anwenden.

Inhibitionstechniken

Nehmen wir an, Ihre Hand würde zur Leber hingezogen, ohne dass Sie genau wüssten, ob die Leber, die Gallenblase oder die rechte Kolonflexur betroffen ist. Kontrollieren Sie mit der anderen Hand die Motilität der Leber und halten Sie sie dann in der Mittellage zwischen Inspir und Exspir. Wird Ihre Hand daraufhin nicht mehr von der Leber angezogen, könnte eine hepatische Funktionsstörung vorliegen.

Angenommen die Inhibition hätte keine Wirkung auf die Hand gehabt und sie würde sich weiter auf die Leber zubewegen, dann könnte es sich entweder um eine Störung der Gallenblase oder der Kolonflexur handeln. Versuchen Sie deshalb die Gallenblase an ihrer Projektionsstelle, d. h. im Schnittpunkt der Verbindungslinie zwischen Medioklavikularlinie und Nabel mit den Rippen, zu inhibieren. Bewegt sich die Hand trotzdem weiter nach rechts oben, können Sie von einem Problem der rechten Kolonflexur ausgehen. Ob Ihnen die Inhibitionstechnik leicht oder schwer vorkommt, hängt davon ab, wie gut Ihr Tastvermögen ausgebildet ist. Es erfordert viel Übung, doch wenn Sie diese Technik erst einmal beherrschen, verfügen Sie über ein sehr präzises diagnostisches Instrument. Diese Genauigkeit lässt sich mit bildgebenden Verfahren wie Kontrastverstärkung, Sonografie oder Szintigrafie objektivieren, um auch andere zu überzeugen.

Aggravations- und Entlastungstechniken

Bei größeren hepatischen Läsionen ist die Leber oft sehr empfindlich und geschwollen. Diagnostisch hilfreich kann allein schon die aktive Einschränkung der Mobilität sein. Wenn Sie nicht sicher sind, ob eine Leber- oder pankreatische Störung vorliegt, können Sie folgende Technik anwenden: Drücken Sie mit einer Hand rechts auf die posterioren Winkel der 7.–9. Rippe (s. Abb. 32). Wenn das vom Patienten nicht als unangenehm empfunden wird, ist die Leber nicht betroffen. Denn bei einer Leberbeteiligung wäre der Druck unangenehm oder sogar schmerzhaft. Manchmal können Sie bei Patienten mit Leberproblemen auch spüren, dass sie schwerer atmen und der unangenehme Druck zunimmt, sobald Sie der noch vorhandenen schwa-

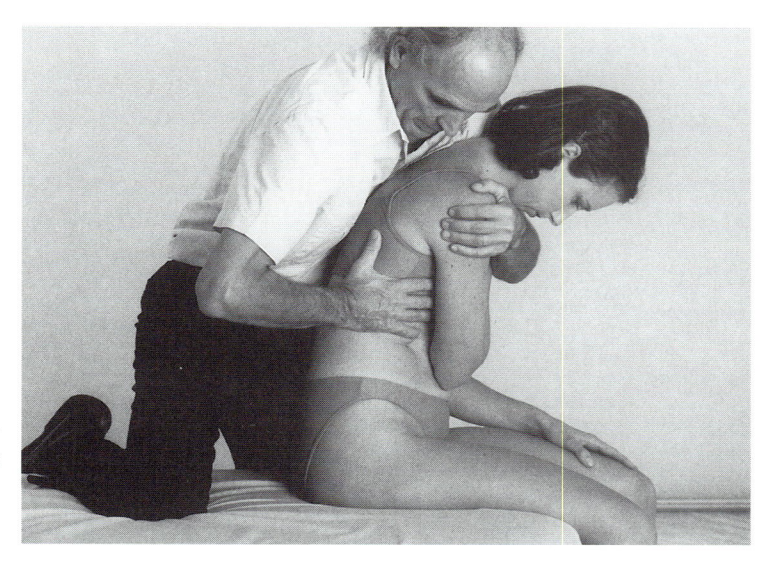

Abb. 32: Rippendrucktechnik

chen Bewegung folgen. In schweren Fällen reicht allein schon der Druck auf die Rippen aus, dass der Patient den Atem anhält. Eine Entlastung der Leber lässt sich nicht so einfach erreichen wie beim Magen. Sie können versuchen, die Bewegung der Leber beim Ausatmen mitzumachen und sie dann in der Position zu halten. Wenn sich die Beschwerden bessern, waren sie vermutlich durch die Leber verschuldet. Dabei werden allerdings die mit der Leber in Verbindung stehenden Organe vernachlässigt. Deshalb ziehe ich eine Kombination vor, bei der ich zuerst auf den posterioren und lateralen Anteil der Rippen drücke, bevor die Leber angehoben wird. Sofern eine hepatische Störung vorliegt, reagieren die 7.–9. Rippe rechts sehr empfindlich auf diesen Druck. Wenn die Druckempfindlichkeit beim Anheben der Leber wieder nachlässt, ist das die Bestätigung für eine Beteiligung der Leber. Von allen Viszeralorganen kann am leichtesten die Leber vollständig bewegt werden. Bei dieser Technik des Leberanhebens sollte der Patient sitzen und der Therapeut hinter ihm stehen. Wählen Sie den direkten Zugang, bei dem die Finger subkostal unter die Leber geschoben werden, um sie anzuheben (s. *Lehrbuch der Viszeralen Osteopathie, Bd. 1*). Wenn dadurch sofort Schmerzen ausgelöst werden, ist offensichtlich das eigentliche Lebergewebe von der Läsion betroffen. Wenn erst beim Zurückfedern der Leber in die Ausgangsposition Schmerzen auftreten, ist eher eine Läsion ihrer Aufhängebänder anzunehmen.

Bei schweren Lebererkrankungen wie z. B. Hepatitis sind sowohl die Glisson-Kapsel und die Leber als auch ihre Bandstrukturen empfindlich. Das Anheben der Leber ist besonders bei Patienten mit chronischen Leberkrankheiten ein geeigneter Test.

5.4 Behandlung

Die Osteopathie vertritt die Auffassung, dass jeder Fall individuell betrachtet werden muss. Man darf sich daher nicht mit vereinfachten Behandlungsregeln begnügen, etwa nach dem Motto „bei Hepatitis diese Technik" und „bei Zirrhose jene Technik". Sobald die hepatischen und perihepatischen Gewebe ihre natürliche Elastizität verloren haben, ist das für mich ein Grund, die Leber zu behandeln.

Manipulationen der Leber haben sicher auch Einfluss auf Stoffwechsel und Verdauung sowie auf das endokrine und Immunsystem. Ich konnte mit meinen Behandlungen immer gute klinische Ergebnisse erzielen, aber leider gelang es mir nicht, sie auch formal und quantitativ zu belegen, z. B. durch bessere Werte in einem standardisierten Leberfunktionstest nach Manipulation der Leber.

Bei eindeutigen Anzeichen für eine portale Hypertension dürfen Sie direkte Behandlungstechniken nur äußerst vorsichtig anwenden. Die hepatischen Gefäße und Gewebe sind ziemlich verletzlich. Fieber in Zusammenhang mit typischen Lebersymptomen kann auf eine Virushepatitis hindeuten. Ich bin mir nicht sicher, ob in der Entwicklungsphase einer Hepatitis eine Manipulation der Leber überhaupt empfehlenswert ist; aber in der Abheilungsphase ist sie sicher geeignet. Zu großer Vorsicht rate ich Ihnen auch bei Symptomen wie Gewichtsverlust, Appetitmangel, leichtem Fieber, geschwollenen Halslymphknoten, Hepato- und Splenomegalie oder bei auffälligen Befunden bzw. schmerzhafter Palpation der Leberunterseite.

Die Leber besitzt ein System von intra- und extrahepatischen Ausführungsgängen. Über eine Lockerung von Fixierungen im angrenzenden Gewebe bzw. eine Dehnung der Ausführungsgänge lässt sich der Gallefluss verbessern. Wenn man die Blutmenge in der Leber und die Gallenausscheidung berücksichtigt, wird klar, wie wichtig die Wiederherstellung der Elastizität der intra- und extrahepatischen Strukturen ist.

Die lokale Behandlung besteht im Wesentlichen darin, an die Leber angrenzende Gewebe zu dehnen und zu stimulieren sowie die Gallenwege freizumachen. Haltestrukturen der Leber, die tief im Körperinneren und subkostal liegen, werden über die Rippen und die Leber selbst behandelt. Um z. B. das rechte Lig. triangulare zu dehnen, heben Sie die Leber am rechten Rand an und lassen sie dann in die Ausgangsposition zurückfallen. Durch die Rückkehrbewegung der Leber wird das Lig. triangulare gedehnt. Achten Sie darauf, dass Sie das Ligament in allen drei Ebenen (frontal, sagittal und horizontal) behandeln.

Im Weiteren werde ich noch einige neue Behandlungstechniken beschreiben, wobei ich wie immer voraussetze, dass Sie mit den im *Lehrbuch der Viszeralen Osteopathie, Bd. 1*, dargestellten Techniken vertraut sind.

5.4.1 Behandlungsmethoden

Recoil-Technik

Die Recoil-Technik lässt sich am sitzenden Patienten sehr wirkungsvoll anwenden, während Sie die Leber anheben. Stellen Sie sich hinter den Patienten und schieben Sie Ihre Hände in eine subhepatische Position unter den rechten Rippenrand. Heben Sie die Leber dann behutsam an und lassen sie schnell wieder los. Das Anheben erfolgt immer etwas anders, je nachdem welche Struktur behandelt werden soll. Beim Lig. coronarium drücken Sie z. B. mit den Fingern auf die Mitte der Leber und schieben Sie sie nach posterior und superior. Beim linken Lig. triangulare liegen die Finger links neben der Medianlinie wie bei einer Magenmanipulation und schieben die Leber nach posterior und links superior. Beim rechten Lig. triangulare wird der rechte Leberrand mit den Fingern nach posterior und rechts superior angehoben. Diese Technik wird an der jeweiligen Läsionsstelle 3–4-mal wiederholt. Ein Recoil eignet sich besonders für Fälle, in denen die Leber wie „erstarrt" ist, weil sie ihre Mobilität verloren hat.

Indirekte Behandlungstechniken

Eine indirekte Behandlung der Leber über die Rippen ist in drei Ebenen möglich. Bei Manipulation der Leber in der frontalen Ebene liegt der Patient auf dem Rücken und Sie stehen rechts von ihm. Ihre rechte Hand liegt auf dem rechten lateralen Rippenrand, während Sie mit der linken Hand die rechte Schulter des Patienten festhalten. Drücken Sie die unteren Rippen in Richtung des Nabels und gehen Sie dabei bis an die Grenze der Rippenverformbarkeit (s. Abb. 33). Um die Rippen in die Ausgangsposition zurückkommen zu lassen, können Sie sie entweder am Rippenrand wieder zu Ihnen hinziehen oder mit der Recoil-Technik die Rippen einfach zurückfedern lassen. Bevor Sie diese Technik anwenden, sollten Sie versuchen, die Rippen durch mehrmaliges Bewegen elastischer zu machen und die Mechanorezeptoren zu stimulieren. Am Ende der Manipulation können Sie die Rippentechnik mit einer Armstreckung kombinieren; das verstärkt die Dehnwirkung der hepatischen Strukturen auf Zwerchfell und Pleura. Für eine Behandlung in Linksseitenlage des Patienten stehen Sie hinter ihm und stellen die Höhe der Behandlungsliege möglichst niedrig ein. Drücken Sie genauso wie bei der Behandlung in Rückenlage die

Abb. 33:
Indirekte Behandlung der Leber
in der frontalen Ebene

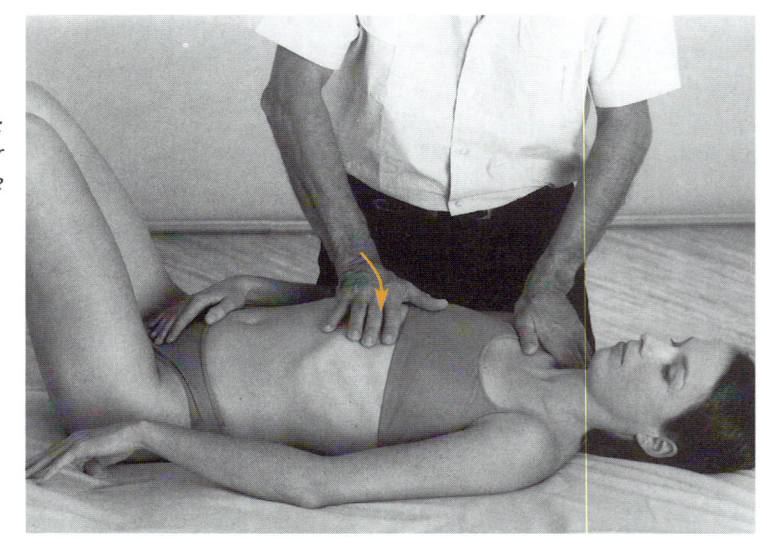

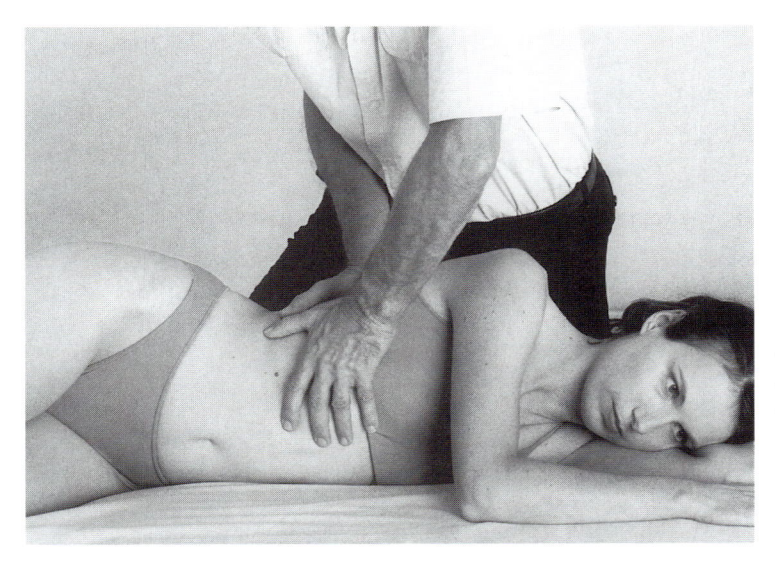

Abb. 34:
Horizontale Kompression der Leber in Seitenlage

unteren Rippen auf den Nabel zu. Noch wirkungsvoller wird diese Technik durch eine Kompression in horizontaler Richtung (s. Abb. 34). Sie können dabei Ihr Körpergewicht einsetzen. In einer dritten Behandlungsvariante sitzen Sie links vom ebenfalls sitzenden Patienten und umfassen ihn mit den Händen, um den Thorax rechts unten zu komprimieren (s. Abb. 35). Diese Technik hat den Vorteil, dass mit ihr auch eine Mobilisation der lateralen Leberseite über die Rippen möglich ist, denn hier ist sie z. B. nach einer Hepatitis häufiger fixiert.

Bei einer indirekten Behandlung der Leber in sagittaler Ebene liegt der Patient mit angewinkelten Beinen auf der linken Seite, während Sie hinter ihm stehen. Ihre linke Hand legen Sie von hinten auf den rechten

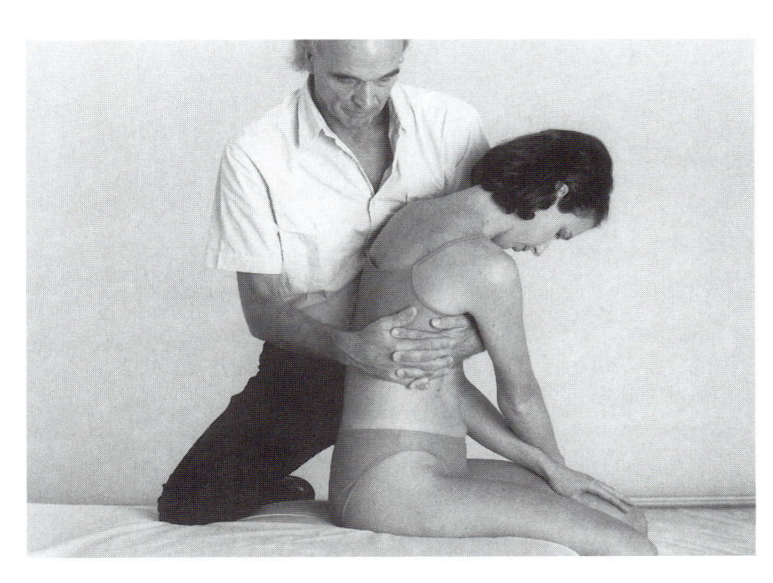

Abb. 35:
Horizontale Kompression der Leber im Sitzen

Rippenbogen über dem posterosuperioren Teil der Leber und die rechte Hand vorn auf den anteroinferioren Teil der Leber, wobei die Handpositionen natürlich auch vertauscht werden können. Arbeiten Sie mit beiden Händen gleichzeitig, indem Sie mit einer Hand Rippen und Leber nach anteroinferior schieben und die andere als festen Bezugspunkt nutzen. Wenn Sie zusätzlich noch die Recoil-Technik anwenden wollen, bewegen Sie die eine Hand bis es nicht mehr weitergeht nach anteroinferior und schieben mit der anderen Hand die Rippen nach posterosuperior, bevor Sie schlagartig beide Hände wegnehmen (s. Abb. 36). In abgewandelter Form kann der Patient im Sitzen behandelt werden. Während er seine Hände im Nacken verschränkt hält, legen

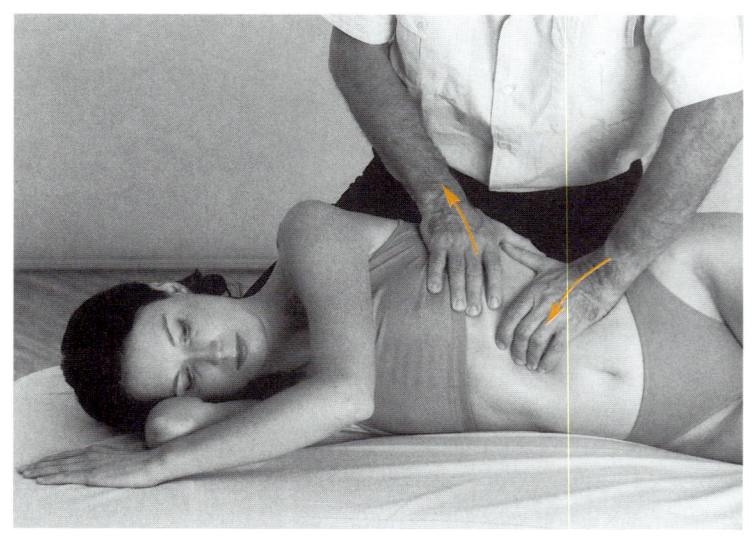

Abb. 36:
Indirekte Behandlung der Leber in sagittaler Ebene

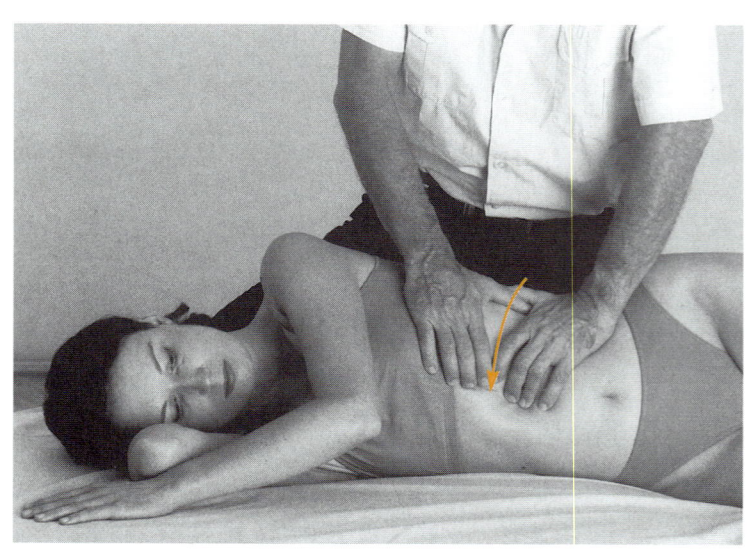

Abb. 37:
Indirekte Behandlung der Leber in horizontaler Ebene

Sie Ihre rechte Hand flach auf den posterioren Anteil der Rippen, die die Leber umgeben. Indem Sie mit der linken Hand die Ellbogen des Patienten anheben, bringen Sie seine Wirbelsäule und Rippen in eine Rückwärtsbeugung, während Sie gleichzeitig mit der anderen Hand die Rippen von posterior nach anterosuperior drücken. Mit dieser Technik gelingt es Ihnen, die hinteren Befestigungen der Leber und darüber hinaus auch das Zwerchfell, die Pleura und die Rippenknorpelgelenke zu dehnen.

Eine indirekte Behandlung der Leber ist in Linksseitenlage auch in horizontaler Ebene möglich. Bei dieser Technik werden die Rippen eher nach superior zum Xiphoid als nach inferior zum Nabel gedrückt. Um Leber und Rippen gut mitführen zu können, legen Sie beide Daumen auf den posterioren Bereich der rechten Rippen (s. Abb. 37). Diese Bewegung lässt sich zwar schwieriger umsetzen, stellt aber eine wichtige Ergänzung Ihres Behandlungsrepertoires dar. Dabei werden die Leberanheftungen, v. a. das linke Lig. triangulare, stark beansprucht. Bei der Abwandlung in sitzender Position greifen Sie den Ellbogen des Patienten, um Arm, Rippen und Wirbelsäule in eine Linksdrehung zu bringen. Verstärken können Sie die Dehnwirkung, indem Sie die Rippen mit Ihrer linken Hand drücken.

Kombinierte Behandlungstechniken

Halten Sie in Rückenlage des Patienten die rechte Thoraxhälfte gegen die Liege gedrückt, während Sie die gebeugten Beine in einer Drehung nach links führen. In linker Seitenlage des Patienten können Sie stattdessen mit einer Hand den rechten Arm des Patienten nach posterosuperior strecken und mit der anderen Hand die untere rechte Thoraxhälfte nach inferior drücken

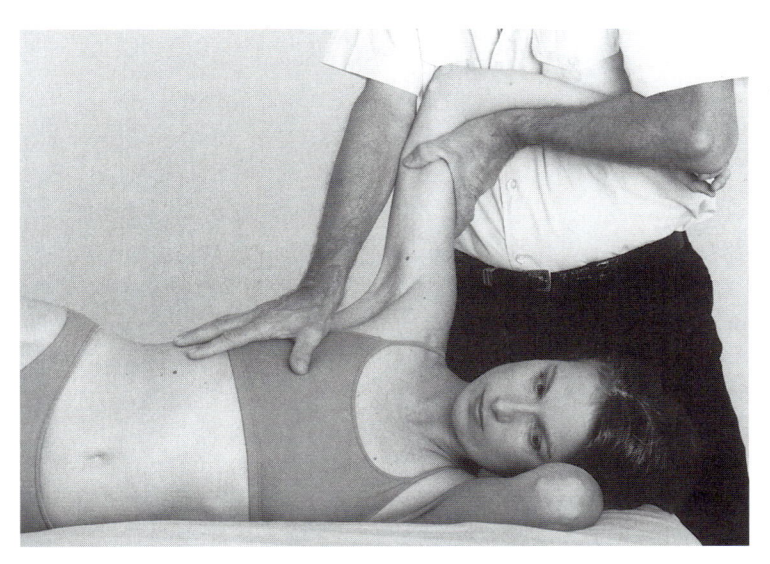

Abb. 38:
Behandlung der Leber mit kombinierter Technik in Linksseitenlage

und – erst danach! – auf den Proc. xiphoideus zuschieben (s. Abb. 38). Diese Technik eignet sich auch hervorragend zum Dehnen von Zwerchfell und Pleura.

Induktionstechniken

Eine Induktionsbehandlung lässt sich gut im Sitzen des Patienten durchführen. Ich mag diese Technik, weil ich mit ihr die Leber direkt, d. h. ohne Zwischenschaltung der Rippen, behandeln und mich dabei vom ganzen Körper unterstützen lassen kann. Drücken Sie mit den Fingern subkostal auf die Leber und gehen Sie dann zu der im Kapitel *Einführung* beschriebenen Induktionsbehandlung über. Der Körper des Patienten wird sich um die Leber bewegen. Mithilfe dieser Ganzkörpertechnik können z. B. auch Fixierungen der rechten Niere, des Pylorusbereichs, der rechten Kolonflexur, der extrahepatischen Gallenwege und des Omentum minus gelöst werden.

5.4.2 Assoziierte knöcherne Restriktionen

Es ist bekannt und auch ziemlich charakteristisch für Lebererkrankungen, dass sie mit Restriktionen der Brustwirbel und Rippen einhergehen können, typischerweise im Bereich des 7.–10. Brustwirbels bzw. der 7.–10. Rippe. In Tests zeigt sich eine Störung der kostovertebralen Mobilität, und durch Kompression der Wirbelapophysen und Querfortsätze bzw. der posterioren Rippenanteile lässt sich eine Druckempfindlichkeit der Leber erzeugen. Erinnern wir uns, dass bei einer primären kostovertebralen Restriktion keine Bewegung im Mobilitätstest festzustellen ist, während bei sekundären Restriktionen mit hepatischer Ursache noch in begrenztem Umfang eine kostovertebrale Bewegung möglich ist. Da die Beziehung zwischen Leber und Rippen nicht nur einseitig ist, kann ein Sturz auf die Rippen lebenslange Leberbeschwerden hervorrufen.

Bei Leberfunktionsstörungen kommt es häufiger zu rechts- oder beidseitigen Restriktionen der Mm. intertransversarii der Halswirbel, anfangs in Höhe von C4/5, während Gallenprobleme sich eher auf der linken Seite manifestieren. Möglicherweise sind die einseitigen Restriktionen entweder durch die wechselseitige Beeinflussung der rechten Hals- und Pleurafaszie oder mit einer Nervenreizung des rechten N. vagus und N. phrenicus zu erklären; beweisen können wir dies aber nicht. Sicher ist nur, dass die unteren Hals- und oberen Brustwirbel umso stärker in ihrer Beweglichkeit eingeschränkt sind, je stärker die Leber betroffen ist.

Wenn eine Periarthritis des Schultergelenks mit einer Leberfunktionsstörung zusammenhängt, findet sie sich meist auf der rechten Seite. Eine Periarthritis des Schultergelenks ist übrigens viel häufiger durch Organläsionen bedingt als traumatisch. Bei Schulterschmerzen infolge einer Leberfunktionsstörung kommt es üblicherweise auch zu Schmerzen im Bereich des 4./5. Halswirbels.

Die Leber steht mit dem Zwerchfell und der Pleura in Verbindung, und die Pleura hat wiederum Verbindung zur Halswirbelsäule und zu den Rippen. Daher kann sich jede pathologische Spannung der Leber über das Fasziensystem ausbreiten und auf diesem Weg unmittelbar zu einer Reizung des Plexus cervicalis bzw. brachialis mit ihren jeweiligen Faszien führen. Um eine Leberbeteiligung nachzuweisen, können Sie den Schultergelenktest (s. Kap. *Einführung*) durchführen und ihn durch Anheben der Leber erweitern. Wenn sich die Schulterbeweglichkeit deutlich verbessert, sobald die Leber angehoben wird, können Sie von einer Störung im Bereich der Leberfaszien ausgehen. Wenn sich die Schulterbeweglichkeit nach Inhibition der Leberregion bessert, betrifft die Störung wahrscheinlich die Leber selbst. Wenn sich mit keiner der beiden Techniken eine Besserung der Schultergelenkrestriktion erreichen lässt, liegt vermutlich eine Störung eines anderen Organs zugrunde oder die Schulter ist selbst betroffen.

Menschen mit Leberproblemen atmen oft in erster Linie mit der linken Zwerchfellhälfte. Um die Beschwerden zu lindern und die Atemarbeit zu verringern, scheint das Zwerchfell darauf mit einer Lockerung der rechten hepatodiaphragmalen Bandstrukturen zu reagieren. Anhand dieses Phänomens können Sie auch den Erfolg Ihrer Behandlung beurteilen. Denn am Ende einer Behandlungssitzung sollten sich beide Thoraxhälften als Zeichen einer gleichmäßigen Zwerchfellatmung wieder symmetrisch bewegen.

Natürlich gibt es Ischialgien, deren Ursache ausschließlich in den Bandscheiben zu suchen ist (s. Kap. *Einführung*), doch in den meisten Fällen sind sie viszeralen Ursprungs. In Bezug auf die Leber ist es wichtig, zwischen rechter und linker Ischialgie zu unterscheiden. Zu linksseitigen Ischiasschmerzen kommt es, wenn sich infolge einer portalen Hypertension ein signifikanter venöser Kollateralkreislauf entwickelt hat. Die in Höhe des Mastdarms dilatierten Hämorrhoidalgefäße führen dann zur Entzündung und Stauung in der Sakralregion. Ich habe die Erfahrung gemacht, dass manchmal auch die vom venösen System der V. azygos abhängigen epiduralen Gefäße derart gestaut und erweitert sind, dass linksseitige Ischiasschmerzen sogar einen venös-hepatischen Ursprung haben können. Diese Schmerzen sind sehr heftig und sprechen weder auf eine medikamentöse noch auf eine physikalische Therapie an. Sie dürfen auf keinen Fall den Lumbosakralbereich behandeln, weil sonst die lokalen Gewebe noch mehr gereizt würden. Bei linksseitigen Ischiasschmerzen sollten Sie einen erweiterten Lasègue-Test mit Inhibitionspunkten an Rektum und Leber durchführen. Diese Technik hilft herauszufinden, in welcher Region Sie mit den Manipulationen beginnen sollten.

Rechtsseitige Ischiasschmerzen könnten von der Leberfaszie, der rechten Niere, vom Colon ascendens, M. psoas oder vom Bein ausgehen. Bei diesem Symptom liegt manchmal eine Fibrose der Leber und/oder ihrer Aufhängestrukturen vor. Der erweiterte Lasègue-Test wird mit einer direkten Inhibition der Leber kombiniert, und wenn er positiv ist, sollte daraufhin eine spürbare Besserung zu merken sein. Meiner Erfahrung nach sind rechtsseitige Ischiasschmerzen leichter zu behandeln als linksseitige. Restriktionen des linken Beins entsprechen eher Problemen im Bereich der V. hepatica bzw. der V. cava inferior. Es handelt sich nur selten um funktionelle Beschwerden der Faszien oder Gelenke, während das am rechten Bein häufiger der Fall ist. Am häufigsten habe ich funktionelle Restriktionen an der lateralen Seite des rechten Beins einschließlich des proximalen und distalen Tibiofibulargelenks, des Os cuboideum und des 5. Metatarsalknochens vorgefunden.

5.4.3 Ergänzende Überlegungen

Beginnen Sie die Behandlung mit einer Anhebung der Leber, weil dabei sämtliche angrenzenden Strukturen bewegt werden und Sie dadurch das Lebergewebe direkt einschätzen können. Nach fünf bis sechs Wiederholungen machen Sie mit der Recoil-Technik weiter und mit einer der Methoden, die im nächsten Kapitel beschrieben sind und sich zur Drainage der extrahepatische Gallenwege eignen. Überprüfen Sie alle Artikulationen der Leber. Wenn dort weiterhin eine stärkere Restriktion vorhanden ist, sollten Sie sich auf diese konzentrieren; die übrigen lockern sich von selbst. Vergessen Sie auch die Beine nicht.

Wenn zu Beginn die Faszien und sonstigen Haltestrukturen der Leber gelockert werden, lässt sich die Wirkung einer hepatischen Induktionsbehandlung noch mehr verstärken. Auch kraniale Techniken sind wirkungsvoll, da Fixierungen der Leber manchmal mit Fixierungen des Os parietale, temporale und sphenoidale assoziiert sein können.

5.4.4 Therapieempfehlung

Achten Sie auf zervikale oder subklavikuläre Lymphadenopathien. Wenn Lymphknoten geschwollen sind, muss eine gründliche Untersuchung des Patienten veranlasst werden. Zeigt ein Patient Symptome wie Hepato- und Splenomegalie in Verbindung mit einer harten, schmerzhaften Leber und unregelmäßiger Oberflächenstruktur der Leber, ohne dass eine Infektion bekannt wäre, muss er unverzüglich an einen Onkologen überwiesen werden.

Dagegen ist bei gutartigen Leberstörungen durchaus eine osteopathische Behandlung indiziert, und wenn sie systematisch durchgeführt wird, lassen sich in den meisten Fällen gute Ergebnisse erzielen. Da solche Störungen sehr häufig auftreten, stehen die Aussichten für unsere Arbeit nicht schlecht. Manche Patienten reagieren überempfindlich auf sulfithaltige Konservierungsstoffe in bestimmten Nahrungsmitteln wie Cidre, Bier, Whiskey, Fisch und Meeresfrüchten, Fast Food, Sauerkraut, Chips, Dosenchampignons, bestimmten Obst- oder Gemüsesorten. Sulfite können Migräne, Urtikaria, Konjunktivitis, Nahrungsmittelunverträglichkeiten und eine Reihe anderer Symptome auslösen. Machen Sie die Patienten darauf aufmerksam. Sulfite werden häufig verwendet, doch viele Leute wissen nicht, dass sie potenziell toxisch für Leber und Gallenblase sein können.

6 Gallenblase und Gallengänge

Trotz der engen anatomischen und physiologischen Beziehungen zur Leber widme ich Gallenblase und Gallengängen ein eigenes Kapitel, weil sich die jeweiligen Erkrankungen in unterschiedlicher Weise auf den Körper auswirken können. Funktionelle Störungen der Gallenblase sind recht häufig und oft Ausdruck von psychosomatischen Zusammenhängen. Die Gallenblase spielt eine wichtige Rolle beim Überfluss – in jeder Bedeutung des Wortes. Fast könnte man sagen, dass im Hinblick auf den ganzen Körper manchmal ein Gallenblasenspasmus oder eine Gallenblasenentzündung noch die beste Lösung darstellt.

Für mich sind Störungen der Gallenblase vergleichbar mit einer Duodenitis, die zunächst noch harmlos erscheint und doch wegen ihres bekannten ulzerogenen Potenzials aufmerksam beobachtet werden sollte. Eine länger anhaltende Erkrankung der Gallenwege kann gravierende pathophysiologische Auswirkungen auf die Leber haben. Da sich manche Erkrankungen von Leber und Gallenblase überschneiden, finden Sie einige hier und andere im vorhergehenden Kapitel.

6.1 Physiologie und Anatomie

Die Gallenblase hat ein Fassungsvermögen von etwa 33 ml. In ihr wird die von der Leber produzierte Galle gespeichert und deren Weiterleitung über den Ductus choledochus in das Duodenum reguliert. Dass die Gallenblase teilweise mit Peritoneum überzogen ist, könnte eine Erklärung für ihre Sensibilität und Mobilität sein. Die Gallenblase entleert sich über den gebogenen Ductus cysticus, der 3–4 cm lang ist und einen Durchmesser von 3–4 mm hat und sich mit dem Gallengang der Leber (Ductus hepaticus communis) zum Ductus choledochus vereinigt. An der Papilla duodenalis major oder Papilla Vateri erreicht der Ductus choledochus gemeinsam mit dem Ductus pancreaticus das Duodenum. Den Weitertransport der Galle durch die Papilla Vateri hindurch regelt der Sphinkter Oddi. Um die Gallenblase richtig behandeln zu können, sollten Sie mit ihrer räumlichen

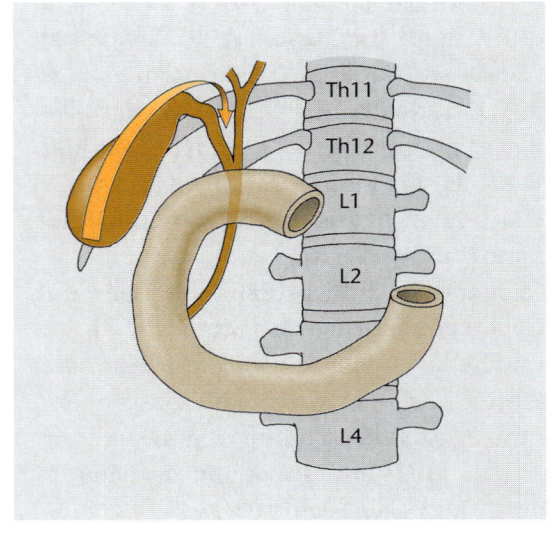

Abb. 39: Ausrichtung der Gallenblase

Ausrichtung im Körper vertraut sein, d. h. wie ihre Hauptachsen von vorn nach hinten, von links nach rechts und von unten nach oben verlaufen (s. Abb. 39). Gute Ergebnisse lassen sich nur erzielen, wenn Sie sich bei Manipulationen eng an dieser Ausrichtung orientieren, weil die Behandlung sonst eher Nebenwirkungen haben kann.

Bei Erwachsenen projiziert sich die Gallenblase auf eine Schnittstelle zwischen einer gedachten Linie vom Nabel zur rechten Brustwarze bzw. zur Klavikulamitte und dem rechten Rippenrand. Bei Kindern befindet sie sich hingegen weiter medial. Aufgrund ihrer anatomischen Lagebeziehung kann die Funktion der Gallenblase in unterschiedlicher Weise gestört werden (s. Abb. 40).

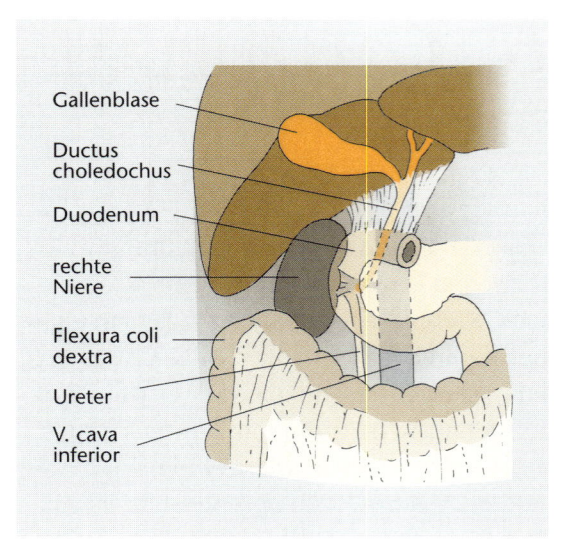

Abb. 40: Lagebeziehungen der Gallenblase (nach Oberlin)

Die Innervation der Gallenblase erfolgt sympathisch vom Plexus coeliacus aus und ihr Peritoneum wird vom N. phrenicus versorgt. Durch die Wandspannung von Gallenblase und Gallengängen werden sensorische Nerven stimuliert, die auch Schmerzempfindungen leiten können. Da sich z. B. die glatten Muskelfasern der Gallenblasenwand unter Vaguseinfluss kontrahieren, erfolgt die Exkretion der Galle aus der Gallenblase unter parasympathischer Kontrolle. Die Gallesekretion in der Leber wird von Hormonen wie Sekretin, Gastrin und Cholezystokinin gesteuert.

In der Gallenblase werden Gallensalze und Gallenpigmente aus der Leber eingedickt und bis zu 40-fach konzentriert. Eine halbe Stunde nachdem der Chymus das Duodenum erreicht hat, kommt es durch die Freisetzung von Cholezystokinin sowie durch gastrische und vagale Reflexe zur Entleerung der Gallenblase. Dabei werden mit jeder Gallenblasenkontraktion durchschnittlich 15 ml Galle freigesetzt. Aufgrund der Kontraktion erhöht sich der Druck im Ductus choledochus und bewirkt eine Öffnung des Sphinkter Oddi. Im Ductus pancreaticus herrscht normalerweise ein höherer Druck als im Ductus choledochus.

Der Zustand der Gallenblase hängt in hohem Maße von der psychischen Verfassung ab. Bei Aufregungen, besonders wenn jemand eine schlechte Nachricht erfährt oder Zeuge eines Unfalls wird, besteht die erste Körperreaktion oft darin, dass sich die Gallenblase stark kontrahiert, meistens häufiger als der Magen. Wiederholt sich so etwas, kann eine Entzündung die Folge sein.

Der Ductus choledochus ist 6 cm lang und im oberen Teil sehr weit, während er sich nach unten zu verjüngt. Mit einem Abstand von 10–15 cm zur Haut liegt er ziemlich tief im Körperinneren und ist auf seiner Rückseite an die Pars superior des Duodenums geheftet. Dieser Gallengang reagiert empfindlich auf Reize, besonders auf eine rasche Dehnung. Seine schmerzleitenden Fasern verbinden sich auf dem Weg zum Rückenmark mit afferenten sympathischen Nervenfasern. Normalerweise wird eine allmähliche Druckzunahme im Ductus choledochus nur hin und wieder als leicht unangenehm wahrgenommen. Gallenkoliken werden dagegen durch eine plötzliche Drucksteigerung ausgelöst.

Gallentransportstörungen können zu einem besseren Verständnis der Voraussetzungen beitragen, die für das Funktionieren des Gallensystems erforderlich sind. Dazu gehören z. B. durchlässige Gallenwege, die von elastischem Gewebe umgeben sind, und ein ausreichender Tonus der Gallenblase, die in Übereinstimmung mit dem Sphinkter Oddi arbeitet. Darauf gehen wir im Detail später ein.

Die Gallengänge sollten normal weite Durchmesser haben (ohne Lumenverlegung) und ihre Wände sollten so dehnbar, elastisch und gut tonisiert sein, dass sie eine ausreichende Spannung in Längsrichtung aufrechterhalten können und somit nicht in sich zusammenfallen. Täglich kann bis zu ein Liter Galle durch sie hindurchfließen. In diesem Gangsystem lassen sich durch Manipulationen beachtliche Wirkungen erzielen, z. B. eine kräftigere Wandspannung durch Zug in Längsrichtung oder eine Besserung mechanisch-funktioneller Einschränkungen, indem man Fibrosen von Faszien in Nähe des Ductus choledochus bzw. cysticus oder der Gallenblase beseitigt. Dazu wird das jeweilige Organ unter Zugspannung gesetzt und zuerst in Längs- und dann in horizontaler Richtung manipuliert.

6.1.1 Druckverhältnisse

Funktionelle Störungen der Gallenblase und Gallenwege sind meist hydraulischer Art, hängen also mit dem Flüssigkeitsdruck zusammen. Denn die Anziehung durch das Zwerchfell, die für die Leberfunktion eine wichtige Rolle spielt, hat für die Gallenblase nicht die gleiche Bedeutung. Hier muss der Druck in den Gallenkapillaren den Widerstand der viskösen Flüssigkeit übersteigen. Nach einer Entzündung hat der Druck zusätzlich noch den durch Reibung in den Gallenkapillaren und durch die verringerte Elastizität des umgebenden Gewebes erhöhten Widerstand zu überwinden. In den Intervallen zwischen den Verdauungsphasen staut sich die Galle vom verschlossenen Sphinkter Oddi in Richtung der entspannten Gallenblase zurück.

In Nüchternphasen beträgt der Druck im Innern der Gallenblase nur 10 cm H_2O und entspricht damit dem intraabdominellen Druck. Wenn sich die Gallenblase nach einer Mahlzeit kontrahiert, steigt der Druck auf ca. 30 cm H_2O. Der Gallensekretionsdruck in der Leber beträgt etwa 20 cm H_2O und der Flüssigkeitsdruck im Ductus choledochus 7–12 cm H_2O. Um den Sphinkter Oddi zu öffnen, ist aber ein Druck von über 15 cm H_2O erforderlich. Aus diesem Grund muss die Galle durch Kontraktion der Gallenblase ausgestoßen werden. Unter dem Druck dieser Kontraktion können auch Gallensteine in den Ductus choledochus gelangen.

Bei der Gallenblasenkontraktion und Steinbildung sind unter anderem hormonelle Einflüsse wirksam. So kann sich z. B. durch Progesteron die parasympathisch gesteuerte Motorik und Entleerung der

Gallenblase verlangsamen und die Entwicklung von Steinen begünstigt werden. Ebenfalls unter Hormoneinfluss steht eine zu rasche Flüssigkeitsabsorption durch die Gallenblasenmukosa. Sie verhindert einen ausreichenden Flüssigkeitsdruck in den Gallengängen und fördert so die Steinentstehung.

6.2 Pathologie

6.2.1 Allgemeinsymptome

Im Folgenden werde ich noch näher auf die spezifischen Symptome eingehen, die bei klar umschriebenen Erkrankungen der Gallenblase oder des Ductus choledochus auftreten können. Doch zunächst möchte ich einige der bekannten „klassischen" Allgemeinsymptome bei Gallenstörungen beschreiben. Denken Sie z. B. an Ulkuspatienten, denen eine Mahlzeit gut tut, weil sie die Beschwerden für eine Stunde lindert. Auch bei funktionellen Gallenstörungen lässt das Krankheitsgefühl unmittelbar nach dem Essen etwas nach. Doch kurze Zeit später treten Symptome wie Übelkeit, Schweregefühl, feinperliger Schweiß, Fieber oder eine Geruchs- bzw. Geschmacksaversion gegen bestimmte Nahrungsmittel (z. B. Schokolade, Sahne, Fett) sogar verstärkt wieder auf. Andere unspezifische Symptome sind ein schaler, alkalischer Atemgeruch, bei Ulkus und Gastritis eher säuerlich, und Schmerzen unter dem rechten Schulterblatt. Auf weitere Allgemeinsymptome kommen wir später noch zu sprechen.

6.2.2 Gallenkolik und Gallengangsverschluss

Zu Gallenkoliken kommt es bei plötzlicher, vollständiger Obstruktion des Galleflusses durch einen Stein, bei Spasmen oder Strikturen. Nach hochakutem Beginn kann eine Gallenkolik stundenlang andauern und hinterlässt, nachdem sie unvermittelt wieder abklingt, ein wundes Gefühl. Das unterscheidet sie von anderen gastrointestinalen Störungen, die sich langsamer entwickeln. Anders als Skelettmuskelschmerzen verschlimmern sich die Kolikschmerzen auch nicht bei Bewegungen. Am häufigsten ist ein Stein im Ductus cysticus die Ursache. Kolikschmerzen sind im rechten Hypochondrium zu spüren und strahlen in den rechten Schulterblattbereich aus. Eine empfindliche Stelle nahe der Gallenblase beruht auf der Entzündung des angrenzenden parietalen Peritoneums.

Spasmen der Gallenblase oder des Ductus choledochus lösen plötzliche Attacken von reißenden, durchdringenden Schmerzen aus, die mit Übelkeit, Erbrechen und Blähungen einhergehen und vom rechten Hypochondrium bis in die Schulter oder den Rücken ausstrahlen können. Die Temperatur kann leicht erhöht sein, und bei Gallenblasenstörungen ist das Murphy-Zeichen positiv. Als Ursache kommt auch eine Entzündung der Gallenblase, der Gallengänge oder des umgebenden Gewebes einschließlich des Sphinkter Oddi in Betracht. Schwierig ist manchmal die differenzialdiagnostische Abgrenzung zu
– einem Ulkus oder Magentumor,
– einer akuten Appendizitis bei retrozäkaler oder subhepatischer Appendixlage,

- einer akuten Pankreatitis, bei der die Schmerzen eher ins Epigastrium, in den linken thorakolumbalen Bereich oder ins linke Sakroiliakalgelenk ausstrahlen,
- einer rechtsseitigen Nierenkolik oder allen Nierenproblemen mit Urethraschmerzen bzw. Schmerzen im Ausbreitungsgebiet des N. genitofemoralis oder mit schmerzhafter, vermehrter oder eingeschränkter Miktion.

Bei einem Verschluss des unteren Ductus choledochus handelt es sich um eine rasch auftretende, schwere Störung mit akuten epigastrischen Schmerzen. Der Gallenstau bewirkt eine Dilatation der anderen Gallengänge und führt dadurch zu einer Stimulation der viszeralen Dehnungs- und Druckrezeptoren. Der Schmerz kann bis in die rechte Schulter oder Halswirbelsäule zu spüren sein. Im Unterschied zum kompletten Verschluss verläuft eine allmählich fortschreitende Stenosierung des Ductus choledochus schmerzlos. Weil sich bei einem Verschluss die Blut- und Gewebekonzentrationen des konjugierten und unkonjugierten Bilirubins erhöhen, kann es zu einem Verschlussikterus kommen. Weitere Symptome sind intensiver Juckreiz, Steatorrhö, Blutungsneigung, Fieber und Schüttelfrost. In 75% der Fälle liegt eine Gallengangsentzündung zugrunde.

6.2.3 Gallensteine (Cholelithiasis)

Gallensteine sind sehr weit verbreitet. In Frankreich sind schätzungsweise 10–20% der Bevölkerung von Gallensteinen betroffen und es werden jährlich rund 60 000 Cholezystektomien durchgeführt. Nach einer Vagotomie mit Durchtrennung der abdominellen Vagusfasern zum Magen kommt es vermehrt zu Gallensteinen, weil die ebenfalls vom N. vagus innervierte Gallenblase daraufhin schlechter entleert wird. Deshalb ist es bei operierten Ulkuspatienten ganz wichtig, die Gallenwege zu kontrollieren. Gallensteine bestehen gewöhnlich aus biliären Kalziumsalzen und Cholesterin. Die Mechanismen der Steinentstehung sind noch nicht ganz geklärt. In vitro kann sich innerhalb von Stunden ein Kristallisationskern bilden. Zu den möglichen Ursachen einer Cholelithiasis gehören z. B.
- ein Übermaß an nichtlöslichen und/oder Mangel an löslichen Stoffen,
- eine zu starke Konzentration der Galle in der Gallenblase bei Stase,
- ein zu starker Sphinkter- und zu schwacher Gallengangstonus,
- geringere Erregbarkeit afferenter Nerven, Spasmen oder Wandverdickung der Gallengänge,
- fibrosiertes oder vernarbtes Nachbargewebe, z. B. infolge eines Ulkus; wenn Antrumbereich und Duodenum vernarbungsbedingt fixiert sind, können Druckveränderungen in den Gallenkapillaren auftreten,
- Alter; da bis zum Alter von 50 Jahren die Cholesterinsättigung der Galle steigt, kommen Gallensteine bei Frauen unter 50 doppelt so häufig vor wie bei Frauen über 50.

In zahlreichen Studien wurden Faktoren, die zur Gallensteinbildung beitragen können, untersucht, doch die Ergebnisse sind sehr unterschiedlich. In der Pubertät steigt mit dem Beginn der Ovarialfunktion die Cholesterinkonzentration der Galle an.

Auch östrogenhaltige Kontrazeptiva können ebenso wie Östrogen selbst die Cholesterinsättigung der Galle erhöhen. Daher steigt die Inzidenz von Gallensteinen sowohl bei Frauen, die die „Pille" einnehmen als auch gegen Ende einer Schwangerschaft. Wie meine klinische Erfahrung gezeigt hat, können durch orale Kontrazeptiva verursachte Gallenausscheidungsstörungen mit Akne, einer gesteigerten Talg- und Schweißproduktion, Dermatitis, fettigen Haaren usw. verbunden sein. Auch Diabetes erhöht das Risiko einer Steinbildung.

Symptome und Komplikationen

Gallensteine verursachen ähnliche Symptome wie Gallenkoliken. Schmerzen können fehlen oder nur im Anfangsstadium auftreten, sie können aber auch unerträglich sein und mit Fieber und Schüttelfrost einhergehen. Mit bildgebenden Verfahren lässt sich nachweisen, dass manche Menschen, ohne es zu merken, enorm große Steine in sich tragen. Die Gallenblase stellt einfach ihre Funktion ein, ohne äußerlich erkennbare Symptome hervorzurufen. Manchmal tritt während einer Gallenkolik eine Migräne auf. Andererseits muss Migräne aber keine Verbindung zu einem Gallensteinleiden haben, sondern kann mit Hiatushernien oder Divertikulose verbunden sein.

Zu den Symptomen bei Gallensteinen im Ductus choledochus gehören u. a. epigastrische und thorakale Wirbelsäulenschmerzen, ein vorübergehender mäßiger Ikterus, Fieber, anhaltender Schüttelfrost und Erbrechen. Manchmal sind Darmbakterien wie E. coli oder Streptokokken in der Gallenblase zu finden. Bis auf anfallsartige Beschwerden scheinen die Patienten gesund zu sein. Charakteristisch für Choledochussteine ist eine fibrosierte und nicht mehr dehnbare Gallenblase – eine klare Indikation für eine osteopathische Behandlung.

Zu den möglichen Komplikationen von Gallensteinen zählen im Wesentlichen akute oder chronische Cholezystitiden (s. u.). Bei chronischer Cholezystitis ist die Wand der Gallenblase an den Stellen, wo sie mit dem Omentum oder Nachbarorganen in Berührung kommt, sklerotisch-entzündlich verändert. Die Symptome einer akuten Cholezystitis entwickeln sich innerhalb von 24–36 Stunden in einer ganz bestimmten Reihenfolge: Schmerzen – Fieber – Ikterus. Choledochussteine können eine Pankreatitis auslösen oder seltener eine Cholangitis, einen Leberabszess, eine Zirrhose, ein Empyem (Eiteransammlung in einem Organ), eine Fistelbildung oder sogar einen Gallensteinileus nach sich ziehen.

Im Fall eines Choledochusverschlusses ist die Gallenblase, je nachdem, ob der Verschluss durch einen Pankreaskopftumor oder durch einen Gallenstein bedingt ist, entweder vergrößert und dilatiert oder klein und geschrumpft. Wenn der Choledochusverschluss durch einen Pankreastumor verursacht ist (s. Abb. 41), staut sich die Galle in die Gallenblase zurück und erweitert sie, weil der untere Abschnitt des Ductus choledochus blockiert ist. Wenn sich dagegen ein Stein im distalen Abschnitt des Ductus hepaticus einklemmt, kann die Galle nicht in die Gallenblase fließen, die daraufhin funktionslos wird und schrumpft (s. Abb. 42). Auch wenn der Stein im Gallengang liegt, ist die Gallenblase gewöhnlich vernarbt und kann sich nicht mehr dehnen.

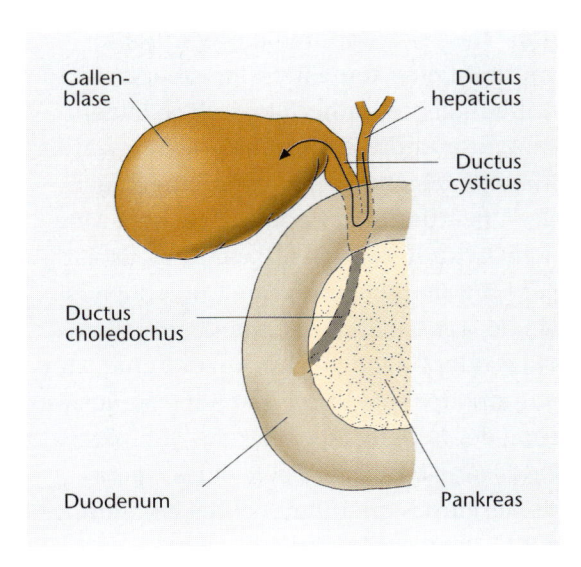

Abb. 41: Choledochusverschluss bei Pankreastumor (nach Testut)

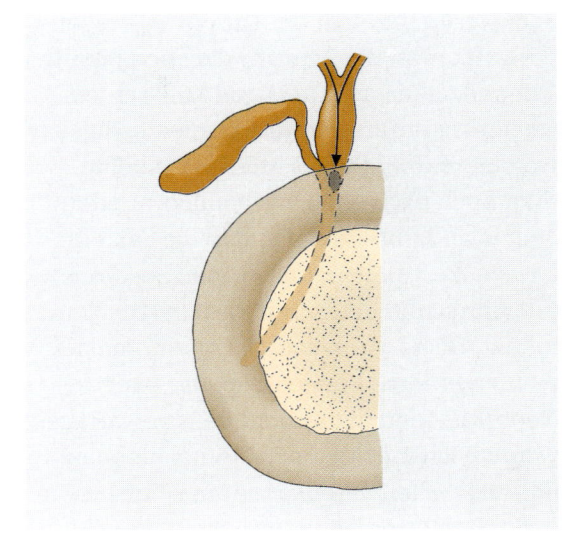

Abb. 42: Choledochusverschluss bei Gallenstein im distalen Ductus hepaticus (nach Testut)

Nach dem französischen Chirurgen Courvoisier (1843–1918) kann eine langfristig bestehende Vergrößerung der Gallenblase bei einem ikterischen Patienten ohne Gallenkoliken Zeichen eines tumorbedingten Choledochusverschlusses sein, meist durch ein Pankreaskopfkarzinom.

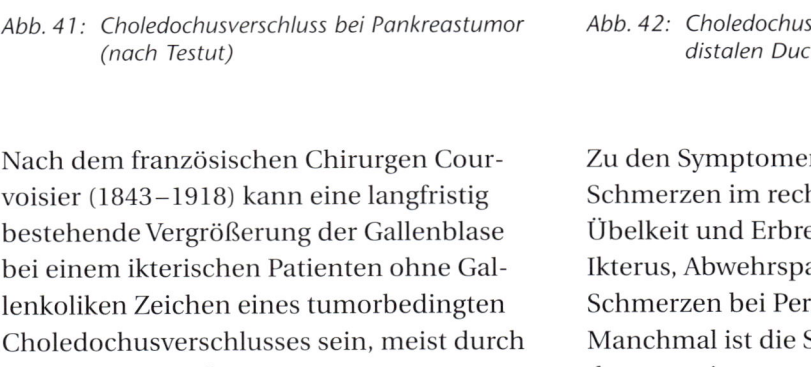

6.2.4 Cholezystitis

Bei der akuten Cholezystitis ist in 95 % der Fälle ein im Ductus cysticus eingeklemmter Stein die Ursache. Die restlichen 5 % lassen sich auf ein Trauma oder eine Operation zurückführen. Da sich die Gallenblase im Rahmen einer Cholezystitis stark ausdehnt, werden Blutzirkulation und Lymphabfluss beeinträchtigt und es kommt zu einer Vermehrung normalerweise harmloser Bakterien.

Zu den Symptomen gehören heftige Schmerzen im rechten oberen Quadranten, Übelkeit und Erbrechen, Fieber, leichter Ikterus, Abwehrspannung der Muskeln und Schmerzen bei Perkussion und Palpation. Manchmal ist die Symptomatik so mild, dass nur ein vager Schmerz in der rechten Schulter gespürt wird. Bei starken epigastrischen Schmerzen mit ausgeprägtem Ikterus ist höchstwahrscheinlich ein Choledochusstein vorhanden. In 50 % der Fälle lässt sich die vergrößerte Gallenblase samt angrenzendem Omentum als druckempfindliche Masse palpieren.

Pathognomonisch für Funktionsstörungen der Gallenblase ist das Murphy-Zeichen. Sie können es folgendermaßen testen: Drücken Sie unter dem rechten Rippenbogen direkt auf die Projektionsstelle der Gallenblase, an der Schnittstelle mit der Medioklavikular-Umbilikallinie, und fordern Sie den Patienten auf, tief einzuatmen. Verstärken sich die

Schmerzen und hält der Patient deswegen die Luft an, ist das Murphy-Zeichen positiv. Differenzialdiagnostisch sind Kolikschmerzen abzugrenzen, die weiter unten lokalisiert werden und weder das Atemholen behindern noch nach oben ausstrahlen, sondern eher nach lumbosakral und in die Sakroiliakalgelenke. Cholezystitisschmerzen können manchmal mit den Schmerzen bei Myokardinfarkt, Ulkus, Pankreatitis, Pneumonie des rechten unteren Lungenlappens, akuter Nephritis, Nierenkolik oder Ileus verwechselt werden. Ich möchte noch einmal betonen, dass ein Gallenblasenkarzinom keine besonderen Beschwerden verursacht. Achten Sie v. a. auf Zeichen einer schleichenden Vergiftung wie allgemeines Krankheitsgefühl, Fieber, Appetitverlust, Gewichtsverlust, Gelbsucht oder dunklen und spärlichen Urin. Bei der chronischen Cholezystitis handelt es sich um wiederholte Episoden einer akuten Cholezystitis, was dazu führt, dass die Schleimhaut und die glatte Muskulatur der Gallenblase durch fibrotisches Gewebe ersetzt werden. Häufig kommt es auch zu Verwachsungen mit Nachbarstrukturen. Die Gallenblase ist nicht mehr imstande, die Galle ausreichend zu konzentrieren. Bei chronischer Cholezystitis treten dieselben Symptome auf wie bei der akuten Form, evtl. besteht zusätzlich leichtes Fieber.

6.2.5 Postcholezystektomie-Syndrom

Ich bin eigentlich gar nicht mehr überrascht, wenn ich auf Patienten treffe, deren Gallenblase wegen Gallensteinen chirurgisch entfernt wurde (Cholezystektomie), ohne dass sich dadurch die Symptome spürbar besserten. Ein Gallenstein ist nicht unbedingt pathophysiologisch so bedeutsam, dass er die Symptome erklären würde. Manchmal geht es einem Patienten nach der Operation sogar noch schlechter. Mögliche Gründe können z. B. ein unvollständiger Eingriff, nicht entfernte Choledochussteine, andere Erkrankungen von Gallenblase oder Gallengängen, ein unentdeckter Tumor oder eine Fistel sein. Eine Stenosierung der Gallengänge oder des Sphinkter Oddi kann entweder Folge eines Operationstraumas oder durch eine Fehlbildung der Gallenwege bedingt sein.

6.2.6 Sonstige Erkrankungen

Die biliäre Zirrhose kann sich als schwere Komplikation eines Gallensteinleidens entwickeln, wenn Patient oder Therapeut zu nachlässig sind bzw. wenn sie gar nicht diagnostiziert wird. Sie ist gekennzeichnet durch einen länger anhaltenden Ikterus infolge des chronischen Gallenstaus und einer Gallengangsentzündung. Die zugrunde liegende hepatische Fibrose kann anfangs noch reversibel sein, wird aber zunehmend irreversibel. Weitere Symptome sind starker Juckreiz, Ikterus und portale Hypertension. Die akute Pankreatitis wird im nächsten Kapitel näher beschrieben. Gallensteine können eine ihrer Hauptursachen sein, da Steine mit einem Durchmesser von bis zu 2 mm den Sphinkter Oddi passieren können. Bei biliärer Dyskinesie ist die Steuerung der glattmuskulären Aktivität von Gallenblase oder Gallengängen gestört. Normalerweise löst die Ankunft des Nahrungsbolus im

Duodenum eine gesteigerte Sekretion von Cholezystokinin aus, und unter dem Einfluss von Cholezystokinin beginnt die Gallenblase sich zu kontrahieren, während sich der Sphinkter Oddi entspannt. Es gibt drei Arten von biliären Dyskinesien, die alle relativ häufig sind: Entleerungsstörungen als eigentliche Dyskinesie, Tonusstörungen und Koordinationsstörungen zwischen Gallenblase und Sphinkter Oddi. Beschwerden wie Übelkeit, Kopfschmerzen, Schwindel, Durchfall und Verstopfung sind die wichtigsten Symptome. Bei biliären Dyskinesien scheint es eine starke psychische Komponente zu geben, weil sie häufiger bei ängstlichen Menschen vorkommen. Verstärker können Nahrungsmittel wie Alkohol, Schokolade, Sahne, Fett und verschiedene Medikamente sein. Meine Beobachtungen lassen auch einen hormonellen Einfluss vermuten, denn eine biliäre Dyskinesie kann z. B. mit einem hohen Östrogenspiegel einhergehen.

Das Gallenblasenkarzinom ist ein bösartiger Tumor. Betroffen sind meist Frauen über 70 Jahre. Zu den eher unspezifischen Symptomen gehören ständige Schmerzen und eine tastbare Masse im rechten Oberbauch, allgemeine Erschöpfung, Gewichtsverlust und Ikterus. Das Gallenblasenkarzinom ist relativ selten und zum Zeitpunkt der Diagnose oft schon inoperabel. Gallengangskarzinome treten v. a. im Ductus choledochus auf und betreffen etwas häufiger Männer im Alter von 40–60 Jahren. Die Symptome umfassen einen zunehmenden Ikterus ohne Schmerzen, Juckreiz, Gewichtsverlust und Stühle ohne Gallenfarbstoffe. In seltenen Fällen kann eine biliäre Obstruktion auch durch Parasitenbefall verursacht sein, z. B. Askariasis, Schistosomiasis, Hydatiden.

6.2.7 Seltene Symptome

Eine schwere biliäre Erkrankung zu diagnostizieren erfordert keine große Erfahrung oder besondere Fähigkeiten; sie spricht für sich. Manche biliären Funktionsstörungen haben zwar keinen Krankheitswert, können aber doch die Lebensqualität schmälern. Ich möchte Sie hier auf weniger geläufige Symptome aufmerksam machen, bei denen ein biliärer Ursprung nahe liegen könnte. Meine Aufzählung beruht auf Erfahrungen mit über tausend Patienten.

– linksseitige Nackenschmerzen, die sich auf die Mm. intertransversarii zwischen den Querfortsätzen des 4. bis 6. Halswirbels konzentrieren; sie können auch Ausdruck von Gastralgien sein, da Magen und Gallenblase von denselben Nerven versorgt werden,
– linksseitige Überempfindlichkeit der Kopfhaut; die besonders beim Kämmen spürbar ist,
– schmerzhafte Druckspannung im linken Auge, im Stirn-Nasenbereich und/oder am linken Nasenflügel,
– Schwierigkeiten, tief zu atmen. Ich vermute, dass die Gallenblase beim tiefen Einatmen gegen angrenzende Strukturen gedrückt und ihr empfindliches Peritoneum dadurch gereizt wird; andererseits könnte tiefes Ausatmen schmerzhaft sein, weil dabei der Ductus choledochus und die extrahepatischen Gallenwege gedehnt und gereizt werden,
– Abneigung gegen die Bauchlage und gelegentliche Schlafstörungen; bei Leberkranken ist der Schlaf dagegen tiefer, aber wenig erholsam, sie leiden an Morgenmüdigkeit und benötigen lange, bis sie wach werden,

- allgemeine und psychische Erschöpfung, allerdings nur krisenhaft und nicht wie bei Leberkranken stark und anhaltend,
- als gelegentliche Begleiterscheinung bei Krisen erhöhte Temperatur, typischerweise morgens zwischen 2–4 Uhr, während es den Patienten beim Aufwachen gewöhnlich kalt ist,
- starke Kopfschmerzen (keine Migräne), die meist links beginnen und sich gegen Ende des Anfalls allgemein ausbreiten,
- Schwindelanfälle, die mit einer Fehlfunktion des N. phrenicus oder vertebrobasilärer Arterien zusammenhängen könnten,
- Photophobie und besondere Abneigung gegen starke Gerüche,
- Überempfindlichkeit gegenüber Sulfiten in Bier, Cidre, Apfelkompott, Chips usw.,
- Verlangen nach sauren Nahrungsmitteln und Nachwürzen von Speisen, z. B. mit Essig, Pfeffer oder Senf.

6.3 Diagnostik

Beim Ecoute-Test ist es schwierig, die Gallenblase von der Leber abzugrenzen. Der Patient beugt sich in beiden Fällen nach vorn und ist dabei mit einer leichten Linksdrehung seitlich nach rechts geneigt. Mit zunehmender Erfahrung werden Sie vielleicht bemerken, dass Patienten mit einer Leberstörung sich zuerst nach rechts neigen und erst ein bisschen später nach vorn beugen. Allerdings ist bei länger bestehenden Problemen mit der Gallenblase im Allgemeinen auch die Leber betroffen und eine Abgrenzung daher bedeutungslos. Als Schonhaltung haben die Patienten ihre rechte Schulter etwas mehr nach unten und vorn gezogen.

6.3.1 Palpation

In Rückenlage des Patienten lässt sich die Gallenblase nur schwer palpieren, deshalb ist die Sitzposition vorzuziehen. Da sich der Gallenblasenfundus anterior befindet, kann er leichter getastet werden. Auch im Fall von Krankheiten kann er besser beurteilt werden, wie man beim Courvoisier-Zeichen sieht. Für die Palpation der Gallenblase sollte sich der Patient im Sitzen nach vorn lehnen, während Sie die subkostale Drucktechnik anwenden. Legen Sie Ihre rechte Hand zunächst vier Fingerbreit unter den rechten Rippenrand und bewegen Sie sie dann posterosuperior und nach links. Die genaue Richtung hängt dabei von der Gallenblasenachse ab. Um eine Abwehrspannung des M. rectus abdominis zu vermeiden, beginnen Sie die Palpation am besten mit der Ulnarseite der rechten Finger am rechten Außenrand des Muskels. Normalerweise ist die Unterseite der Leber glatt und schmerzlos zu ertasten, nur die Gallenblase reagiert selbst bei Leuten ohne Gallenstörungen fast immer empfindlich bzw. überempfindlich auf die Berührung. Daran zeigt sich, wie dicht Gallenblasenwand und Peritonealüberzug innerviert sind. Lassen Sie sich zu Beginn der Untersuchung von dieser Empfindlichkeit leiten, weil es sonst schwierig ist, Gallenblase und Leber zu unterscheiden.

Drücken Sie die Gallenblase gegen die Unterseite der Leber. Wenn dadurch ein starker Schmerz ausgelöst wird, der den Patienten meist unwillkürlich die Luft anhalten lässt, kann eine Cholezystitis vorliegen. Druckempfindlichkeit ohne stärkere Schmerzen spricht eher für einen Gallenblasenspasmus. Manchmal ist auch eine Fibrosierung der Gallenblasenwand bei der Kompression zu spüren. Wenn die Druckempfindlichkeit bei der Recoil-Technik noch zunimmt, handelt es sich meist um eine Reizung oder Fixierung der Gallenblasenwand bzw. des Peritonealüberzugs. Unter solchen Bedingungen sind osteopathische Manipulationen oft sehr wirkungsvoll.

6.3.2 Differenzialdiagnostik mit lokalem Ecoute-Test

Legen Sie Ihre rechte Hand auf den Bauch des Patienten, mit dem Mittelfinger auf der Medianlinie und der Handfläche auf dem Nabel (s. Abb. 43). Beim Ecoute-Test der Gallenblase (Pfeil 1) bewegen sich die Finger auf die Projektionsstelle des Organs am Schnittpunkt des Rippenrands mit der Medioklavikular-Umbilikallinie zu. Durch Pronation der Hand nähert sich auch die Handfläche der Stelle der Gallenblasenprojektion an. Für den Ecoute-Test des Sphinkter Oddi müssen sich die Finger nicht erst nach oben bewegen, sondern die Hand geht gleich in Pronation. Der Daumenballen schiebt sich auf die Projektionsstelle des Sphinkter Oddi, die 3 cm oberhalb des Nabels auf der Medioklavikular-Umbilikallinie liegt. Von hier ist es nicht weit bis zur rechten Niere (Pfeil 2). Verlassen Sie sich einfach auf Ihre Handfläche; sie bewegt sich flach nach rechts, bleibt dann 2–3 cm rechts vom Nabel ruhig liegen, ohne sich dem Rippenrand noch weiter zu nähern, und dreht sich in die Pronationsstellung. Für den Ecoute-Test des Pylorus bleibt die Hand in der Mittellinie und bewegt sich auf ihr bis etwa 7–8 cm oberhalb des Nabels. Dort dreht sie sich je nach Lage des Pylorus entweder nach rechts oder links. Zur Leber

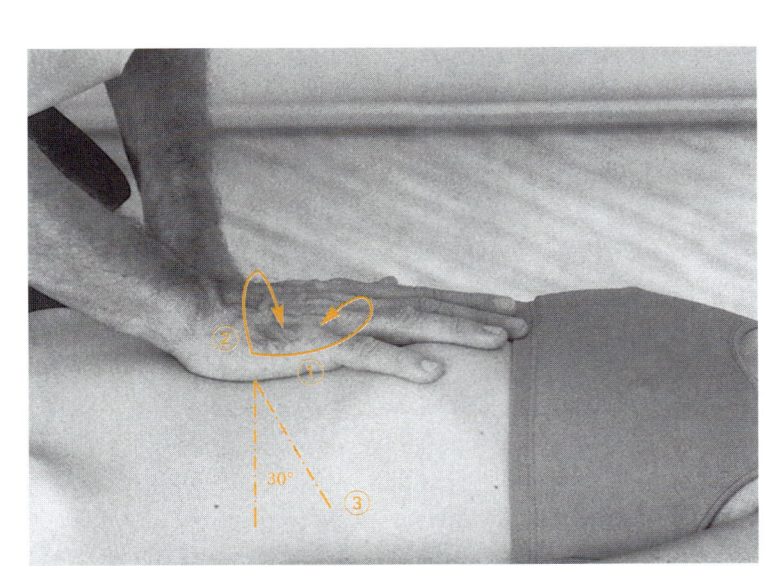

Abb. 43:
Differenzialdiagnostik mit lokalem Ecoute-Test – Gallenblase (1), rechte Niere (2) und Pankreasachse (3)

bewegt sich die Hand genauso wie zur Gallenblase hin, geht aber nicht in die Pronation, sondern bleibt flach auf dem rechten Rippenrand liegen. Beim Ecoute-Test des Pankreas (Pfeil 3) bewegt sich die Hand auf den linken Rippenrand zu, bis ihre Achse einen Winkel von 30° mit einer horizontalen Linie durch den Nabel bildet. Zum Schluss befindet sich der Daumenballen auf dem Sphinkter Oddi.

6.3.3 Inhibitionstechnik

Inhibitionstechniken sind hilfreich, um ein Ulkus im Antrumbereich oder ein Leberproblem auszuschließen. Sie setzen allerdings große Erfahrung voraus.
Angenommen, Ihre Hand würde sich auf die Projektionsstelle der Gallenblase zubewegen und Sie möchten eine Antrumbeteiligung ausschließen. Dann setzen Sie auf der Medianlinie einen Inhibitionspunkt in Nähe des Proc. xiphoideus. Wird Ihre Hand trotzdem weiter zur Projektionsstelle der Gallenblase hingezogen, dürfte es sich um ein Gallenblasenproblem handeln.
Eine Leberbeteiligung ist meistens Zeichen einer schwereren Erkrankung und muss daher ebenfalls überprüft werden. Legen Sie Ihre andere Hand flach auf die Leber, um die hepatische Motilität zu hemmen. Wenn die erste Hand weiterhin von der Projektionsstelle der Gallenblase angezogen wird, liegt wahrscheinlich eine Störung der Gallenblase vor. Wenn sie sich hingegen nicht mehr auf den rechten Rippenrand zubewegt, ist eine Leberbeteiligung zu vermuten.

6.3.4 Andere Tests

Statt die Gallenblase wie oben beschrieben gegen die Unterseite der Leber zu drücken, können Sie eine Dehnung des Gewebes erreichen, indem Sie Ihre Hände auf den Ductus choledochus bzw. das darüber liegende Colon transversum legen und nach unten drücken. Wenn sich der Patient danach besser fühlt, sollten Sie eine Reizung oder Entzündung der Gallenblase in Betracht ziehen. Im Fall einer Fixierung der Gallenblase führt die Rippendrucktechnik mit lateraler Kompression der 9. und 10. Rippe zu Beschwerden beim Einatmen. Das Zentrum der Schmerzen kann sich anterior an der Projektionsstelle der Gallenblase befinden. Allerdings lässt sich mit dieser Technik nur schwer zwischen Leber und Gallenblase unterscheiden. Beim Murphy-Test wird Druck auf die Gallenblasenprojektion ausgeübt, und wenn daraufhin die Atmung abflacht oder stoppt, ist das ein Zeichen für eine stärkere Entzündung der Gallenblase. Da der Ductus choledochus in 15 cm Tiefe und hinter dem Duodenum liegt, ist es illusorisch, ihn von den Umgebungsstrukturen differenzieren zu wollen. Er muss durch das Duodenum hindurch palpiert werden. Bei einer Entzündung reagiert er empfindlich auf Dehnungsreize und kann daher indirekt über das Anheben der Leber getestet werden. Um die Dehnung noch zu verstärken, wird der Oberkörper des Patienten schließlich noch nach hinten geneigt. Bei einer Choledochusentzündung müsste der Patient knapp rechts von der Medianlinie zwischen Leber und Nabel ein unangenehmes Gefühl oder Schmerzen spüren. Solche Beschwerden können jedoch auch vom Duodenum, Pylorus oder der rechten Niere ausgehen.

Wir werden weiter unten noch erläutern, dass Ductus choledochus und Gallenblase immer zusammen behandelt werden sollten. Die Projektionsstelle des Sphinkter Oddi befindet sich auf der Medioklavikular-Umbilikallinie zwei Finger breit über dem Nabel. Beim Mobilitätstest drücken Sie unter gleichzeitiger leichter Drehung im Uhrzeigersinn mit Daumen- oder Kleinfingerballen, je nachdem, welcher das bessere Tastvermögen besitzt, auf diese Stelle. Wenn dabei erst gegen Ende der Bewegung Druckempfindlichkeit auftritt, liegt vermutlich ein Sphinkter-Oddi- oder ein Papilla-Vateri-Problem vor. Wird die Druckempfindlichkeit schon früher ausgelöst, scheint eher das Omentum majus, der Dünndarm oder der zweite Duodenalabschnitt betroffen zu sein. Schmerzen nach Lösen des Drucks bei der Recoil-Technik legen eine lokale Reizung des Gewebes nahe. Auch beim Motilitätstest drücken Sie mit Daumen- oder Kleinfingerballen auf die Projektionsstelle des Sphinkter Oddi und versuchen, durch mehrere Drehungen möglichst tief zu kommen. Lassen Sie dann mit dem Druck etwas nach. Normalerweise wird sich die Hand beim Ecoute-Test in einem langsamen Rhythmus im und gegen den Uhrzeigersinn bewegen. Wenn eine Störung vorliegt, wird die Hand dagegen flach und tief eingedrückt liegen bleiben, ohne sich zu drehen.

6.4 Behandlung

Geeignete Techniken für die Behandlung von Gallenblase und Gallengängen sind ausführlich im *Lehrbuch der Viszeralen Osteopathie, Bd. 1*, beschrieben. Inzwischen habe ich sie noch erweitert und verbessert. Manipulationen eignen sich v. a. für die Behandlung von Gallenstaus, Gallenblasenspasmen, Fibrosierungen, aber auch von Vernarbungen und Entzündungen. Die Gallenblase wird gewöhnlich in vier Schritten behandelt:
– Lösen von Fixierungen
– Drainage der Gallenblase
– Dehnung des Ductus choledochus
– Induktionstechnik

6.4.1 Behandlungsmethoden

Lösen von Fixierungen

Um Fixierungen wie z. B. Adhäsionen der Gallenblase zu lösen, wählen Sie bei Patienten in Sitzposition einen Zugang von subkostal und rechts. Bei Abwehrspannung der Bauchmuskeln sollten Sie sich vom rechten Außenrand des M. rectus abdominis aus der Gallenblase nähern. Bewegen Sie unter Beachtung der physiologischen Gallenblasenausrichtung Ihre Finger von hinten nach vorn und von rechts nach links, bis Sie den anteroinferioren Rand der Leber erreichen. Eine sofort auftretende Berührungsempfindlichkeit zeigt Ihnen, wo die Gallenblase liegt. Manchmal reagiert auch der retroskapuläre Triggerpunkt auf der rechten Seite, wenn Sie die Gallenblase berühren. Drücken Sie die Finger gegen die Unterseite der Leber und versuchen Sie dabei möglichst weit nach hinten zu gelangen, oder greifen Sie unter die Gallenblase und drücken sie gegen die Unterseite der Leber. Sobald Sie druckempfindliche Stellen bemerken, können Sie

sie lockern, indem Sie abwechselnd vorsichtig darauf drücken und wieder loslassen und sie zur Entspannung leicht mit den Fingerspitzen massieren, bis der Schmerz nachlässt. Nach dem Lockern dieser Stellen, d. h. wenn sie nicht mehr schmerzen, lassen Sie die Finger über die ganze Oberfläche der Gallenblase kreisen, um systematisch jeden Punkt abzutasten.

Drainage der Gallenblase

Auch bei diesem Behandlungsschritt bleibt der Patient sitzen, während Sie Ihre Finger auf den Fundus der Gallenblase legen. Streichen Sie die Gallenblase rhythmisch mit den Fingern aus, als wollten Sie den Fluss der Galle vom Fundus zum Gallenblasenhals unterstützen, und zwar entlang der Gallenblasenausrichtung zuerst nach superomedial und dann nach inferomedial (s. Abb. 44). Streichen Sie mit den Fingern immer so weit, bis Sie Widerstand spüren, und gehen Sie jedes Mal etwas weiter. Wenn Sie diese Manipulation 4–5-mal wiederholt haben, müsste die Ausstreichung widerstandslos möglich sein.

Dehnung des Ductus choledochus

Dieser Behandlungsschritt beginnt, sobald sich die Finger nach unten auf den Sphinkter Oddi zubewegen (s. Abb. 45). Für unsere Zwecke reicht es, den Ductus cysticus als Anfangsteil des Ductus choledochus zu sehen. In dieser Behandlungsphase dürfen Sie mit dem Druck nicht nachlassen. Um zu vermeiden, dass ein Gallenblasen- oder Choledochus-Spasmus ausgelöst bzw. verstärkt wird, darf der Druck aber nicht schmerzhaft sein. Wenn Sie die Finger nicht

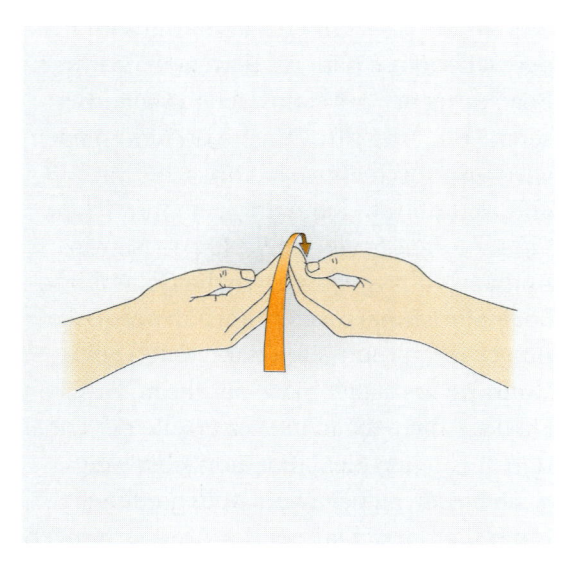

Abb. 44: Entleerung der Gallenblase – Behandlungsphase im Bereich der Gallenblase

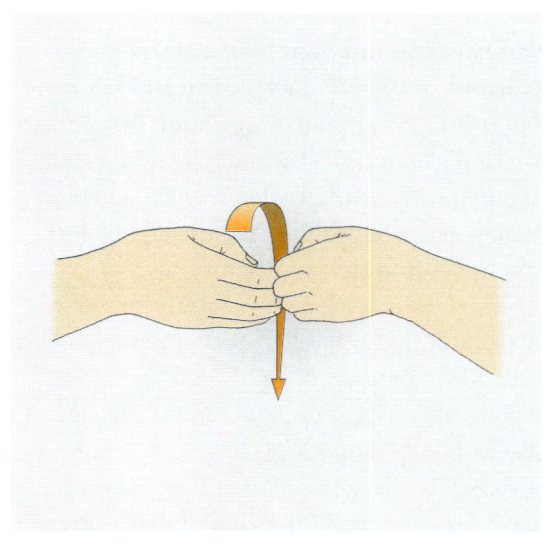

Abb. 45: Entleerung der Gallenblase – Behandlungsphase im Bereich des Ductus choledochus

mehr weiter nach unten bewegen können, lassen Sie sie an der Stelle und bringen den Patienten in eine Rücklage, damit die Längsdehnung des Ductus choledochus zunimmt.

Induktionstechnik

Die Induktionsbehandlung der Gallenblase wird ebenfalls in Sitzposition des Patienten durchgeführt. Legen Sie die Finger auf den mittleren Teil der Gallenblase, der mit Peritoneum überzogen ist. Gewöhnlich befinden sich hier fibrosierte, schmerzhafte Stellen und Sie können mit den Händen spüren, wie sich der Körper um die Gallenblase bewegt. Anfangs werden es weiträumige Bewegungen sein, die Sie – wie bei jeder Induktionsbehandlung üblich – mitmachen, indem Sie mit den Fingern die Spannung des fibrotischen Gewebes durch Gegenzug verstärken. Je mehr sich die Gallenblase entkrampft und sich das fibrotische Gewebe lockert und weniger empfindlich wird, desto kleiner werden die Bewegungen, bis sie schließlich ganz aufhören. Selbst wenn die direkte Behandlung scheinbar schon ausreichend wirksam war, sollten Sie diese Technik noch zusätzlich anwenden, weil sie neben Leber und Gallenblase auch alle angrenzenden Gewebe lockert und Sie auf diese Weise Fixierungen entdecken können, die Ihnen vorher möglicherweise entgangen sind. Das kann z. B. bei chronischer Cholezystitis der Fall sein. Gewöhnlich führen chronische Gallenblasenerkrankungen zu einer Fibrosierung, die gut durch Induktion behandelt werden kann. Wenn sich die Wände der Gallenblase verdicken, wird ihre physiologische Funktion zunehmend beeinträchtigt. So muss sich die Gallenblase beim Ausstoßen der Galle kräftiger kontrahieren. Aus diesem Grund kann es zu stärkeren Spasmen kommen, die selber zum Problem werden. 1981 habe ich zusammen mit meinem Kollegen Pierre Mercier einen Patienten mit Cholesteatose („Stippchengallenblase" mit Einlagerung von Lipoidzellen in der Wand) behandelt. Wir hatten uns für eine Induktionsbehandlung entschieden und ließen die Wanddicke der Gallenblase vor und eine Woche nach der Behandlung von Dr. Serge Cohen mit Ultraschall messen. Infolge der Behandlung war eine Verringerung der Wanddicke von 50% nachzuweisen.

Direkte Technik

Bei linker Seitenlage des Patienten mit angezogenem rechten Bein kann auch eine Behandlung des Ductus choledochus in horizontaler Richtung erfolgen. Es ist die gleiche Technik, wie wir sie für die Pars descendens des Duodenums beschrieben haben. Da dieser Duodenalabschnitt eng mit dem Ductus choledochus verbunden ist, sollte er zuerst gedehnt werden. Die Finger liegen ein wenig links von der Linea alba und drücken nach rechts und ins Körperinnere in Richtung des Duodenums (s. Abb. 46). Lassen Sie dann mit dem Fingerdruck etwas nach und rollen Sie das Duodenum hin und her, zuerst in horizontaler Richtung, danach längs auf den Rippenrand und schließlich längs auf den Nabel und den Sphinkter Oddi zu. Auf diese Weise wird der Ductus choledochus in ganzer Länge durchbewegt.

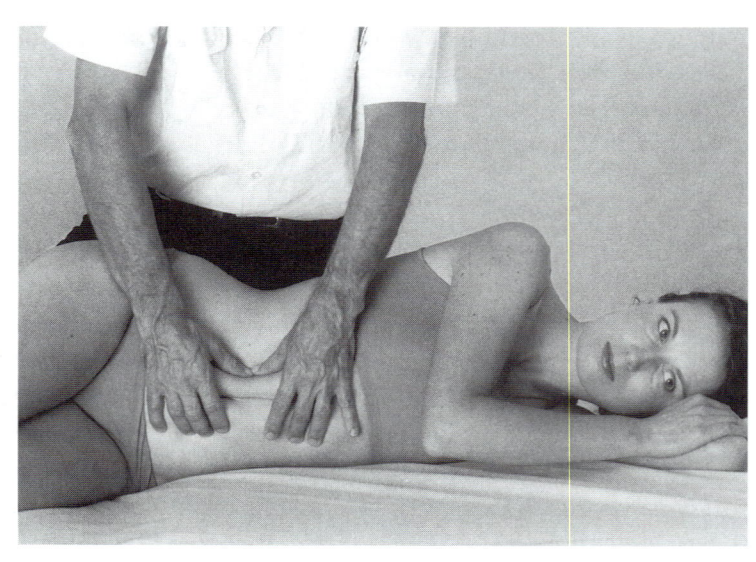

*Abb. 46:
Direkte (horizontale) Behandlung
des Ductus choledochus
in Linksseitenlage*

Recoil-Technik

Die Recoil-Technik sollte am sitzenden Patienten angewandt werden. Zuerst dehnen Sie durch Anheben der Leber den Ductus choledochus und verlängern so in Längsrichtung den Abstand zwischen ihm und der Leber. Diese Choledochus-Dehnung können Sie durch die Recoil-Technik ergänzen, indem Sie ihn mit den Fingern auf den Nabel zuschieben und dann schnell loslassen. Das wirkt sich v. a. auf den Sphinkter Oddi aus. Sie können alternativ auch bei der oben beschriebenen Behandlung des Ductus choledochus in horizontaler Richtung einfach das Duodenum wie eine Gitarrensaite zupfen.

Am wirkungsvollsten lässt sich die Recoil-Technik an der Projektionsstelle des Sphinkter Oddi einsetzen. Drücken Sie an dieser Stelle das Os pisiforme Ihrer Hand so tief wie möglich ins Körperinnere und verschieben Sie es unter Beibehaltung des Drucks nach lateral in Richtung des Rippenrands oder des Colon ascendens, bevor Sie dann plötzlich mit dem Druck nachlassen. Dadurch können Sie eine vergleichbar gute Wirkung auf den Ductus choledochus wie auf den Sphinkter Oddi erzielen.

6.4.2 Methodisches Vorgehen

Im Allgemeinen empfiehlt es sich, bei den Behandlungstechniken im Sitzen mit der Gallenblase anzufangen und danach mit dem Ductus choledochus und schließlich mit dem Sphinkter Oddi weiterzumachen. Ich habe zwar auch ausprobiert, mit dem Sphinkter Oddi zu beginnen, doch die Ergebnisse waren besser, wenn ich die Behandlung in der oben genannten Reihenfolge durchführte. Wenn Sie andere Erfahrungen gemacht haben, brauchen Sie sich allerdings nicht nach meinem Vorgehen zu richten.

Durch Stimulation des Pylorus, der Flexura duodenojejunalis und des ileozäkalen Übergangs lässt sich die Wirksamkeit biliärer Manipulationen noch steigern. Doch die Behandlung von knöchernen Restriktionen ist erst sinnvoll, nachdem systematisch alle Fixierungen im Bereich der Gallenwege gelöst worden sind.

Schließen Sie die Behandlungssitzungen mit Induktions- und kranialen Techniken ab. Kraniale Läsionen scheinen meist reflektorisch zu sein, wobei linksseitige Läsionen v. a. in der Frontal- und Temporalregion infolge von biliären und rechtsseitige eher bei hepatischen Funktionsstörungen auftreten.

Hormonelle Einflüsse

Wie viele andere klinische Therapeuten habe ich festgestellt, dass Gallenblasenprobleme bei Frauen offenbar mit der Aktivität der Ovarien korreliert sind. Die meisten Beschwerden treten unmittelbar vor der Menstruation auf und Steine bilden sich nachweislich v. a. in der Lutealphase. Von der jeweiligen Zyklusphase hängt es auch ab, welche Behandlungsmethode am besten geeignet ist.

Frauen berichten öfter von spannenden oder schmerzenden Brüsten zum Zeitpunkt der Ovulation, und tatsächlich lassen sich im mittleren Thoraxbereich oft kostovertebrale Restriktionen finden, die mit einer gesteigerten Brustdrüsenaktivität übereinstimmen. In dieser Phase würde jede Manipulation im mittleren Thoraxbereich nur zu lokalen Reizungen führen und das Spannungsgefühl in den Brüsten sowie die Verspannung der paravertebralen und interkostalen Muskeln noch verstärken. Möglicherweise würde die Manipulation sogar eine natürliche Kompensation, mit der die Patientin gut leben kann, stören.

In dieser Situation sollten Sie die Rippenknorpelgelenke untersuchen. Wenn mehrere von ihnen schmerzhaft und in ihrer Bewegung eingeschränkt sind, sollten Sie den Behandlungstermin bis zu einer anderen Zyklusphase der Patientin verschieben. Das Gleiche gilt für thorakale, lumbale und sakroiliakale Restriktionen.

Unmittelbar vor der Menstruation staut sich in der Beckenregion das Blut, der Uterus zieht an seinen Sakrumbefestigungen und alle Bandstrukturen sind gespannt und empfindlich. Zu diesem Zeitpunkt besteht z. B. die Gefahr, dass durch Manipulation der Sakroiliakalgelenke Ischiasschmerzen ausgelöst werden. Allgemein sollten Sie, wenn in einem bestimmten Gebiet alle Bandstrukturen empfindlich sind, immer eine hormonelle oder reflexogene Ursache in Betracht ziehen.

Auch bei Männern gibt es solche hormonellen Schwankungen, z. B. des Testosteronspiegels, wenn auch weniger offensichtlich als bei Frauen. Da die körperlichen Auswirkungen äußerlich nicht erkennbar sind, werden sie leicht übersehen. Es ist bekannt, dass die sexuelle Aktivität bei Männern Schwankungen unterliegt, die oft mit hormonellen Veränderungen einhergehen.

Die hormonelle Beeinflussbarkeit der Gallenblase und der biliären Funktionen könnte auch zyklisch auftretende Funktionsstörungen (z. B. in monatlichem, halbjährlichem oder jährlichem Rhythmus) erklären, die manche Patienten bei sich beobachten. Möglicherweise kommen sie wegen Nebenerscheinungen wie häufigen Nacken- oder Thoraxschmerzen zur Behandlung und sind überrascht, dass sich das Problem durch viszerale Manipulation beseitigen lässt. Ich glaube, dass die Steuerung durch endokrine Hormone auch bei funktionellen Magenerkrankungen eine Rolle spielt (s. Kap. *Magen und Duodenum*).

6.4.3 Assoziierte knöcherne Restriktionen

Bei Gallenwegserkrankungen finden sich häufig Restriktionen auf der linken Seite der Halswirbelsäule, meistens in Höhe von C 4–C 6. Ich glaube, dass es Restriktionen sind, die vom N. phrenicus bzw. von den Vagusnerven verursacht werden. Eine Untersuchung der Halswirbelsäule kann Ihnen helfen, die biliäre Störung genauer zu lokalisieren. Kann sie in begrenztem Umfang bewegt werden und ist die Mobilität v. a. links eingeschränkt, liegt vermutlich eine Gallenblasenstörung vor. Rechtsseitige Restriktionen der Halswirbelsäule sind ganz selten mit biliären, sondern eher mit Leberfunktionsstörungen assoziiert. Bei rechtsseitigen kostovertebralen Restriktionen, besonders des 7.–9. Brustwirbels, ist automatisch von einer biliären Störung auszugehen. Solche Wirbelrestriktionen sollten Sie erst korrigieren, nachdem Sie die Gallenblase behandelt haben.

Bei kleineren Funktionsstörungen der Gallenblase wird der Sotto-Hall-Test ohne Befund sein. Positiv fällt er nur aus, wenn bei größeren Galletransportstörungen die intrahepatische Zirkulation unterbrochen ist. Dass der Sotto-Hall-Test bei Leberstörungen positiv wird, liegt an einem Ungleichgewicht der faszialen Spannungen und den Auswirkungen auf den arteriovenösen Kreislauf. Beim systolischen und diastolischen Druck zeigen sich jedoch keine Unterschiede.

6.4.4 Therapieempfehlung

Gallensteine stellen keine Kontraindikation für eine osteopathische Behandlung dar. Es ist zwar denkbar, dass durch die Manipulationen eine Steinwanderung in die Papilla Vateri bzw. den Sphinkter Oddi ausgelöst und die Funktion des Ductus pancreaticus beeinträchtigt werden könnte (Pankreatitisrisiko!), doch bisher ist kein einziger Fall bei tausenden Behandlungen vorgekommen. Große Steine wandern im Allgemeinen nicht und kleine Steine gelangen problemlos ins Duodenum.

In manchen Fällen traten nach der Behandlung vorübergehend stärkere Nebenwirkungen auf, z. B. Übelkeit, unkontrollierbares Erbrechen, kurzfristig leicht erhöhte Temperatur, Solarplexusschmerzen und Schwindelanfälle. Ich muss allerdings sagen, dass ich im Verhältnis zu der Stärke der Nebenwirkungen immer gute Ergebnisse erzielt habe. Ich möchte den Fall einer 40-jährigen Patientin anführen, die mit einer arteriellen Hypertonie von 190/110 mmHg zur Behandlung kam. Nachdem ich Gallenblase, Ductus choledochus und Sphinkter Oddi behandelt hatte, war sie am ganzen Körper mit Petechien (kleinen punktförmigen Hautblutungen) übersät. Eine Woche lang hatte sie leichtes Fieber und fühlte sich sehr schwach. Dann stabilisierte sich ihr Blutdruck bei 120/70 mmHg und hat sich seit über 6 Jahren nicht wieder erhöht. Wie sind solche Reaktionen zu erklären? Natürlich spielt die Leber eine wichtige Rolle bei der Blutgerinnung (sie produziert Heparin, Prothrombin, Fibrinogen usw.), aber objektiv nachvollziehen lässt sich der Zusammenhang zwischen der Behandlung und den beobachteten Symptomen nicht. Unsere Kritiker werden sicherlich Hexerei oder das Unterbewusstsein am Werk sehen, aber fragen Sie die Patientin selbst!

Wenn nach der Behandlung schwere, unerwartete oder anhaltende Nebenwirkungen auftreten, sollten Sie aber nichts riskieren und den Patienten zu einem Spezialisten überweisen bzw. eine gründliche Untersuchung veranlassen. Achten Sie v. a. auf Allgemeinsymptome wie Gewichtsverlust oder Schwäche. Wenn Fieber auftritt, sollten Sie die Behandlung abbrechen und die Ursache abklären. Möglicherweise liegt eine Infektion vor, die sich nicht weiter ausbreiten sollte. Vergessen Sie nicht, den Patienten vorzuwarnen, dass u. U. stärkere Reaktionen auf die Behandlung folgen können, z. B. Übelkeit, Erbrechen, niedriger Blutdruck und manchmal auch Anzeichen einer Depression. Glücklicherweise verschwinden alle Symptome ein paar Tage später wieder.

Die Ernährung ist wichtig, doch da die Verdauung eng mit hormonellen und emotionalen Einflüssen zusammenhängt, lässt sich manchmal nicht genau sagen, welche Auswirkungen die Ernährung auf die biliäre Funktion hat.

Ich möchte noch einmal die Wechselbeziehung von Gallenblase und Magen hervorheben. So kann es passieren, dass nach erfolgreicher Behandlung einer Gallenblasenstörung Magenschmerzen an ihre Stelle treten. Das lässt sich meiner Meinung nach dadurch erklären, dass beide Organe parasympathisch innerviert sind und sich bei Funktionsstörungen gegenseitig kompensieren bzw. aneinander anpassen können.

7 Pankreas und Milz

Im *Lehrbuch der Viszeralen Osteopathie, Bd. 1*, ist die Behandlung dieser beiden Organe nicht beschrieben, weil die damals bekannten Techniken ihre Wirksamkeit noch nicht unter Beweis gestellt hatten. Außerdem war uns nicht klar, wo die Techniken angewendet werden sollten. Heute bin ich in Bezug auf die Milz noch nicht weitergekommen, aber beim Pankreas gibt es kleine Fortschritte zu verzeichnen.
Das Pankreas behandle ich v. a. über den Sphinkter Oddi, weil ich glaube, hier Einfluss auf den Transport der Pankreassäfte im Wirsung- und Santorini-Gang (Ductus pancreaticus bzw. pancreaticus accessorius) nehmen zu können. Wie bereits im Kapitel *Einführung* erwähnt, scheinen viszerale Manipulationen am wirksamsten bei Organen mit Ausführungsgängen zu sein. Nach meiner Erfahrung mit über hundert Patienten bin ich überzeugt, dass sich besonders die Induktionsbehandlung günstig auf die Pankreassekretion auswirkt, doch beweisen kann ich es nicht.
Ich bin noch weit davon entfernt, einen günstigen Einfluss osteopathischer Manipulationen auf die Funktion der Milz belegen zu können. Die Milz hat keinen Ausführungsgang, und auch ihre Physiologie wird noch nicht ganz verstanden. Ich glaube zwar, dass eine manuelle Stimulation der Milz die Abwehrkräfte des Körpers stärkt, habe aber keine Beweise dafür. Ich kann auch nichts zu ihrer Empfindlichkeit sagen, weil sich die Milz bei der Palpation nur schwer von den Nachbarstrukturen abgrenzen lässt.
Allerdings geht es nicht darum, alles in Frage zu stellen. Viele osteopathische Behandlungstechniken sind ja tatsächlich rein empirisch entwickelt worden. Dass z. B. eine vertebrale Manipulation bei Rückenschmerzen helfen kann, ist klinisch unbestritten, doch der Wirkmechanismus bleibt hypothetisch. Deshalb will ich auch nicht behaupten, dass die Milz manuell gar nicht behandelt werden kann, sondern Sie nur bitten, sehr vorsichtig und zurückhaltend bei der Interpretation der Behandlungserfolge zu sein.
In diesem Kapitel werde ich einige Hinweise zur Milz geben und v. a. Erkrankungen des Pankreas und von mir entwickelte Behandlungstechniken beschreiben. Die enge Beziehung des Pankreas zum hepatobiliären System macht die differenzialdiagnostische Abgrenzung sehr schwierig, wenn nicht gar unmöglich.

7.1 Physiologie und Anatomie

7.1.1 Pankreas

Aufgrund der engen Beziehung zwischen Pankreas und Duodenum können beide Organe nicht getrennt behandelt werden. Das Pankreas ist eine Drüse mit einem durchschnittlichen Gewicht von 70 g und einer Länge von 18 cm, bei Männern ist sie etwas größer. Durch das Mesocolon transversum wird das Pankreas in zwei Abschnitte unterteilt, von denen der obere der wichtigere ist. Während Pankreaskopf und -körper ziemlich lagestabil sind, ist der Pankreasschwanz beweglicher und so tief im Körperinneren gelegen, dass er schwierig palpiert und unmöglich von der Umgebung abgegrenzt werden kann. Das Pankreas ist im Lumbalbereich an die hintere Bauchwand geheftet und Kopf und Schwanz befinden sich in der Medianlinie in Höhe des 1. und 2. Lendenwirbels.

Für osteopathische Zwecke sind zwei Pankreasteile zu unterscheiden: Der größere exokrine Teil gibt über zwei Ausführungsgänge seine Verdauungssäfte an das Duodenum ab und hängt eng mit der Leber zusammen. Der kleinere endokrine Teil spielt hormonell eine Rolle und setzt Insulin und Glukagon ins Blut frei. Das exokrine Pankreas scheint besser auf direkte Behandlungstechniken und das endokrine Pankreas besser auf Induktionstechniken zu reagieren. Inneviert wird das Pankreas vom N. vagus und vom Plexus coeliacus. Dass ein Pankreaskopfkarzinom schon früh Schmerzen verursacht, könnte auch mit einer Tumorinfiltration des Nervengewebes und nicht nur mit dem gestiegenen Druck in den Ausführungsgängen zusammenhängen.

Haltestrukturen

Da das Pankreas im *Lehrbuch der Viszeralen Osteopathie, Bd. 1*, nicht beschrieben wurde, will ich hier kurz auf seine Haltestrukturen eingehen, Sie aber gleichzeitig bitten, nähe-

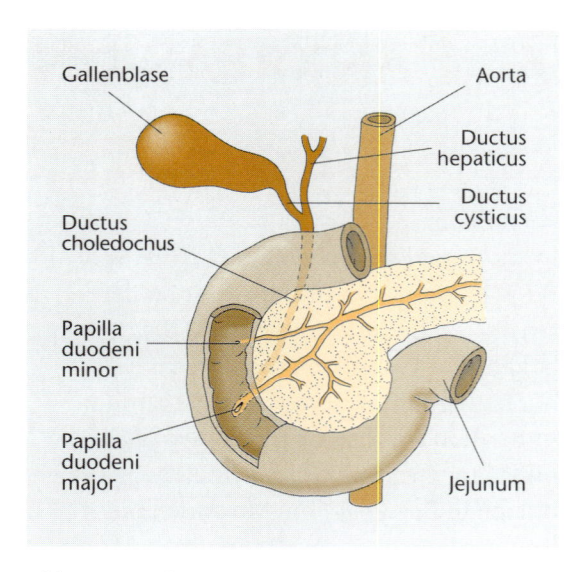

Abb. 47: Pankreas (nach Testut)

re Informationen in Anatomiebüchern nachzulesen. Gestützt vom Duodenum und außerdem von parietalem Peritoneum gehalten wird das Organ gegen die posteriore Bauchwand gedrückt (s. Abb. 47). Der Pankreaskörper ist an der Flexura duodenojejunalis befestigt und der Pankreasschwanz steht über ein Stück Omentum locker mit der Milz in Verbindung. Auf der Rückseite des Pankreaskopfes befindet sich eine 3 cm lange Furche, in der der Ductus choledochus verläuft; auf diese anatomische Nähe zwischen dem Ausführungsgang der Leber und dem Pankreaskopf kommen wir bei der Behandlung noch einmal zu sprechen. Der Pankreaskopf liegt dem von der rechten Zwerchfellkuppel bedeckten Wirbelkörper des 2. bzw. teilweise auch 3. Lendenwirbels auf. In das zwischen Wirbeln und Pankreas vorhandene Fettgewebe sind Aorta, V. cava inferior und die rechte Nierenvene eingebettet. Diese Gefäße können im Fall eines Pankreastumors so zusammengedrückt werden, dass sich ein Beinödem entwickelt. Das Pankreas liegt mit der Rückseite retroperitoneal, während die Vorderseite von Peritoneum überzogen ist. Das Pankreas hängt jedenfalls funktionell eng mit dem Peritoneum zusammen.

Ausführungsgänge

Der Ductus pancreaticus verläuft oberhalb des Ductus choledochus und vereinigt sich normalerweise mit ihm, bevor sie die Pars descendens des Duodenums erreichen. Die Mündung befindet sich im posteromedialen Teil des Duodenums an der Papilla duodeni major (Vateri), und gelegentlich weitet sich der gemeinsame Gang vorher zur Ampulla hepatopancreatica bzw. Ampulla Vateri. Der kleinere Ductus pancreaticus accessorius (Santorini-Gang) entsteht im Halsteil des Pankreas und mündet 2–3 cm über der Vater-Papille an der Papilla duodeni minor ins Duodenum.

Das Pankreas kann pro Tag 1,5–2 Liter Verdauungssäfte absondern, doch im Nüchternzustand findet so gut wie keine Pankreassekretion statt. Bei 70 % der Menschen sind Ductus choledochus und Ductus pancreaticus zu einem gemeinsamen Gang von mindestens 5 mm Länge vereinigt (s. o.), so dass in beide Richtungen ein Reflux möglich ist. Rücklaufende Galle kann zu einer Zerstörung und Fettnekrose der Parenchymzellen im Pankreas führen. Wie Obduktionen gezeigt haben, verflüssigen sich die nekrotischen Zellen innerhalb von 24 Stunden und schmelzen ein. Im Allgemeinen kommt es aber nicht zum Gallereflux, weil der Druck im Ductus pancreaticus höher ist als in den Gallengängen.

7.1.2 Milz

Sie sollten sich mit diesem Organ so gut auskennen, dass Sie pathologische Veränderungen erkennen können. Bei Kindern ist die Milz gut zu tasten, bei Erwachsenen aber normalerweise nicht. Wenn Sie die Milz eines Erwachsenen leicht palpieren können, ist sie vergrößert. Wie schon gesagt, weiß man noch nicht viel über die Physiologie der Milz, und da es weder spezifische Behandlungstechniken noch einen Wirkungsnachweis für Milz-Manipulationen gibt, stellt sich die Frage, ob es überhaupt sinnvoll ist, sie zu behandeln.

Nach dem Stillschen Prinzip, dass die Funktion von der Struktur abhängt, scheint zumindest eine Lockerung von Umgebungsstrukturen der Milz vernünftig zu sein. Denn bei jeder mechanisch-funktionellen Einschränkung sind Viszeralorgane auch physiologisch beeinträchtigt. Deshalb schlage ich eine indirekte Behandlung der Milz über Umgebungsstrukturen wie z. B. linke Kolonflexur, Magen, Zwerchfell oder Rippen vor. Ich habe zwar wiederholt direkte Techniken ausprobiert, aber keine oder nur eine geringe Wirkung feststellen können. Deshalb glaube ich, dass eine direkte Behandlung der Milz von fraglichem Nutzen und u. U. sogar gefährlich ist.

Von allen Drüsenorganen ist die Milz sicherlich das weichste und am wenigsten resistente. Sie ist so verletzlich, dass es bei einem Trauma zur Milzruptur kommen kann, und eine Naht ist praktisch unmöglich. Aus diesem Grund wird die Milz nach einem Trauma oft entfernt.

Bei Männern ist die Milz etwa 13 cm lang, 8 cm breit und 3 cm dick, bei Frauen und im Alter ist sie kleiner, und ihr Gewicht

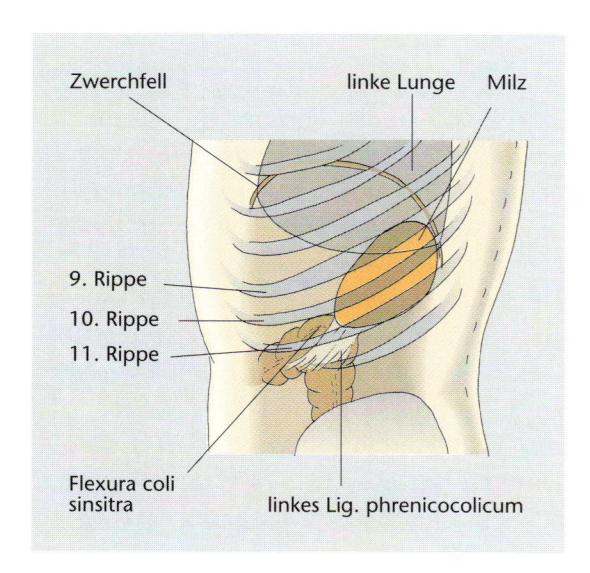

Abb. 48: Lage der Milz (Ansicht von dorsolateral)

schwankt zwischen 600 und 1200 g. Umgeben von einer Kapsel hat sie eine weiche Konsistenz und scharfe Kanten, wobei sich die untere Kante am lateralen Rand des linken oberen Quadranten entlangzieht (s. Abb. 48). Das Parenchym der Milz besteht aus zwei unterschiedlichen Geweben, der weißen Pulpa als Teil des lymphatischen Systems und der roten Pulpa als Teil des Blutsystems.

Anatomische Lagebeziehungen

Die Milz wird lateral, posterior und superior vom Zwerchfell, medial von der posterolateralen Seite des Magens und inferior teilweise von linker Niere und Nebenniere, Mesocolon transversum und linkem Lig. phrenicocolicum begrenzt. Das linke Lig. phrenicocolicum weist nach Testut eine runde Eindellung auf, in der die Milz wie in einer Schale ruht, und wird manchmal auch als das Aufhängeband der Milz bezeichnet. Es ist die einzige Bindegewebsstruktur, die eine Ptose der Milz verhindern kann, wozu das Omentum, das Milz und Magen bzw. Pankreas verbindet, nicht in der Lage wäre. Die Ausrichtung der Milz entspricht in etwa dem Verlauf der unteren Rippen, d. h. von superior nach inferior, von posterior nach anterior und von lateral nach medial. Räumlich betrachtet wird die Milzloge von zwei horizontalen Ebenen abgeschlossen; die obere schneidet den 5. Interkostalraum und die Zwerchfellkuppel in Höhe des 10. Brustwirbels und die untere den unteren Rippenbogen, das Colon sowie das Mesocolon transversum. Die Seitenbegrenzungen werden lateral von der Thoraxwand und medial vom Fundus und der großen Kurvatur des Magens gebildet. Weil die Milz nur wenige Befestigungsstrukturen hat und relativ beweglich in ihrer Loge liegt, macht sie die Bewegungen des Zwerchfells mit. Beim Einatmen bewegt sie sich nach unten und in eine horizontale Lage. Auch beim Hinsetzen und Vornüberbeugen verlagert sich die Milz. Wenn der Magen voll ist, bewegt sich die Milz nach anteroinferior, und selbst der Füllungszustand des Colon transversum wirkt sich auf die Milz aus.

Funktionen

Da die Milz gut vaskularisiert ist und als Blutspeicher dient, kann sie ihr Volumen und ihr Gewicht verdoppeln. Aufgrund eines kleinen Anteils kontraktiler Fasern in der weißen Milzpulpa kann sie sich kontrahieren, um das Blut in den allgemeinen

Kreislauf abzugeben. Als lymphatisches Organ enthält die Milz viele Lymphozyten und ist an der Antikörperbildung beteiligt; allerdings bewirkt eine Splenektomie keinen signifikanten Rückgang der Antikörperproduktion. Das Organ spielt eine wichtige Rolle bei der Phagozytose von Bakterien und beim Abbau verbrauchter roter Blutzellen und Blutplättchen. Während der Embryogenese nimmt die Milz aktiv an der Hämatopoese teil und kann diese Funktion beibehalten oder später wieder aufnehmen, besonders wenn die Blutbildung im Knochenmark verringert ist.

7.2 Pathologie

7.2.1 Pankreas

Akute Pankreatitis

Die Pankreatitis ist in den meisten Fällen Begleiterscheinung anderer Erkrankungen, z. B. bei biliären Erkrankungen wie Gallensteinen und bei Alkoholismus. Eine akute Pankreatitis kann aber auch bei Ulkusleiden, Infektionskrankheiten wie Mumps und Hepatitis, Hyperparathyreoidismus und bestimmten Bindegewebserkrankungen vorliegen oder Folge eines Traumas bzw. Nebenwirkung von Medikamenten wie z. B. Kontrazeptiva, Tetrazyklinen oder Diuretika sein. In Bezug auf die Pathogenese wird inzwischen weitgehend akzeptiert, dass es bei dieser Erkrankung zu einer Selbstandauung des Pankreas durch proteo- und lipolytische Enzyme kommt, die im Pankreas statt im Dünndarm aktiviert werden. Eine Rolle spielt dabei ein Gallereflux in den Ductus pancreaticus. Wenn keine Gallensteine vorhanden sind, könnte der Reflux auf einer Entzündung oder Fibrose der Duodenalpapillen beruhen. An Pankreatitis erkranken Männer und Frauen gleich häufig. Ungünstig verlaufen Fälle mit ödematöser (Mortalität von 10%) oder nekrotisch-hämorrhagischer Pankreatitis (Mortalität von 80%). Pankreatitisschmerzen sind sehr intensiv. Wo sie lokalisiert sind, hängt von der retroperitonealen Lage des Pankreas und dem jeweiligen Entzündungsbereich ab. Bei Schmerzen im linken Hypochondrium ist der Schwanzteil, bei epigastrischen Schmerzen der Pankreaskörper und bei Schmerzen im Epigastrium, rechten Hypochondrium bzw. Lendenwirbelbereich (Th 10 bis L 2) ist der Pankreaskopf betroffen. Manchmal verstärken sich die Schmerzen in Rückenlage. Oft nehmen die Patienten eine typische Schonhaltung ein, indem sie nach vorn gebeugt sitzen, die Beine anziehen und die Arme gekreuzt gegen den Bauch pressen. Je nachdem, wie viel von dem Drüsengewebe zerstört ist, sind die Schmerzen unerträglich stark und in manchen Fällen nur ganz schwach.

Weitere Symptome sind:
– Übelkeit, Erbrechen, Verdauungsbeschwerden, Fettstühle mit unverdauten Speiseresten,
– Erschöpfungsgefühl, Erregtheit oder Ängstlichkeit des Patienten,
– marmorierte Haut und kalte Extremitäten,
– verringerte Harnausscheidung und Blutdruckabfall mit Gefahr eines Volumenmangelschocks,
– anfangs kein Fieber, später Anstieg auf 39 °C,

- Abwehrspannung und Kontraktion der Oberbauchmuskeln,
- Palpationsschmerz, aber geringer als Spontanschmerz,
- abgeschwächte oder fehlende Darmgeräusche,
- bis zu 20 % der Patienten können einen Pleuraerguss, basale Rasselgeräusche oder andere Lungenbefunde v. a. auf der linken Seite aufweisen.

Intensive Schmerzen an den oben genannten Stellen sind das häufigste Symptom bei akuter Pankreatitis, können aber auch bei Gallenkoliken, Herzinfarkt, Gastroduodenalulkus, Mesenterialinfarkt oder Aortendissektion auftreten. Am schwierigsten ist die Ausschlussdiagnose, wenn sich im Fall einer Perforation der Inhalt eines Viszeralorgans in den Peritonealraum entleert hat.

Chronische Pankreatitis

Im frühen Verlauf bleibt sie meist beschwerdefrei, bevor es dann zu kurzen Bauchschmerzattacken oder gelegentlich zu einer akuten Pankreatitis kommt. In der Hälfte der Fälle finden sich Verkalkungen entlang der Ausführungsgänge oder des Pankreasparenchyms, v. a. bei Alkoholikern. Die Azini sind durch fibröses Gewebe ersetzt, hinzu kommt eine Metaplasie und Dilatation der Ausführungsgänge. Um einen Entzündungsherd mit nekrotischem Ödem entwickeln sich Ablagerungen von Kalksalzen, die Langerhans-Inseln bleiben erhalten. Eine chronische Pankreatitis kann durch Alkoholismus, Hyperparathyreoidismus, Hyperlipidämie oder Magenoperationen ausgelöst werden oder seltener mit zystischer Fibrose, Trauma oder peptischem Ulkus assoziiert sein. Zu den Symptomen gehören:
- schlechte Verdauung mit Ausscheidung unverdauter Fette, massige Stühle,
- Abmagerung,
- epigastrische Schmerzen, die nach posterior ausstrahlen,
- milder, vorübergehender Ikterus, Dyspepsie und chronisches leichtes Fieber.

Die Schmerzen lassen sich nicht genau lokalisieren und können im linken oder rechten Oberbauch konzentriert sein, sich über das ganze Abdomen ausbreiten oder in den anterioren Brustraum projiziert werden.

Pankreaskarzinom

Ein Pankreaskarzinom kommt bei Männern doppelt so häufig vor wie bei Frauen, und in der Altersgruppe der über 40-Jährigen ist das Risiko bei Diabetikern und Rauchern am höchsten. Der Häufigkeitsgipfel liegt bei über 60-Jährigen.

Zu den Anzeichen gehören neben epigastrischen auch stechende Schmerzen oberhalb des Nabels, die horizontal oder nach posterior ausstrahlen (Chauffard-Zeichen) und sich in Rückenlage verschlimmern. Etwas besser fühlt sich der Patient im Stehen oder wenn er im Sitzen die Arme um die Knie legt. Klassische Symptome sind Appetitmangel, starker Gewichtsverlust und anhaltender Ikterus, besonders bei Pankreaskopfkarzinom. Darüber hinaus kommt es zu intensivem Juckreiz, dunklem Urin, hellen Stühlen, Darmpassagestörungen mit Durchfall oder Verstopfung und einer

Depression, die sich als Vorzeichen einer schweren Erkrankung noch vor den ersten klinischen Symptomen entwickelt. Manchmal kann eine Hypertrophie der Gallenblase zu tasten sein; sie stellt den Versuch dar, das Leberparenchym vor einem Gallereflux zu schützen. Das schon im vorhergehenden Kapitel erwähnte Courvoisier-Zeichen besagt, dass eine schmerzlose Vergrößerung der Gallenblase bei ikterischen Patienten auf eine Obstruktion des Ductus choledochus durch ein Pankreaskopfkarzinom hinweisen kann. Die meisten Patienten sterben innerhalb von 6 Monaten nach Diagnose des Pankreaskarzinoms. Zu den Spätsymptomen gehören Lebermetastasen, Befall der linken supraklavikulären Lymphknoten, Splenomegalie sowie massige, übel riechende, klebrige und kittfarbene Stühle, die keine Gallenbestandteile mehr enthalten.

– flache Atmung gegen Ende einer Mahlzeit und in der ersten Verdauungsphase,
– Druckgefühl im Oberbauch,
– leicht vorgebeugte Haltung,
– Appetit auf scharf gewürzte und saure Nahrungsmittel in kleinen Mengen,
– helle Stühle.

Zusammenfassend ist zu sagen, dass sich die pankreatischen Symptome meist nach dem Essen zeigen. Pankreasfunktionsstörungen machen die Patienten oft müde und rufen muskulokutane Reaktionen im Bereich der linken Schulter hervor. Karzinomverdächtig sind Gewichtsverlust, leicht tastbare, vergrößerte Gallenblase, helle Stühle, dunkler Urin, geschwollene supraklavikuläre Lymphknoten und leichter Ikterus. Die Überweisung zu einem Onkologen ist erforderlich, wenn mehrere dieser Befunde bei einem Patienten vorhanden sind.

Funktionsstörungen

Bislang habe ich nur die Symptome bei schweren oder prognostisch ungünstigen Pankreaserkrankungen beschrieben. Hier geht es um die klinischen Zeichen der leichteren Funktionsstörungen, die oft dieselben sind wie bei Leberfunktionsstörungen:
– Geruchsempfindlichkeit,
– Oberbauchbeschwerden nach dem Essen mit leichter Übelkeit oder Schwitzen und Wärmegefühl,
– Müdigkeit nach dem Essen, besonders nach stark zuckerhaltigen Speisen, die mit der Zeit nachlässt,
– nach üppigen Mahlzeiten evtl. Schmerzausstrahlung in die linke Schulter,

7.2.2 Milz

Wie schon erwähnt, ist die Milz bei einem Erwachsenen normalerweise nicht zu tasten. Deshalb sollten Sie immer zuerst überprüfen, ob eine Splenomegalie oder Adenopathie vorliegt. Denn auch die über 600 Lymphknoten im Körper sind normalerweise kaum oder nicht palpierbar. Untersuchen müssen Sie die zervikalen, supraklavikulären, axillären und inguinalen Lymphknoten und manchmal auch die Lymphknoten im Ellbogen-, Arm- und Kniebereich. Besonders die linksseitigen supraklavikulären Lymphknoten sind bei Milzerkrankungen und -tumoren oft vergrößert. Eine gesteigerte Empfindlichkeit im Sternumbereich spricht für eine Mediastinitis oder eine mediastinale Adenopathie.

Splenomegalie

Eine Milzvergrößerung kann viele Ursachen haben und ich habe die ausgewählt, von denen ich annehme, dass sie Ihnen vielleicht eines Tages bei einem Ihrer Patienten begegnen werden. Zum Glück ist eine Milzvergrößerung selten. Wenn Sie die Milz im 9. Interkostalraum in der vorderen Axillarlinie fühlen können, sollten Sie eine gründliche Untersuchung des Patienten bei einem Internisten veranlassen. Verwechseln Sie eine Splenomegalie nicht mit einer Nierenvergrößerung oder einem Pankreastumor und achten Sie außerdem auf Fieber, Adenopathie und Hepatomegalie.

Mechanische Ursachen

Wenn die Milz bei einem Sportler oder nach einem Trauma vergrößert ist, könnte ein posttraumatisches Hämatom der Grund sein. In dem Fall ist der Blutdruck meist niedriger als normal.

Begleitende Adenopathie

Vergrößert sein können oberflächliche oder tiefe Lymphknoten. Adenopathien finden sich u. a. bei Virusinfektionen (z. B. infektiöse Mononukleose, Toxoplasmose), lymphatischen Erkrankungen (z. B. Lymphome, Leukämien) oder systemischen Bindegewebserkrankungen wie rheumatoider Arthritis, Lupus oder Sarkoidose.

Tumorzeichen

Eine homogene Vergrößerung der Milz kann durch Leukämie, Lymphome, Parasitosen oder eine idiopathische Schwellung hervorgerufen sein. Eine vergrößerte Milz mit Lakunen könnte auf Zysten, Metastasen, Lymphome usw. hinweisen.
In meiner Praxis habe ich nur selten Fälle von Splenomegalie gesehen. Die meisten waren durch eine infektiöse Mononukleose bedingt und die Patienten kamen wegen der Begleitsymptome zur Behandlung, z. B. wegen Nackenschmerzen infolge der geschwollenen Halslymphknoten. Wenn Kinder oder Jugendliche über Nackenschmerzen klagen, sollten alle infrage kommenden Lymphknoten auf Adenopathie untersucht werden. Oft sind solche Vergrößerungen unbedeutend und Zeichen einer Überfunktion der Lymphknoten oder einer Hormonstörung, aber sie können auch etwas Ernsteres bedeuten.
Achten Sie auf Petechien, die bei bestimmten Formen akuter Leukämie auftreten können. Bei Morbus Hodgkin liegt meist eine einseitige Adenopathie zervikaler, seltener auch axillärer oder inguinaler Lymphknoten vor. Anfangs sind die Lymphknoten noch abgegrenzt und beweglich, während sie später verbacken und fixiert sind. Allgemein sind sie hart, derb und schmerzlos zu tasten. Warnzeichen wie Splenomegalie in unterschiedlichen Kombinationen mit allgemeiner Müdigkeit oder Schwäche, Bauch-

schmerzen, starker Blässe, Hepatomegalie oder Petechien sind tumorverdächtig und Patienten mit entsprechenden Symptomen sollten unverzüglich zur onkologischen Untersuchung überwiesen werden. Denn von einer raschen Diagnose kann das Leben des Patienten abhängen.

Ich hatte einen Patienten mit Hodgkin-Lymphom, bei dem kostovertebrale Schmerzen im Bereich des 8.–10. Brustwirbels und allgemeine Schwäche die einzigen Symptome waren. Bei der Palpation waren die zervikalen und supraklavikulären Lymphknoten leicht vergrößert, die Milz aber nicht tastbar. Im Ecoute-Test zeigte sich, dass der Patient nach vorn und etwas nach links gebeugt war. Mobilitätstests ergaben Bewegungseinschränkungen der Kostovertebralgelenke, die mit gesteigerter Empfindlichkeit einhergingen. Aber selbst mit stärkerem Druck war – anders als bei mechanisch-funktionellen Restriktionen – noch Bewegung möglich. Beim Versuch, die Motilität der Milz zu testen, hatte ich keinen Erfolg.

7.3 Diagnostik

7.3.1 Pankreas

Allgemeiner Ecoute-Test

Beim Ecoute-Test beugt sich der Patient zuerst nach vorn und legt dabei sein Kinn auf die Brust, bevor er sich nach links hinüber neigt und nach rechts dreht. Ich hatte Gelegenheit, den Ecoute-Test bei drei Patienten mit Pankreaskarzinom und zwölf Patienten mit insulinpflichtigem Diabetes anzuwenden, die einverstanden waren, ihre Insulininjektionen um ein paar Stunden zu verschieben. Überraschenderweise beugten sich diese Patienten, sobald sie ihre Insulinspritze bekommen hatten, im Ecoute-Test nicht mehr nach vorn. Obwohl diese Stichprobe sehr klein ist, glaube ich, dass sich mithilfe dieser Technik die richtige Diagnose stellen lässt und sie deshalb verwendet werden kann. Auch in der Schulmedizin ist die typische Haltung von Patienten mit Pankreaskarzinom beschrieben, die vorgebeugt sitzen und den Kopf zwischen die Knie legen, um die Spannung im Pankreasgebiet zu verringern und dadurch die Schmerzen zu lindern. Im Ecoute-Test kommen die Patienten oft ziemlich nahe an diese schmerzerleichternde Position heran.

Differenzialdiagnostik mit lokalem Ecoute-Test

Legen Sie den Kleinfingerballen auf den Sphinkter Oddi, dessen Hautprojektionsstelle sich 2–3 Fingerbreit über dem Nabel auf der Medioklavikular-Umbilikallinie befindet. Der Mittelfinger sollte dabei als Mittelachse der Hand einen Winkel von 30° zur Transversalebene bilden. Um den Pankreaskörper zu erreichen, bewegt sich die Hand hinter dem Sphinkter Oddi in der Längsachse des Pankreas auf den anterioren linken Rippenrand zu. Mit zunehmender Erfahrung werden Sie eine Art Schaukelbewegung der Hand wahrnehmen können, d. h. sie rollt sich zuerst mit dem Handballen und danach mit der Handfläche und den Fingern ab. Der Druck wird meist mit der konkav gewölbten Innenfläche und den Fingerkuppen ausgeübt. Wenn die Finger ins Abdomen gedrückt werden, lässt der Druck der Handfläche ein bisschen nach und umgekehrt. Ich habe diesen lokalen Ecoute-Test bei Diabetikern angewandt. Bevor sie Insulin spritzten, war die Schaukelbewegung des Pankreas deutlich zu spüren, nach der Injektion nicht mehr.

Während des lokalen Ecoute-Tests bewegt sich Ihre Hand tief ins Körperinnere, und wenn sie sich gegen Ende der Bewegung auf dem Ductus pancreaticus leicht in und gegen den Uhrzeigersinn dreht, ist das vergleichbar mit dem Ecoute-Test des Sphinkter Oddi. Es lässt sich sowieso nur schwer zwischen Ductus pancreaticus und Sphinkter Oddi unterscheiden, wenn sich die Hand nicht vom Ductus pancreaticus aus ein bisschen in Richtung des Pankreasschwanzes bewegt. Osteopathische Techniken eignen sich besser für eine Beurteilung und Behandlung des Pankreaskopfes als des -körpers. Der Ecoute-Test des Pankreaskörpers fällt nach Kinderkrankheiten mit bakteriellen oder viralen Infektionen häufig positiv aus. Die von manchen Therapeuten vertretene Ansicht, dass Impfungen den gleichen Effekt haben könnten, ist noch nicht belegt. Auch beim differenzialdiagnostischen Ecoute-Test des Ductus choledochus befindet sich der Kleinfingerballen wieder auf der Projektionsstelle des Sphinkter Oddi, während die Ulnarseite der Hand parallel zur Medianlinie leicht nach rechts versetzt ist. Dann legt sich die Hand auf die Ulnarkante und dreht sich im Uhrzeigersinn nach posterosuperior. Es ist diese Bewegung nach superior, die eine Unterscheidung zwischen den hepatobiliären und den pankreatischen Strukturen mit Verbindung zum Sphinkter Oddi ermöglicht.

Beim Ecoute-Test der Leber bewegt sich die Hand in dieselbe Richtung wie beim Ductus choledochus, ist aber nicht genauso tief ins Abdomen gedrückt. Am Ende der Bewegung legt sich die Hand mit der Innenfläche gegen den unteren Rippenrand. Beim Ecoute-Test der Gallenblase legt sich die Hand nicht auf die Projektionsstelle des Sphinkter Oddi, sondern stattdessen ohne Drehung gleich auf die Projektionsstelle der Gallenblase, die sich im Schnittpunkt der Medioklavikular-Umbilikallinie mit der 8./9. Rippe befindet. Am Ende der Bewegung drückt die Hand mit der Unterkante gegen den unteren Rippenrand, während es bei der Leber die ganze Handfläche ist.

Für den Ecoute-Test des Pylorus bewegt sich die Hand nach superior, bis der Kleinfingerballen zwei Fingerbreit unter dem Rippenrand rechts oder links von der Medianlinie liegen bleibt, je nach Lage des Pylorus. Im Allgemeinen treten aber rechts häufiger Befunde auf als links. Für den Ecoute-Test der rechten Niere bewegt sich die Hand nach lateral, bevor der Kleinfingerballen 2 cm rechts vom Nabel nach innen und etwas nach oben gedrückt wird. Am Ende der Bewegung sollte sich die Handachse nahe der Medianlinie befinden und leicht schräg von medial nach lateral ausgerichtet sein.

Inhibitionstechnik

Die größte Schwierigkeit beim Ecoute-Test besteht darin, zwischen hepatobiliärer und pankreatischer Motilität zu unterscheiden. Nehmen wir einmal an, Sie wären sich nicht sicher, ob eine Störung der Gallenblase oder des Pankreaskopfes vorliegt. Setzen Sie deshalb einen Inhibitionspunkt auf der Projektionsstelle der Gallenblase und untersuchen Sie mit der anderen Hand die Pankreas-/Sphinkter-Oddi-Region. Wenn die Hand anfangs still liegen bleibt und sich erst nach Lösen des Drucks auf die Gallenblase zubewegt, spricht das für eine Gallenblasenstörung.

Sie können auch mit dem Kleinfingerballen eine Inhibition herbeiführen, indem Sie auf die Projektionsstelle des Pankreas/Sphinkter Oddi drücken und die Hand im Uhrzeigersinn drehen. Wenn die Hand während der Druck-Inhibition stoppt und sich erst nach Lösen des Drucks auf die Sphinkter-Oddi-Projektion zubewegt, dürfte die Störung hier lokalisiert sein. Allerdings dürfen Sie bei der Druck-Inhibition die Hand nicht in die Gegenrichtung drehen, weil Sie sonst eine Restriktion auslösen können, die den Test nutzlos macht.

7.3.2 Milz

Perkussion

Die Milzdämpfung ist in Nähe der 10. Rippe hinter der mittleren Axillarlinie und vor der Wirbelsäule lokalisiert. In diesem Bereich kommt es oft zu Überlagerungen durch Luft im Magen oder in der linken Kolonflexur. Achten Sie auf jede Veränderung der Milzdämpfung. Nach Barbara Bates (1980) lässt sich auch durch Perkussion des 9. Interkostalraums in der linken vorderen Axillarlinie eine Splenomegalie entdecken. Normalerweise sollte hier auch nach tiefer Inspiration ein tympanitischer Klopfschall zu hören sein.

Palpation

Bei Kindern kann die Milz normalerweise palpiert werden, während bei Erwachsenen alleine die Tatsache, dass die Milz zu tasten ist, für eine pathologische Vergrößerung spricht.
Genau wie bei der Leber bevorzuge ich hier einen subkostalen Zugang in Sitzposition des Patienten. Legen Sie die Finger auf die linke Kolonflexur und bewegen Sie sie nach superolateral. Da sich die Milz bei schlanken Patienten leichter tasten lässt, können Sie die Patienten auch auffordern, flach einzuatmen, damit sich die Milz mehr nach unten und innen verlagert. Denken Sie daran, dass sich beim Einatmen die Bauchmuskeln anspannen und Ihre Finger abdrängen können. Die Milz fühlt sich wie eine runde, bewegliche Masse zwischen Magen und linker Kolonflexur an.

7.4 Behandlung

7.4.1 Pankreas

Eine osteopathische Behandlung des Pankreas ziehe ich in Betracht, wenn die Motilitätstests einen Befund ergeben haben und eines oder mehrere der folgenden Symptome vorliegen:
– Verdauungsschwierigkeiten,
– helle, kittartige Stühle mit unverdauten Resten,
– Nahrungsmittelunverträglichkeiten, Zuckerresorptionsstörungen,
– starke Müdigkeit.

In der medizinischen Literatur finden sich nur selten Beschreibungen von funktionellen Erkrankungen des Pankreas. Meiner Meinung nach können sich viele Pankreasfunktionsstörungen hinter Leberfunktionsstörungen verstecken und fälschlich als solche diagnostiziert werden, zumal die Grenze zwischen ihnen sehr fließend ist. Die beste Indikation für osteopathische Manipulationen sind Viszeralorgane, bei denen die normale Passage durch deren Ausführungsgänge oder Öffnungen hindurch behindert ist. Solche Passagestörungen können durch Fibrosierung oder Sklerosierung des Pankreasgewebes und der Umgebungsstrukturen bedingt sein, oder auch durch eine Sklerose des Sphinkter Oddi, die die pankreatische oder biliäre Sekretion beeinträchtigt.

Behandlungsmethoden

Lokale Behandlung

Duodenum und Sphinkter Oddi sollten der erste Fokus in einer osteopathischen Behandlung von Pankreasstörungen sein. Wie schon erwähnt, werden im Pankreas bis zu 2 Liter Sekrete pro Tag produziert, und diese Flüssigkeitsmenge muss ungehindert durch die verschiedenen Gänge und Papillen ins Duodenum abfließen können.
Zu Beginn wird die Pars descendens des Duodenums gedehnt, indem sie am Übergang zwischen dem ersten und zweiten Duodenalabschnitt unter der Leber festgehalten und nach posterosuperior angehoben wird. Als Nächstes wird die Pars descendens durch seitliche Bewegungen in der Transversalebene gelockert. Schließlich sollten Sie durch direkte Techniken und eine aktive/passive Induktionsbehandlung (s. Kap. *Magen und Duodenum*) den Sphinkter Oddi entlasten. Empfehlenswert sind außerdem Manipulationen der rechten Niere, um den posterioren Duodenalabschnitt zu lockern. Da sich tiefe Fixierungen der peritonealen Bandstrukturen oft pathogen auswirken, sollten sie ebenfalls gelöst werden.
Nach mehreren Kompressionen-Rotationen im Bereich des Sphinkter Oddi führen Sie als direkte Technik einige leichte Dehnungen in Achsenrichtung des Pankreaskörpers durch und machen sich dabei die Elastizität des darüber liegenden Gewebes zunutze (s. Abb. 49). Diese Manipulationen müssen sehr behutsam vorgenommen werden, weil das Pankreas ein verletzliches Organ ist. Aus diesem Grund behandle ich anstelle des Pankreas lieber die Nachbarorgane. Zur Behandlung des Pankreaskörpers richten Sie die Hand in Richtung der Pankreas-

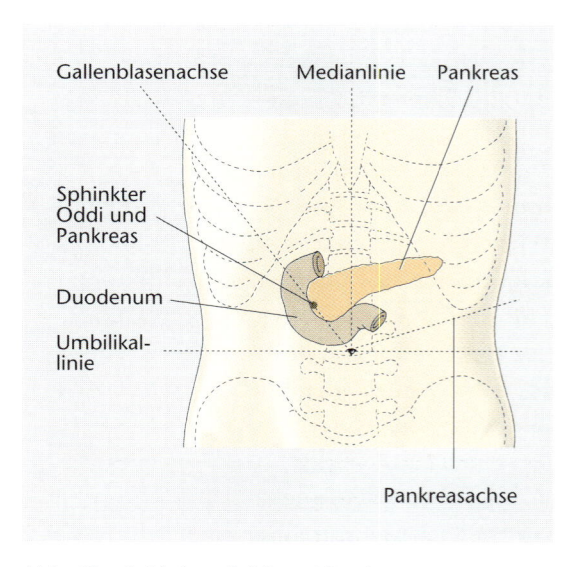

Abb. 49: Sphinkter Oddi und Pankreas (nach Gregoire und Oberlin)

7.4 Behandlung

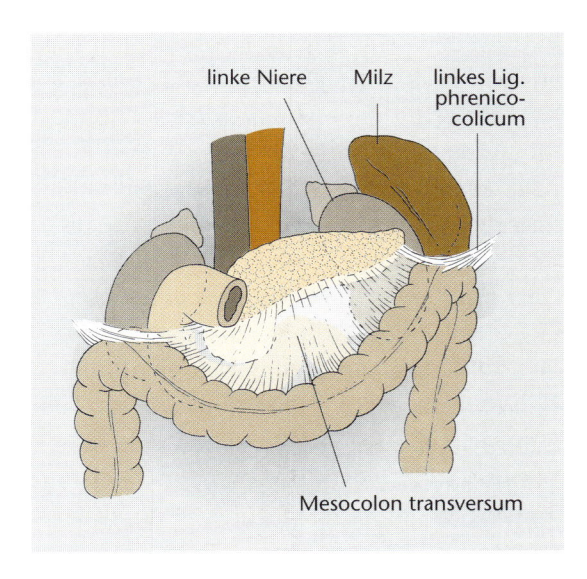

Abb. 50: Mesocolon transversum und Pankreas (nach Gregoire und Oberlin)

besser für das Colon ascendens und descendens sowie die Toldt-Faszie. Der Patient sitzt mit hinter dem Kopf verschränkten Händen und vorn zusammengeführten Ellbogen, während Sie mit einer Hand eine der Kolonflexuren nach superolateral dehnen und mit der anderen Hand die Ellbogen fassen, um den Oberkörper zu drehen. Auf diese Weise werden beim Bewegen der rechten Kolonflexur durch eine Rechtsdrehung des Oberkörpers auch das Lig. phrenicocolicum und das Mesocolon transversum gedehnt.

Methodisches Vorgehen

Es gibt nur wenige spezifische Behandlungstechniken für das Pankreas, weil es aufgrund seiner Lage in enger Wechselbeziehung zu Nachbarorganen wie Duodenum, Colon transversum, Nieren und Milz steht. Als Erstes sollten immer die Ausführungsgänge des Pankreas behandelt werden, die an den Duodenalpapillen in Kontakt mit den extrahepatischen Gallengängen kommen. Als Nächstes empfiehlt es sich, die Behandlung auf die Pankreas-/Sphinkter-Oddi-Region und dann auf das Pankreas selbst zu richten, wobei von direkten Techniken allmählich zur Induktionstechnik übergegangen wird. Im Anschluss an die lokale Behandlung sollten Sie durch Manipulation der Leber und des Ductus choledochus versuchen, die hepatische Region zu stimulieren, weil das die Pankreasfunktion zu beeinflussen scheint. Beenden Sie die Behandlung mit Techniken, die hoch reflexogene Bereiche wie die Flexura duodenojejunalis und die Ileozäkalregion entspannen.

achse aus, die einen Winkel von 30° mit der Transversalebene durch den Nabel bildet, während das Os pisiforme auf der Projektionsstelle des Sphinkter Oddi liegt. Arbeiten Sie mit Schaukelbewegungen, um rhythmisch nacheinander das Gewebe um Kopf, Körper und Schwanz des Pankreas zu lockern. Schließen Sie die Behandlung mit einer aktiv-passiven Kombination aus direkten Techniken und Induktionstechniken ab und versuchen Sie dabei auch den Sphinkter Oddi einzubeziehen.

Das Pankreas ist auf der Vorderseite z. T. von posteriorem parietalem Peritoneum überzogen und wird von der Wurzel des Mesocolon transversum gekreuzt, das am Unterrand des Pankreas ansetzt (s. Abb. 47). Es ist wichtig, durch Dehnung der beiden Kolonflexuren das Mesocolon transversum zu lockern. Die beiden Flexuren müssen dabei nach superior und lateral bewegt werden. Ein einzelner Zug nach oben eignet sich dagegen

Ob eine Pankreasbehandlung tatsächlich Wirkung zeigt oder nicht, lässt sich nur schwer bestätigen. Im Grunde stützt sich die Beurteilung des Behandlungserfolgs auf die Normalisierung des Ecoute-Tests nach Lockerung des Sphinkter Oddi – und die ist rein subjektiv.

Assoziierte knöcherne Restriktionen

An der Wirbelsäule zeigen sich bei pankreatischen Funktionsstörungen typische Bewegungseinschränkungen des 9. Brustwirbels, die mit vorzugsweise linksseitigen akuten Rückenschmerzen im Bereich des 9.–11. Brustwirbels verbunden sein können. Auch diesen Zusammenhang können Sie bei insulinpflichtigen Diabetikern untersuchen. Ich habe es ein Dutzend Mal gesehen, dass sich die Wirbelrestriktionen regelmäßig nach Insulingabe besserten. Die Schnelligkeit, mit der sich der 9. Brustwirbel selbst „befreien" kann, ist überraschend; ob es eine neurale und/oder hormonelle Erklärung dafür gibt, weiß ich nicht. An diesem Schema zeigt sich aber erneut, dass viele knöcherne Restriktionen möglicherweise allein auf viszeralen Störungen beruhen. Aus diesem Grund sollten vor jeder Wirbelmanipulation immer zuerst die viszeralen Fixierungen behandelt werden.

Restriktionen des linken Sakroiliakalgelenks finden sich zwar häufiger im Zusammenhang mit Pankreasproblemen, doch die Gelenkbeweglichkeit kann aus so vielfältigen Gründen eingeschränkt sein, dass sie nicht als Bezugsgröße geeignet ist. Dass die Psoasmuskeln und die Sakroiliakalgelenke so oft von Restriktionen betroffen sind, liegt an ihrer Innervation durch die lumbalen Nervenplexus, die auch die meisten Abdominalorgane versorgen.

Pankreasfunktionsstörungen können reflektorisch nach retroskapulär und in den Ansatz des M. levator scapulae ausstrahlen. Die betreffende Stelle befindet sich meist links, genau gegenüber dem entsprechenden Gallenblasenpunkt, und kann durch Nervenreizung eines Phrenikusastes bedingt sein. Ein solcher Punkt in der linken Schulter weist gewöhnlich auf eine Störung im Bereich des Pankreaskörpers hin, während bei einem Punkt in der rechten Schulter das exokrine Pankreas betroffen ist, wenn keine Ausstrahlung der Gallenblase die Ursache ist.

Anmerkung: Ich konnte übrigens weder ein positives Ergebnis mit dem Sotto-Hall-Test erzielen noch arterielle Druckdifferenzen bei Pankreastörungen nachweisen. Möglicherweise sind die Auswirkungen funktioneller Pankreasstörungen nicht stark genug, um Faszienverspannungen oder reflektorische Reaktionen der A. subclavia hervorzurufen.

7.4.2 Milz

Eine spezifische Behandlung für die Milz kann ich nicht anbieten und ich möchte mir auch nicht einfach Behandlungstechniken ausdenken, die ich selber nicht erprobt habe, nur um den Buchumfang zu vergrößern. Untersuchen Sie die Organe und Gewebe in unmittelbarer Nähe der Milz im Hinblick auf ihre Mobilität nach dem Prinzip, dass jede pathologische Fixierung einer

Struktur die Funktion der von ihr abhängigen Organe beeinträchtigt. Bei der Milz sollten Sie folgende Organe berücksichtigen:
- das linke Lig. phrenicocolicum, dem die Milz aufliegt,
- das Mesocolon transversum, von dem aus v. a. links Fasern in das linke Lig. phrenicocolicum einstrahlen,
- die linke Niere, die in gewissem Maße als Stützstruktur für die Milz dient und von deren prärenaler Faszie ebenfalls Fasern zum Mesocolon transversum und zum linken Lig. phrenicocolicum ziehen,
- den Magen, der über ein Stück Omentum mit der Milz verbunden ist und sie auch über seine Volumenschwankungen beeinflussen kann.

Indem Sie Fixierungen dieser Organe beseitigen, tragen Sie möglicherweise auch zu einer Verbesserung der Milzfunktion bei. Allerdings sollten Sie mit Ihren Schlussfolgerungen in Bezug auf den Erfolg Ihrer Bemühungen sehr zurückhaltend sein. Wie schon mehrfach erwähnt, ist es ein pathologisches Zeichen, wenn die Milz leicht zu tasten ist. Denken Sie auch daran, dass die Milz, genauso wie das Pankreas, ein sehr empfindliches Organ ist und nur sehr behutsam und vorsichtig behandelt werden darf.

7.4.3 Therapieempfehlung

Sie dürfen einem Diabetiker niemals den Eindruck vermitteln, dass er nach einer osteopathischen Behandlung des Pankreas kein Insulin mehr benötigt. Manipulationen des Pankreas sind zwar sehr wirksam bei allgemeinen Verdauungsstörungen, aber nicht in dem Maße, dass sie eine signifikante Hyperglykämie ausgleichen könnten. Zucker sollte von Patienten mit Pankreasproblemen gemieden werden, doch erfahrungsgemäß spielt auch der Zeitpunkt der Zuckereinnahme eine Rolle. Besonders schädlich ist Zucker auf nüchternen Magen. Meine Patienten haben auch über stärkere Beschwerden durch Zuckerkonsum in der Zeit von 11–12 Uhr mittags und 17–19 Uhr berichtet. Weitere Nahrungsmittel, die möglichst gemieden werden sollten, sind im Kapitel *Leber* aufgelistet.

8 Dünndarm und Dickdarm

Das Duodenum ist in Kap. *Magen und Duodenum* zusammen mit dem Magen beschrieben worden, weil dieser Zusammenhang den klinischen Gegebenheiten entspricht. Doch eine getrennte Darstellung der Verdauungsorgane aus didaktischen Gründen ist immer willkürlich. Dieses Kapitel beschäftigt sich mit Dünn- und Dickdarm, von der Flexura duodenojejunalis bis zum Anus, und daher mit einem Bereich von mehr als 8 m Länge. Der Darm ist äußerst dehnfähig und kann z. B. aufgrund des postmortalen Tonusverlustes bis zu 4,5 m länger sein als beim Lebenden. Ich will hier nicht allgemein auf die Umgebungsstrukturen des Darms eingehen, weil sonst die Darstellung der Bauch- und Beckenanatomie zu umfangreich würde. Lesen Sie es in Lehrbüchern der Anatomie oder im *Lehrbuch der Viszeralen Osteopathie, Bd. 1*, nach. Sofern es für das Verständnis erforderlich ist, komme ich aber auf bestimmte Besonderheiten zu sprechen. Eine osteopathische Behandlung des Darmes ist wichtig, weil er seine Elastizität verlieren kann, weil sich Adhäsionen und Spasmen entwickeln können, die u. U. jahrelang anhalten. Nach jeder Laparotomie sollte die Mobilität des Darms überprüft werden.

8.1 Physiologie und Anatomie

Im Abschnitt des Colon transversum macht sich die Anziehungskraft des Zwerchfells besonders bemerkbar. Da beide Kolonflexuren über das rechte und linke Lig. phrenicocolicum am Zwerchfell befestigt sind, werden sie genau wie Leber und Magen in hohem Maße von den Zwerchfellbewegungen beeinflusst. Wie schon im Kap. *Kardiabereich – Gastroösophagealer Übergang* erwähnt, habe ich einen Fall erlebt, bei dem die linke Kolonflexur nach einer Zwerchfellhernie bis in den Thoraxraum gewandert war. Auf Dünndarm und Rektum wirkt sich die Anziehungskraft des Zwerchfells dagegen weniger stark aus.

8.1.1 Druckverhältnisse und Befestigungen

Der Dünndarm verhält sich ab einer Linie, die entlang der Radix mesenterii schräg vom duodenojejunalen Übergang bis zur Ileozäkalklappe reicht, wie ein Beckenorgan. Wenn Sie Enteroptosen genauer ansehen, wird Ihnen auffallen, dass sie von dieser Linie ausgehen. Ab der Flexura duodenojejunalis ist der Dünndarm nicht mehr so eng mit Bauchwand und Nachbarorganen verbunden. In der Radix mesenterii sind mesenteriale Blutgefäße, Lymphbahnen und Lymphknoten enthalten. Da die

Radix mesenterii sehr reflexogen ist, können eine pathologische Spannungsänderungen in einzelnen Bereichen eine signifikante Vasokonstriktion zur Folge haben.
Das Colon transversum ist ständig in Bewegung und gleitet dabei an der Bauchwand entlang. Gefüllt verlagert es sich nach oben, und wenn es leer ist, senkt es sich nach unten. Aus diesem Grund lässt sich das Organ nicht leicht fassen bzw. halten. Zum Glück ist aber das Mesocolon transversum als der eigentlich zu behandelnde Teil im Bereich der Kolonflexuren angeheftet.
Das Zäkum liegt in einem Spannungsgebiet, in dem unterschiedliche mechanische Kräfte aus Urogenitaltrakt und Verdauungssystem aufeinander treffen. Der ileozäkale Übergang ist 4 cm breit und verhält sich ähnlich wie ein Sphinkter, auch wenn er nicht die anatomische Struktur eines Sphinkters hat. Weil sein Druck mit 20 cm H_2O größer als der im Ileum ist, bleibt die Ileozäkalklappe geschlossen. Wenn sich der untere Abschnitt des Dünndarms weitet, nimmt der Druck dieses „Sphinkters" mechanisch und reflexbedingt ab und die Ileozäkalklappe öffnet sich.
Colon sigmoideum und Rektum werden stark vom Urogenitalsystem beeinflusst. Halt gibt ihnen das Mesocolon sigmoideum, das eine ähnliche Rolle spielt wie die oben beschriebene Radix mesenterii. Wegen seiner reflexogenen Eigenschaften sollte das Mesosigmoid in die Behandlung einbezogen werden. Der intraluminale Druck im Rektum kann im Extremfall bis zu 200 cm H_2O betragen, z. B. bei der Defäkation oder wenn sich die Bauchmuskeln aus anderen Gründen stark kontrahieren. Normalerweise entsteht bei der Defäkation nur ein Druck von 50 cm H_2O. Doch dabei gilt: je kleiner die Stuhlmasse, desto größer ist die Anstrengung.
Insgesamt wirken sehr unterschiedliche Drücke auf den Darmtrakt ein, mit Werten von −5 cm H_2O in Nähe des Zwerchfells bis +25 cm H_2O im Beckenbereich. Der intraluminale Druck liegt im Mittel bei +10 cm H_2O.

8.1.2 Nervenreflexe und Verdauung

Durch das Hormon Gastrin wird die Funktion des Kardiasphinkters unterstützt, die gastrointestinale Motilität gesteigert und der ileozäkale „Sphinkter" entspannt.
Dass es sinnvoll ist, beide Sphinkterbereiche, d. h. Kardia und ileozäkalen Übergang, zu behandeln, zeigt sich an gastrointestinalen Nervenreflexen, die hierüber stimulierbar sind. So reagiert der Darm auf plötzliche Überdehnung mit Entspannung, die sich auch therapeutisch einsetzen lässt.
Der duodenojejunale Übergang reagiert sehr empfindlich auf einen Anstieg des osmotischen Drucks, auf eine Verringerung des pH-Werts und auf erhöhte Konzentrationen von Triglyzeriden und Aminosäuren, die die Magenperistaltik verlangsamen. Das ist zwar eine etwas vereinfachte Darstellung, erklärt aber, weshalb ich diesem Bereich so große Bedeutung beimesse. Interessant ist, dass es analog zum Bayliss-Effekt bei Stimulation eines beliebigen Darmbereichs in dem darüber liegenden Abschnitt zu einer Kontraktion kommt, während sich der darunter liegende Abschnitt entspannt – ein Effekt, den man

zur Behandlung von Darmspasmen nutzen kann.

Die autonome Innervation des Darmtrakts erfolgt vom Auerbach- (Plexus myentericus) und Meißner-Plexus (Plexus submucosus) aus. Stimuliert wird die Verdauung über den Parasympathikus, der den hemmenden Einfluss des Sympathikus antagonisiert. Während sich der Dickdarm durchschnittlich nur 1-mal pro Minute zusammenzieht, kontrahiert sich das Duodenum 12-mal und das Ileum 4-mal.

Der Blutdurchfluss im Mesenterialbereich ist beachtlich und beträgt pro Minute 1 l in Ruhe und bis zu 4 l nach Mahlzeiten. Bei eingeschränktem Herzminutenvolumen wird die Blutzufuhr zum Verdauungstrakt zugunsten von Nieren und Gehirn gedrosselt. Die intestinale Durchblutung kann auch durch Fibrosen, Adhäsionen angrenzender Strukturen oder Darmspasmen behindert werden. Ich glaube, dass viele funktionelle Beschwerden im Darmbereich auf einer schlechten enterokolischen Durchblutung beruhen. In dem Fall müssten die Beschwerden z. B. in den Verdauungsphasen zunehmen.

Täglich gelangen etwa 9 l Flüssigkeit in den Dünndarm; 1,5 l werden mit der Nahrung aufgenommen und den Rest steuern die gastrointestinalen Sekrete bei. Den Dickdarm erreichen davon noch 0,5–1 l, die zu 90 % im Colon ascendens und Colon transversum resorbiert werden. Der Dickdarm nimmt bei Erwachsenen pro Tag auch 500 ml Chymus aus dem terminalen Ileum auf, in dem unverdaute und nichtresorbierte Nahrungsbestandteile enthalten sind. Es werden noch weitere Stoffe in unterschiedlichen Darmabschnitten resorbiert, z. B. Eisen, Kalzium, Vitamine, Fette und Zucker im proximalen Dünndarm, Zucker und Aminosäuren im Jejunum, Gallensalze und Vitamin B_{12} im distalen Ileum sowie Wasser und Elektrolyte im Kolon, v. a. im Zäkum. Das erklärt, warum sich intestinale Störungen nicht nur auf den Darm, sondern auf alle Körperfunktionen und besonders auf die Muskeln auswirken, die einen ausgewogenen Elektrolythaushalt benötigen. Muskelspasmen und Tetanien gehen oft vom Darm aus.

Viszerale Manipulationen können daher, auch wenn sie nur lokal angewendet werden, eine generalisierte Wirkung entfalten, deren Reichweite uns nicht immer bewusst ist.

8.2 Pathologie

Die Darmfunktion hängt sowohl von der Zwerchfellbewegung als auch von der Darmperistaltik ab, denn für die Aufnahme und den Weitertransport des Chymus sind beide Arten von Mobilität erforderlich. Bei forcierter Atmung können sich die Kolonflexuren um bis zu 10 cm verlagern, während es normalerweise 3 cm sind; dadurch werden Colon ascendens und Colon descendens in die Länge gezogen. Die Dehnfähigkeit des Kolons jedoch verringert sich bei funktionellen Darmstörungen, weil sie häufig mit Spasmen einhergehen und eine Längsdehnung Schmerzen verursacht. Deshalb verhindert der Körper eine entsprechende Stimulation und lässt den Darm „wie gelähmt" erscheinen. Infolge der Bewegungslosigkeit des Darms verändert sich auch die normale Verdauungsphysiologie.

8.2.1 Restriktionen

Eine Längsdehnung des Darms kommt durch die Peristaltik und normale Zwerchfellbewegung zustande. Wenn aber z. B. das Zäkum infolge einer Appendektomienarbe pathologisch fixiert ist, geht die Längsdehnung von einer inferior verankerten Verwachsung aus. Dadurch nimmt die Fixierung des Zäkums im Bereich der Toldt-Faszie, also seiner Ansatzstelle am posterioren parietalen Peritoneum, allmählich zu. Die Fibrosierung der Toldt-Faszie ruft peritoneale Reaktionen hervor, die für Vasospasmen der viszeralen Gefäße, v. a. des Dünn- und Dickdarms sowie des Omentums, verantwortlich sind.

Wenn der Darm posterior in der linken Bauchhälfte im Bereich des Colon descendens fixiert ist, sind häufig Entzündungen des Sigmas die Ursache. Solche inferior verankerten Verwachsungen können auf lange Sicht die Beweglichkeit des Zwerchfells und auch seine Anziehungskraft einschränken. Und sobald sich dann ihr tatsächliches Gewicht stärker bemerkbar macht, werden sich die Bauchorgane dem klassischen Schema entsprechend nach inferior senken (s. u.). Der Darm beeinflusst ebenfalls in starkem Maße die Nieren. Daher sollte bei einer rechtsseitigen Nephroptose zuerst das Kolon manuell behandelt werden, das möglicherweise mit der prärenalen Faszie verwachsen ist (s. Kap. *Niere*).

8.2.2 Inspektion des Abdomens

Achten Sie auf den Zustand der Bauchwand und auf eine Volumenzunahme des Abdomens. Hernien müssen nicht immer sichtbar sein, auch wenn sie Schmerzen, größere Spasmen oder Gefäßreaktionen hervorrufen. Sie können um den Nabel herum in der Medianlinie, in der Leistenregion oder in der Nähe von Operationsnarben lokalisiert sein. Bei Hernien besteht die Gefahr, dass sie abgeschnürt werden (Inkarzeration). Erkennbar ist entweder eine Nahtdehiszenz bzw. ein Bruchring, durch den hindurch sich z. B. bei Anstrengung oder Husten eine Darmschlinge vorschieben und mit den Fingern zu tasten sein kann, oder eine Vorwölbung, bei der es sich um ein mit Peritoneum überzogenes Teilstück einer Darmschlinge handelt. Eingeklemmte Hernien sind hart und nicht komprimierbar, sie sind z. B. beim Husten nicht verschieblich und bei Berührung sehr schmerzempfindlich. Alarmieren sollte es Sie, wenn ein respiratorisch bewegungsloses Abdomen mit Tachypnoe und einer erhöhten Bauchdeckenspannung einhergeht. Es könnte nämlich auf eine Appendizitis, Cholezystitis, akuten Pankreatitis oder subdiaphragmale Eiteransammlung hinweisen. Manchmal kommen solche Patienten zunächst wegen Rückenschmerzen zur Behandlung. Ein „bretthartes" Abdomen ist Kennzeichen einer Peritonitis. Es wäre ungewöhnlich, aber nicht undenkbar, dass ein Patient erst in diesem Zustand zu Ihnen kommt.

Gelegentlich sind rhythmische Wellenbewegungen zu sehen oder zu spüren, die mit schmerzhaften Krämpfen und aufgeblähtem Bauch einhergehen. Diese Hyperperistaltik beruht auf einem Hindernis im Darm. Hört die Peristaltik ganz auf, kann ein Darmverschluss vorliegen.

Als „Ballottement" wird ein Phänomen bezeichnet, das bei tiefer Palpation mit den

Fingern auftritt und sich anfühlt, als ob eine frei bewegliche Masse wie ein untergetauchter Eiswürfel nach oben drängt, deshalb heißt es im Französischen auch „Eiswürfelzeichen". Bei diesem Zeichen sollten Sie an Aszites aufgrund einer Lebererkrankung oder eines viszeralen Tumors denken. In der linken Fossa iliaca zu tastende Vorwölbungen können durch Stuhlverhärtungen bedingt sein.

– allgemeine Abgeschlagenheit, weniger ausgeprägt als bei Leberstörungen,
– gürtelförmige Rückenschmerzen vom 11. Brust- bis zum 1. Lendenwirbel, bevorzugt links,
– Abneigung gegen Bauch- und rechte Seitenlage,
– verhärtete und empfindliche Bauchdecke,
– unangenehmes Gefühl im ganzen Bauchraum, bei Gastroptose nur in Bauchmitte.

8.2.3 Enteroptose

Zur Senkung des Darms kommt es z. B. bei:
– Tonusverlust der Bauchmuskeln mit zunehmendem Alter oder durch sitzende Lebensweise,
– Narben im Bauch- oder Beckenbereich, die die viszerale Mobilität beeinträchtigen und zu Verschiebungen des Druckgleichgewichts führen,
– verändertem Tonus und geringerer Dehnbarkeit der Organe und ihrer Haltestrukturen,
– Retroversio uteri.

Retroversio uteri ist die Hauptursache einer Enteroptose bei Frauen, denn der mit sämtlichen Anhangsstrukturen nach unten gesenkte Uterus macht Platz für den Dünndarm. Teile des Dünndarms füllen den Raum vor der Blase und andere Teile schieben sich zwischen Uterus und Rektum. Bei urogenitalen Manipulationen sollten Sie deshalb immer zuerst den Dünndarm lockern.
Die Symptome können unterschiedlich sein. Klinisch am wichtigsten sind:
– linksseitige Bauchschmerzen mit Berührungsempfindlichkeit,

8.2.4 Stuhlunregelmäßigkeiten

Bei normalem Stuhlgang werden täglich etwa 150–200 g Fäzes ausgeschieden. Funktionelle Störungen können unterschiedliche Ursachen und Symptome haben:
– Harter Stuhl verbunden mit intestinaler Hypersekretion kann Zeichen einer Obstipation mit Stauung und Dehydration der Fäzes sein.
– Harter Stuhl im Wechsel mit serös-blutigen Ausscheidungen sollte an ein Hindernis oder eine Stenose im Colon descendens oder Sigma denken lassen.
– Kittartiger, porös-schwammiger oder schaumiger Stuhl von blassgelber Farbe spricht für eine gestörte Fermentation im Kolon, die pankreatischen oder zäkalen Ursprungs sein kann und eine Malassimilation von Kohlenhydraten einschließt.
– Flüssiger Stuhl ist oft auf eine Hypersekretion im Colon descendens oder Sigma zurückzuführen.
– Postprandiale Stühle mit vielen teil- oder unverdauten Nahrungsresten weisen auf eine funktionelle Störung der Magen- und Duodenalschleimhaut oder der Leber hin.

- Grünlich gefärbter Stuhl ist Zeichen eines erhöhten Biliverdingehalts infolge einer gesteigerten Gallensekretion. Bei Säuglingen kann eine akute Gastroenteritis durch Kuhmilch der Grund sein.
- Helle, d. h. kittfarbene, weißliche oder aschgraue Stühle deuten auf Gallepigmentstörungen hin.
- Schleimauflagerungen oder weißliche Pseudomembranen im Stuhl sind Zeichen einer pseudomembranösen Enterokolitis.
- Weißliche, fettglänzende Stühle lassen eine Pankreas- oder Leberfunktionsstörung vermuten.

riecht säuerlich, oft gehen schmerzhafte Darmkrämpfe voraus.
- Übermäßige Gärung von Kohlenhydraten, z. B. bei Störungen im Bereich von Zäkum, Colon ascendens oder rechtem Colon transversum, verbunden mit nächtlicher Produktion leicht übel riechender Darmgase.
- Zersetzung stark albuminhaltiger Nahrungsmittel, z. B. bei Problemen im Colon descendens oder linken Colon transversum; unregelmäßiger, weicher, brauner Stuhlgang mit Verwesungsgeruch.

Beachten Sie, dass der Stuhl bei rechts- bzw. linksseitigen Kolonstörungen unterschiedlich riecht.

Diarrhö

Ich beschränke mich hier auf chronische Diarrhöen im Zusammenhang mit funktionellen Verdauungsstörungen. Chronische Diarrhöen mit infektiöser Ursache, z. B. Giardiasis oder Dysenterie, sind nicht das eigentliche Thema des Buches, obwohl auch diese Patienten von einer verbesserten Darmmotilität profitieren können. Funktionelle chronische Diarrhöen lassen sich z. B. zurückführen auf:
- unzureichende Magensekretion,
- hepatobiliäre Störungen mit charakteristisch weichen bis flüssigen postprandialen Stühlen in Verbindung mit Magenübersäuerung (Hyperchlorhydrie),
- Pankreasinsuffizienz mit voluminösen, sehr fettreichen Diarrhöen.

Als Ursachen einer kolitisassoziierten Diarrhö kommen infrage:
- Verdauungsenzymstörungen, bei denen der Patient 3–4-mal täglich Stuhlgang hat; der goldgelbe Stuhl ist schaumig und

Obstipation

Auch die Ursachen einer Obstipation können im rechten oder linken Kolon lokalisiert sein. Eine linksseitige Obstipation wird oft besser vertragen, weil sie meist rein mechanisch-funktionell bedingt ist. Zu den Symptomen gehören:
- erschwerte Defäkation; manchmal ist bei der rektalen Untersuchung eingedickter Kot zu tasten, der sich in der Rektumampulle staut,
- palpierbare Obstipation im Sigma- und Rektumbereich,
- Kotstauung im Colon descendens in Form kettenartig aneinander gereihter „Kotsteine".

Eine rechtsseitige Obstipation wird meist durch Stauung im Zäkumbereich verursacht. Da sich der Verdauungsprozess aufgrund der Aktivität anaerober Bakterien trotzdem fortsetzt, bilden sich Toxine, die

Symptome wie Kopfschmerzen, Appetitlosigkeit, Dyspepsie, schlechten Atem und eine Veränderung der Hautfarbe hervorrufen. Bei Infektion mit E. coli können auch wiederholt Fieberschübe auftreten. Wegen der Zäkumdilatation ist unter Umständen die rechte Fossa iliaca berührungsempfindlich. Diese Obstipation kann sehr hartnäckig sein und wird periodisch von Diarrhöen unterbrochen.

8.2.5 Dünndarmerkrankungen

Divertikulose

Bei der Divertikulose handelt es sich um eine erworbene Erkrankung, die mit zunehmendem Alter häufiger wird und Mukosa sowie Serosa befallen kann (s. auch Divertikulose des Dickdarms). Dabei entwickeln sich zahlreiche Divertikel (sackförmige Wandausstülpungen), die überall im Verdauungstrakt, vom Ösophagus bis zum Anus, auftreten können und im Duodenum z. B. in Nähe der Papilla Vateri lokalisiert sind. Die Divertikulose verläuft in der Regel asymptomatisch, außer bei Abschnürungen im Bereich des Divertikelhalses mit nachfolgender Entzündung, Blutung und Nekrose der Darmwand. Das Meckel-Divertikel ist angeboren. Es handelt sich um einen Rest des Ductus omphaloentericus, der bei 2 % der Bevölkerung, 3-mal häufiger bei Männern als bei Frauen, fortbesteht. Es befindet sich meist in dem 50 cm langen Iliumteil, der zur Ileozäkalklappe hinführt. Bei einem Verschlussileus sollten Sie auf jeden Fall nach einem Meckel-Divertikel suchen. Es kann sich als tastbare Masse und durch leichte subumbilikale Abdominalkrämpfe manifestieren, die sich bei Nahrungsaufnahme verschlimmern.

Verschlussileus

Um sich einem Druckgradienten zu widersetzen, reagieren die glatten Muskelfasern eines Viszeralorgans zuerst mit Dehnung und danach mit starker Kontraktion. Das kann unter bestimmten Bedingungen bis zur Schmerzhaftigkeit gehen, wenn die normale Darmpassage z. B. durch Tumor, einen Verschluss mit bis zu 3 cm großen Gallensteinen oder Ringstrikturen behindert ist. Durchblutungsstörungen können oft eine Stauung zur Folge haben, die aber nur selten komplett ist. Die Schmerzen sind typischerweise im Nabelbereich lokalisiert und können auf einer Mesenterialarterieninsuffizienz im Rahmen einer degenerativen Aortenveränderung beruhen. Bei Oberbauchschmerzen im Hiatus- oder Kardiabereich kann auch der Truncus coeliacus von fibrosierten Zwerchfellfasern eingeschnürt sein.

Mesenterialarterieninsuffizienz

Ich erwähne diese ziemlich seltene Erkrankung nur deshalb, weil ihre Symptome auf eine Minderdurchblutung hinweisen können. Betroffen sind meistens ältere Menschen. Die Mesenterialarterieninsuffizienz ist entweder durch einen Verschluss, z. B. einen Embolus oder Thrombus, oder andere hämodynamische Veränderungen, wie Herzinsuffizienz oder Hypotonie, bedingt. Als Symptome treten dumpfe, krampfartige, periumbilikale Schmerzen auf, die meist 30 Minuten nach der Nahrungsaufnahme einsetzen und stundenlang andauern können. Häufig werden diese Schmerzen von einem Gewichtsverlust begleitet.

8.2.6 Appendizitis

Obwohl ihre Symptome bekannt sind, bleibt es weiterhin schwierig, eine akute Appendizitis zu diagnostizieren. In Frankreich werden täglich über 1250 Appendektomien durchgeführt. Ohne polemisch sein zu wollen, dürfte es sich in den meisten Fällen meines Erachtens eher um eine mesenteriale Lymphadenitis handeln. Andererseits darf eine echte Appendizitis aber auch nicht übersehen werden, weil dies für Patienten schlimme Folgen haben kann. Die Appendizitis kommt im Alter von 5–14 bzw. über 55 Jahren am häufigsten vor. Erste Anzeichen sind periumbilikale oder epigastrische Schmerzen unterschiedlicher Stärke. Gewöhnlich folgen dann auf die Schmerzen zusätzlich noch Appetitlosigkeit, Übelkeit und Erbrechen. Wenn diese Symptome vor den Schmerzen erscheinen, sollten Sie eher an eine Infektion denken, z. B. an eine Gastroenteritis, Scharlach oder Pneumonie.

Schmerzcharakter

Appendizitisschmerzen werden zunächst durch eine ödematöse Serosaschwellung ausgelöst und über sympathische Nervenbahnen weitergeleitet. Schließlich kommt es aufgrund der gesteigerten Nervenerregung zu Übelkeit und Erbrechen. Durch akute Muskelkontraktionen der Appendixwand werden die Schmerzen noch verstärkt. Wegen der sensorischen Innervation des Appendix durch den N. vagus werden die Schmerzen nach periumbilikal projiziert. Während sich der entzündliche Prozess zunehmend auf das viszerale Peritoneum benachbarter Darmschlingen und auf das anteriore parietale Peritoneum ausbreitet, greifen die Schmerzen auf die rechte Fossa iliaca über. Oft entwickelt sich parallel eine Obstipation. Wenn das Peritoneum entzündet ist, löst erst Nachlassen des Drucks auf bestimmte Abdomenpunkte – ähnlich wie bei der Recoil-Technik – eine gesteigerte Empfindlichkeit aus. Ein abrupter Rückgang der Schmerzen kann auf eine Perforation hindeuten.

Bei normaler anteriorer Appendixlage treten im Fall einer Appendizitis Schmerzen im rechten Unterbauch auf, sobald der Patient seinen Kopf gegen Widerstand anhebt. Da bei retrozäkaler Appendixlage im Fall einer Appendizitis auch M. psoas und M. obturatorius internus gereizt sind, lassen sich durch Dehnung dieser Muskeln Schmerzen auslösen.

Differenzialdiagnose

Folgende Erkrankungen können gelegentlich mit einer Appendizitis verwechselt werden:
– inguinale Lymphadenitis,
– mesenteriale Lymphadenitis mit weniger ausgeprägter Empfindlichkeit bei Recoil-Technik,
– Gastroenteritis,
– Zwerchfellreizung durch pulmonale Erkrankung,

- Appendixstriktur,
- „Kotsteine", Parasitenbefall oder Fremdkörper,
- Ruptur eines Graaf-Follikels oder ektope Schwangerschaft,
- Ovarialzysten- oder Hodentorsion,
- ovarielle Entzündung oder Salpingitis, bei der die vaginale Zervixmanipulation schmerzhaft ist,
- Gallensteine,
- Pyelonephritis.

In den meisten Fällen kommt es zu Rückenschmerzen, die manchmal auch das erste Symptom sein können.

Merken sollten Sie sich folgende Peritonitiszeichen: bretthartes Abdomen, intensive Schmerzen bei rektaler Untersuchung des Peritonealraums (im Französischen auch als „Douglas-Schrei" bezeichnet) und berührungsempfindliche Bauchhaut.

Früher oder später werden Sie eine Appendizitis-Diagnose zu stellen haben. Dabei sollten Sie wie folgt vorgehen:
- Schmerzstelle palpieren,
- auf Rigidität und Abwehrspannung der Bauchmuskeln sowie Hyperästhesie der Bauchhaut achten,
- an ausgewählten abdominalen Punkten Recoil-Technik anwenden,
- M. psoas und M. obturatorius internus dehnen,
- Seitenvergleich der Schmerzen bei rektaler Untersuchung.

Fallgeschichte

Ich möchte hier den Fall eines 14-jährigen Patienten beschreiben, der wegen akuter Rückenschmerzen in die Sprechstunde kam. Die offensichtlich belastungsinduzierten Schmerzen waren beim Tennisspielen aufgetreten und konzentrierten sich auf den Lendenwirbelbereich um L 2, begleitet von Muskelverspannungen und -spasmen. Bei weiträumigen Bewegungen verstärkten sich die Rückenschmerzen. Wie Mobilitätstests zeigten, war trotz der Schmerzen die vertebrale Beweglichkeit erhalten. Genauer gesagt, waren die Schmerzen bei der Palpation recht gut auszuhalten. Viszerale Mobilitäts- und Motilitätstests wiesen auf eine abnorme Beweglichkeit des Zäkums hin. Die Eltern wunderten sich, dass ich ihren Sohn zum Chirurgen überweisen wollte, ließen sich aber überzeugen. Bei der Operation stellte sich heraus, dass sich eine retrozäkale Appendizitis auf die Fascia iliaca und die rechte Bauchhöhle ausgebreitet hatte. Jedes Mal, wenn sich der Junge bei den Aufschlägen weit zurücklehnte und der M. psoas entsprechend gestreckt wurde, kam es durch die gleichzeitige Dehnung des retrozäkal liegenden Appendix zu akuten Spasmen lumbaler Muskeln.

8.2.7 Kolonerkrankungen

Da der Dickdarm ein sehr vielschichtiges Organ ist, können Kolonerkrankungen viele Ursachen und Symptome haben. Manchmal ist das Abdomen durch vermehrte Luftansammlung aufgetrieben. Normalerweise befinden sich etwa 100 ml Darmgase im Kolon, die sich positionsabhängig an unterschiedlichen Stellen ansammeln, z. B. im Stehen besonders in den Kolonflexuren, im Liegen im Querkolon und im Knie-Ellbogen-Stand im Rektum. Das von Natur aus sehr dehnbare Kolon kann sich problemlos an Volumenschwankungen anpassen. Patienten, die an schmerzhaften Blähungen leiden, sollten nichtresorbierbare Kohlenhydrate in Hülsenfrüchten und Kohlgemüse ebenso meiden wie Milch bei Laktoseunverträglichkeit.

Rektumerkrankungen können sich durch veränderte Stuhlfrequenz und -beschaffenheit (s. o.) oder durch Eiter- und Blutauflagerungen manifestieren. Ein Warnzeichen für Darmkrebs im rechten Kolonbereich kann okkultes Blut im Stuhl sein. Bei Meläna bzw. Teerstühlen, deren dunkle Farbe durch eine Vermischung von Verdauungssäften mit frischem Blut zustande kommt, befindet sich die Blutungsquelle dagegen nur selten im Kolon. Hier geht die Blutung entweder von lokalen Läsionen wie Polypen, Hämorrhoiden bzw. Tumoren oder von allgemeinen Veränderungen wie Kolitis bzw. Gefäßerweiterungen im Rahmen einer hereditären Teleangiektasie aus.

Wenn Sie während der Palpation des Kolons feststellen, dass das Kolon geschrumpft oder gebläht ist, kann eine distale Obstruktion vorliegen. Spasmen oder Abwehrspannung im linken Unterbauch beruhen oft auf einer akuten Divertikulitis. Denken Sie daran, dass auch eine rektale Untersuchung – wie im Abschnitt Diagnostik beschrieben – sinnvoll sein kann.

Schmerzcharakter

Während Schmerzen bei Dünndarmerkrankungen meist in Bauchmitte auftreten, sind sie bei Kolonerkrankungen eher lateral lokalisiert. Jejunoileale Schmerzen werden häufiger mit Magen- oder linksseitigen Nierenschmerzen verwechselt. Wenn Ileum und Zäkum gleichermaßen betroffen sind, können die Schmerzen stärker medial zu spüren sein als rein zäkale Schmerzen. Eine Enteroptose verursacht im Unterbauch lokalisierte Schmerzen, die bis in den Urogenitalbereich ausstrahlen. Sensible Nervenfasern aus allen Kolonbereichen ziehen mit sympathischen Leitungsbahnen zu den unteren Ganglien des Plexus coeliacus. Die Weiterleitung von Rektumschmerzen erfolgt durch Sakralnerven. Kolonschmerzen können bei Blähungen, Spasmen, Entzündungen oder peritonealen Reizungen vorkommen.

Divertikulose

Bei dieser relativ häufigen Krankheit bilden sich in der glatten Wandmuskulatur des Darms zahlreiche Divertikel. Dabei handelt es sich um kleine Hernien oder sackförmige Schleimhaut- und Serosaausstülpungen, die sich in vielen Fällen in der Nähe einer Arterie befinden. Die Häufigkeit der Divertikulose nimmt im Alter zu und liegt in westlichen Ländern bei 20–50% der über 50-Jährigen; in Frankreich sind z. B. mehr als zwei Millionen Menschen betroffen. Divertikel entwickeln sich in 65% der Fälle im Sigmoid, aber nie im Rektum. Der Dickdarm ist häufiger Sitz einer Divertikulose als der Dünndarm, und Prädilektionsstelle im Kolon ist eher das Sigmoid mit seinem kleineren Durchmesser und der dickeren Muskelwand als das Colon ascendens mit seiner größeren Weite und dünneren Muskelschicht. Ballaststoffarme Ernährung gilt als wichtiger pathogenetischer Faktor. Denn ohne Ballaststoffe muss der intraluminale Druck im Darm erhöht werden – und das begünstigt die Divertikelentstehung. Eine Divertikulose ist oft mit Varizen, Hämorrhoiden, Hiatus- bzw. Inguinalhernien oder Gallensteinen kombiniert. Wenn sich in den Divertikeln Kot ansammelt und eintrocknet, können sich Kotsteine entwickeln. Bei Divertikeln besteht nicht die Gefahr einer malignen Entartung.

Die Krankheit verläuft gewöhnlich asymptomatisch, außer bei akuter Entzündung. Dann kann es zu Fieber, Unterbauchschmerzen, die sich bei der Defäkation verstärken, und Zeichen einer peritonealen Reizung mit Abwehrspannung und Loslass-Schmerz kommen. Oft besteht bei Divertikulose auch eine Obstipation mit klein geformten Stühlen. In 25 % kann eine nur mikroskopisch sichtbare rektale Blutung vorliegen. Besonders bei geschwächten älteren Menschen ist eine Perforation mit Peritonitis- und Sepsisgefahr möglich.

Polyposis coli

Die Darmpolypen entwickeln sich in der Schleimhaut und ragen in das Darmlumen hinein. Bei Erwachsenen finden sich am häufigsten adenomatöse Polypen. Bevorzugt betroffen sind ältere Männer mit einer positiven Familienanamnese. Polypen haben mit 50 % ein hohes Risiko, maligne zu entarten. Die ersten Anzeichen wie Diarrhö, sichtbares oder okkultes Blut und intermittierende Obstipation sind meist unauffällig. Bei 50 % der Patienten bilden sich innerhalb von 10 Jahren nach einer Polypenentfernung erneut Polypen. Polypen können den Darm vom ileozäkalen Übergang bis zum Anus besiedeln.

Reizdarmsyndrom (Colon irritabile)

Diese Erkrankung betrifft meist Frauen im Alter von 15–45 Jahren und ist gekennzeichnet durch:
– Bauchschmerzen im Bereich des Kolons,
– Stuhlunregelmäßigkeiten, Obstipation oder Diarrhö,
– klein geformter „Ziegenkot" mit starken Krämpfen,
– Nachlassen der Schmerzen bei Defäkation – im Falle einer Obstipation typischerweise Schmerzerleichterung im linken Unterbauch,
– Kreislaufprobleme, Kopfschmerzen,
– Luftschlucken, Blähungen, Flatulenz,
– Schmerzen im Lumbalbereich.

Es handelt sich meist um ängstliche Personen, die leicht schwitzen. Bei der Untersuchung reagiert das Abdomen nicht mit Abwehrspannung. Während das Sigmoid gefüllt und schmerzempfindlich ist, fühlt sich das Rektum leer an. Zu vermuten ist ein Reizdarmsyndrom, wenn trotz längerer Vorgeschichte keine körperlichen Veränderungen festzustellen sind und die Symptome mit Stress zusammenhängen. Röntgenbildern zeigen eine Haustrenverstärkung und ein röhrenförmiges Colon descendens.

Die Patienten sollten ihren Milchkonsum einschränken, auf Abführmittel, Sedativa, Tabak und Alkohol verzichten und sich faser- bzw. ballaststoffreich ernähren.

Immerhin werden in Frankreich jährlich 45 Millionen Packungen Abführmittel verkauft!

Chronisch-entzündliche Darmerkrankungen

Hierzu zählen alle entzündlichen Erkrankungen unbekannter Ätiologie im unteren Darmtrakt. Männer und Frauen sind gleichermaßen betroffen, v. a. die Altersgruppe von 15–35 Jahren. Es gibt zwei Formen, die Colitis ulcerosa und den M. Crohn. Die Colitis ulcerosa ist eine Erkrankung des Dickdarms, kann aber auch das terminale Ileum mit einbeziehen und ist wahrscheinlich etwas häufiger als der M. Crohn. Der auch als Enteritis regionalis bezeichnete M. Crohn wurde ursprünglich als Dünndarmerkrankung verstanden. Tatsächlich kann er aber überall im unteren Verdauungstrakt auftreten, also auch im Kolon und manchmal sogar ohne Dünndarmbeteiligung.
Zu den Symptomen der Colitis ulcerosa gehören plötzlich auftretende blutige Durchfälle, Bauchschmerzen, Fieber und oft auch Gewichtsverlust. Bei primärem Rektumbefall kann der Patient an Obstipation und Tenesmen leiden. Kolitispatienten haben oft auch Gelenkschmerzen und Leberfunktionsstörungen. Tonus und Dehnbarkeit des Kolons können auffällig verändert und im Röntgenbild kann ein Haustrenschwund erkennbar sein. Diese Erkrankung stellt ein erhöhtes Risiko für Darmkrebs dar.
Der M. Crohn kann – wie bereits erwähnt – überall im Darmtrakt auftreten. Bei dieser chronisch-entzündlichen Darmerkrankung können alle Wandschichten des Darms, das Mesenterium und regionale Lymphknoten betroffen sein. Es kommt zur Einengung des Darmlumens, zu Schleimhautulzerationen mit Vernarbung und zu nekrotischen Bereichen, in denen sich Fisteln bilden können. Der M. Crohn verläuft entweder jahrelang latent oder in Schüben. Aufgrund der eingeschränkten Lymphozytenfunktion im Darm besteht die Gefahr einer unzureichenden Immunabwehr. Die Lymphozyten im Dünndarm produzieren v. a. Immunglobulin A. Zu den wichtigsten Symptomen gehören Bauchschmerzen, die oft verstärkt nach Mahlzeiten auftreten, Fieber, ungeformte Stühle oder Durchfälle – im Allgemeinen ohne Blut, Müdigkeit, Appetitlosigkeit und gelegentliche Rückenschmerzen. Bei Dünndarmbeteiligung sind die Schmerzen eher kolik- oder krampfartig und häufig im rechten Unterbauch lokalisiert.

Tumoren

Bei fast der Hälfte der Neubildungen im Verdauungstrakt handelt es sich um Kolon- und Rektumtumoren, auf die z. B. in den USA ca. 20 % aller Krebstodesfälle zurückzuführen sind. Diese Tumoren sind eng mit adenomatösen Polypen, v. a. der familiären Form (Polyposis coli), und chronisch-entzündlichen Darmerkrankungen, v. a. Colitis ulcerosa, korreliert. Insgesamt finden sich zwei Drittel der Darmtumoren im Sigmoid und Rektum, bei Frauen bevorzugt im Sigmoid und bei Männern im Rektum.
Anfangs sind die Symptome unspezifisch, d. h. es kommt zu Gewichtsverlust, Krankheitsgefühl, Stuhlunregelmäßigkeiten, Blässe und Anämie. Bei Darmkrebs im

Colon descendens verändern sich Frequenz und Aussehen des Stuhlgangs und der Patient meint oft, der Darm sei nur unvollständig entleert. 70% der Patienten klagen über Blutungen; allerdings weniger bei rechts lokalisierten Tumoren, weil sich dort Blut und Stuhl mischen. Die rektale Untersuchung kann Invaginationen im Sigma- und Rektumbereich ergeben. Bei Tumoren im Zäkum oder Colon ascendens führt körperliche Betätigung zu Schmerzen im Unterbauch. Wird im Colon ascendens tumorbedingt Stuhl zurückgehalten, kann das Zäkum durch den Rückstau gebläht sein. Vermeiden Sie kräftige Palpationen, weil sonst Perforationsgefahr besteht.

Die Diagnose wird gestützt durch
- Stuhlunregelmäßigkeiten,
- Dyspepsie,
- Blutung, Gewichtsverlust,
- tastbare Masse oder Blähung des Darms bei Palpation,
- Gewebswucherung bzw. Verhärtung oder Ulzeration bei rektaler Untersuchung.

Rektumtumoren verursachen schon ziemlich früh Symptome wie Stuhldrang, schmerzhafte Defäkation oder sogar Stuhlinkontinenz. Schwieriger kann die Diagnose bei Patienten sein, die seit einer langen Zeit an Darmproblemen wie Reizdarmsyndrom oder Colitis ulcerosa leiden und deshalb vermutlich weniger auf diese Veränderungen achten.

Karzinoide sind langsam wachsende Tumoren, die biologisch aktive Substanzen wie Serotonin freisetzen können. Sie entwickeln sich gewöhnlich im terminalen Ileum und neigen dazu, ohne weitere Organbeteiligung direkt in die Leber zu metastasieren. Karzinoide im Appendix scheinen nicht zu metastasieren, während Karzinoidtumoren im Kolon metastasieren, aber selten endokrin aktiv sind. Die wichtigsten Symptome sind wiederholte Attacken mit starker Gesichts- und Halsrötung, die u. U. mit Tachykardie und niedrigem Blutdruck einhergehen können. Möglicherweise bestehen bei diesen Patienten auch dunkelrote Gefäßerweiterungen im Gesicht und eine plaqueartige Endokardverdickung.

Anorektale Erkrankungen

Anorektale Schmerzen bei der Defäkation weisen auf Analfissuren oder Hämorrhoiden hin. Unabhängig von der Defäkation auftretende Schmerzen sprechen eher für:
- eine Schleimhautreizung oder -entzündung im Bereich von Anus, Rektum oder Sigma; typisch sind Tenesmen, vermeintlicher Stuhldrang oder starke kolikartige Schmerzen im unteren Abdomen,
- gestaute Hämorrhoiden mit Schmerzattacken v. a. nach längerem Sitzen,
- Analabszesse.

Fisteln und Abszesse

Bei Kolitis, M. Crohn, Divertikulitis oder als Komplikation nach Operationen können sich Fisteln bzw. Abszesse entwickeln. Eine Fistel ist ein entzündlich bedingter, röhrenförmiger Gang aus fibrösem Gewebe, der einen Hohlraum wie den Analkanal mit einem anderen Hohlraum oder mit der Oberfläche verbindet. Analfissuren sind oberflächliche Erosionen oder Ulzerationen der Epithelschicht des Analkanals. Jede

Defäkation löst Schmerzen aus, die nach einigen Minuten verschwinden, ehe sie dann erneut und noch stärker wiederkommen und dann länger anhalten können. Schließlich hören sie auf – bis zur nächsten Darmentleerung. Ein Analulkus entsteht durch schmerzhafte Sphinkterspasmen vor und nach der Defäkation, es ist tief reichend und chronisch. Bei Analabszessen kommt es auch ohne Defäkation zu Schmerzen und möglicherweise zu Fieber.

Hämorrhoiden

Hämorrhoiden sind nicht einfach nur varikös veränderte Venen, sondern ein traubenförmiges Gebilde aus dilatierten Venen, das sich als Venenplexus (Zona haemorrhoidalis oder „innere Hämorrhoiden") submukös im Anorektalbereich befindet. In thrombosierten Hämorrhoiden vorhandene „Konkremente" stellen eher Hämatome als echte Emboli dar und bedeuten keine Thromboemboliegefahr.

Mögliche Ursachen von Hämorrhoiden sind Druckerhöhung im Pfortadersystem, Schwangerschaft, Lebererkrankungen, intraabdomineller Druckanstieg, Diarrhöen, Tumoren oder unvollständige Darmentleerung. Eine Vergrößerung der inneren Hämorrhoiden ist nicht schmerzhaft; zu Schmerzen kommt es nur, wenn sie thrombosiert oder infiziert sind bzw. bei Schleimhauterosionen. Als weitere Symptome können hellrotes Blut und Analbeschwerden zu beobachten sein, außerdem gelegentlich ein Prolaps, Ödem oder Analsphinkterspasmus. Wenn Hämorrhoiden wegen einer submukösen Bindegewebsschwäche prolabiert sind, können sie bluten und sich infizieren. Äußere Hämorrhoiden, die sich als bläuliche Schwellung unter der Haut zeigen, können oft sehr schmerzhaft sein.

8.2.8 Begleiterscheinungen

Darmprobleme können unterschiedliche Auswirkungen auf andere Bauchorgane haben, sowohl hyperreflektorische als auch spasmodische. Eine Hydronephrose der rechten Niere kann z. B. wichtige Folgeerscheinung einer ileozäkalen Entzündung mit Befall des rechten Ureters sein; das bestätigt auch den von uns beschriebenen direkten funktionellen Zusammenhang zwischen Nephroptose und Zäkum. Bei vielen Darmerkrankungen kommt es begleitend zu Rücken- und/oder Gelenkschmerzen, v. a. des Knies. Dies stützt unsere Beobachtung, dass Muskel- bzw. Skelettschmerzen selten rein mechanische Ursachen haben. Neben den bereits genannten spezifischen und eindeutig zuordenbaren Symptomen gibt es noch weitere, die ebenfalls mit dem Darm zusammenhängen könnten:
– abdominales Schweregefühl und schmerzhafte Bauchkrämpfe,
– häufiger Abgang von „Winden" und Besserung durch Darmentleerung,
– Völlegefühl und Beschwerden beim Bücken oder durch beengende Kleidung,
– kein Hungergefühl,
– belegte Zunge, Mundgeruch,
– Müdigkeit am späten Nachmittag, bei nächtlicher Schlaflosigkeit bzw. unruhigem Schlaf,
– Bauchlage wird als unangenehm und Schlafen als wenig erholsam erlebt,

- brennende, lichtempfindliche Augen,
- morgendliches Schweregefühl in Füßen und Beinen,
- flache Atmung.

Keines dieser Symptome ist für sich genommen spezifisch, kann aber in Verbindung mit anderen Zeichen oder mit Ihren Untersuchungsergebnissen plötzlich bedeutsam werden. Für einige gibt es eine einfache Erklärung: So könnte die Müdigkeit mit der gesteigerten Verdauungstätigkeit zu bestimmten Zeiten zusammenhängen, die morgendliche Schwere der Füße mit gestauten Mesenterialvenen und die flache Atmung mit einer darmbedingt eingeschränkten Zwerchfellbeweglichkeit.

8.2.9 Schlussfolgerung

Darmerkrankungen haben unterschiedliche Ursachen und Auswirkungen, weil Dünn- und Dickdarm nicht nur mit allen anderen Verdauungsorganen, sondern auch mit dem Urogenitalsystem in Beziehung stehen. Die wechselseitigen Organbeziehungen verändern sich altersabhängig. Bei Darmfunktionsstörungen wird muskulären Erkrankungen oft zu viel Bedeutung beigemessen, dabei sind Darmspasmen z. B. häufig gefäßbedingt. Um physiologisch arbeiten zu können, muss der Darm ausreichend durchblutet sein. Jede intestinale Störung wirkt sich unvermeidlich auf den allgemeinen Stoffwechsel aus. Denn sie verhindert eine ausreichende Resorption und Assimilation von Stoffen wie Kalzium, Kalium, Natrium, Selen und Vitaminen, die für den Muskeltonus unverzichtbar sind.

8.3 Diagnostik

8.3.1 Allgemeiner Ecoute-Test

Bei allen Darmerkrankungen beugt sich der Patient nach vorn, wobei es abhängig von der Lokalisation einer Störung leichte Unterschiede geben kann. Wenn die Kolonflexuren betroffen sind, kommt zusätzlich eine fast rein seitliche Beugung hinzu. Dagegen findet beim Colon ascendens oder descendens zuerst eine mehr oder weniger weit nach vorn gerichtete Beugung statt, bevor sie in Höhe der Fixierung abgebrochen wird und in eine seitliche Beugung übergeht. Bei der rechten Kolonflexur geht die Bewegung mit einer leichten Linksdrehung und bei der linken Kolonflexur mit einer Rechtsdrehung zu Ende. Beim Colon transversum und stärker noch beim oberen Abschnitt des Dünndarms beugt sich der Patient mit leichter Linksdrehung nach vorn. Wenn untere Dünndarmabschnitte beteiligt sind, ist die Beugung nach vorn betonter und ganz ähnlich wie im Fall von Harnblasenstörungen.

8.3.2 Differenzialdiagnostik mit lokalem Ecoute-Test

Hier möchte ich Ihnen nur in einem kurzen Überblick aufzeigen, welche Ergebnisse Sie von einem lokalen Ecoute-Test erwarten können. Bis Sie diese Technik mit Leichtigkeit beherrschen bedarf es mehr als 100 Stunden klinischer Praxis, und der Diagnosesicherung mit anderen Untersuchungsmethoden.

Legen Sie dem Patienten in Rückenlage Ihre Hand flach auf den Bauch, den Mittelfinger auf der Medianlinie und die Unterkante knapp oberhalb des Nabels (s. Abb. 51). Bei Problemen der rechten Kolonflexur (Pfeil 1) wird sich die Hand schräg nach rechts superior auf die Projektionsstelle der Flexur zubewegen. Beim Ecoute-Test des Colon ascendens (Pfeil 2) schiebt sich die Hand lateral nach rechts und proniert dann so, dass am Ende der Zeigefinger auf der Projektionsstelle des Colon ascendens liegt. Dagegen beginnt der Ecoute-Test des Colon descendens sofort mit einer Pronation der Hand, so dass Zeigefinger und Hypothenar parallel zueinander 2 Fingerbreit rechts von der Medianlinie zu liegen kommen. Bei Problemen der rechten Niere, schiebt sich die Handunterkante rechts neben dem Nabel direkt auf die Projektionsstelle des unteren Nierenpols. Beim Ecoute-Test des Zäkums (Pfeil 3) gleitet der Daumenballen in Richtung des rechten Darmbeinkamms, um dann in Höhe des Zäkums zu pronieren. Bei Problemen der linken Kolonflexur (Pfeil 4) läuft die Bewegung genau spiegelbildlich wie bei der rechten Kolonflexur. Am Ende der Bewegung befindet sich die Ulnarkante der Hand weit lateral auf der linken Thoraxhälfte. Im Vergleich dazu liegt sie z. B. beim Ecoute-Test des Magens viel näher zur Mitte. Um die Flexura duodenojejunalis (Pfeil 5) zu untersuchen, bewegt sich die Handunterkante zu einer Stelle auf der linken Medioklavikular-Umbilikallinie hin, die 2–3 Fingerbreit über dem Nabel liegt. Für das Colon descendens muss sich der Kleinfingerballen nach lateral auf die Projektionsstelle zubewegen und sich zur Ulnarseite drehen, sobald er nah genug herangekommen ist. Beim Ecoute-Test des Rektosigmoids bewegt sich die Handunterkante zuerst auf den linken Darmbeinkamm zu und beugt sich am Ende der Bewegung etwas nach rechts.

Je nachdem wo sie genau lokalisiert sind, führen jejunoileale Störungen dazu, dass sich die Hand nach rechts oder nach links bewegt. Wenn der ganze Dünndarmabschnitt betroffen ist, drückt sich die Hand mit gespreizten Fingern leicht in das Abdomen hinein. Doch weil der Dünndarm so

*Abb. 51:
Differenzialdiagnostik mit lokalem Ecoute-Test: rechte Kolonflexur (1), Colon ascendens (2), Zäkum (3), linke Kolonflexur (4) und Flexura duodenojejunalis (5)*

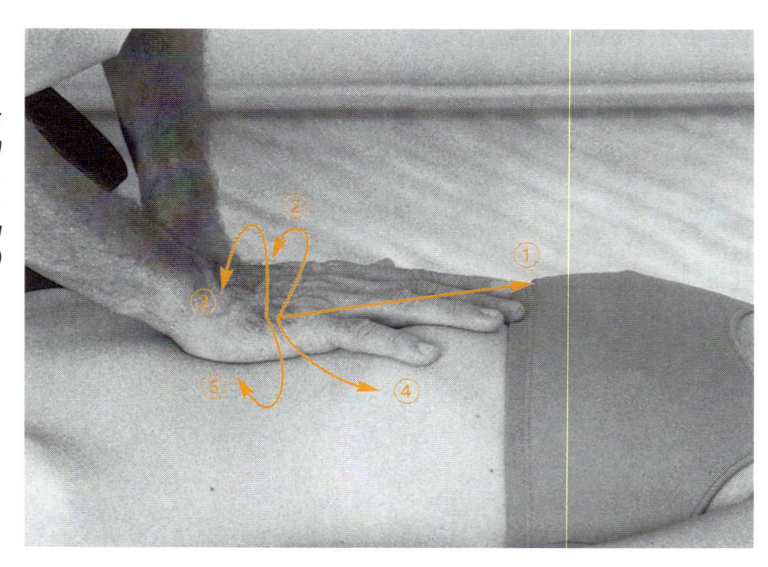

lang und beweglich ist, kann ein lokaler Ecoute-Test schwierig sein; auf jeden Fall setzt er viel Erfahrung voraus. Auch beim Ecoute-Test von Harnblase und Genitaltrakt bleibt die Hand auf der Medianlinie und bewegt sich direkt nach inferior zur Symphyse hin.

8.3.3 Inhibitionstechnik

Nehmen wir an, Ihre Hand bewegt sich beim lokalen Ecoute-Test auf den rechten Rippenrand zu und Sie sind unschlüssig, ob das auf eine Gallenblasenstörung oder ein Problem der rechten Kolonflexur hinweist: In diesem Fall sollten Sie zur differenzialdiagnostischen Klärung einen Inhibitionspunkt an der Projektionsstelle der Gallenblase setzen. Wenn Ihre Hand trotzdem weiter von der rechten Kolonflexur angezogen wird, spricht das für ein Darmproblem. Weil der Darm ganz unterschiedliche Organe überlagert, bleibt es Ihrer Phantasie überlassen, welche Abgrenzungen Sie noch mit der Inhibitionstechnik vornehmen wollen.

8.3.4 Recoil-Technik

Wenn der Darm bereits bei der ersten Berührung empfindlich reagiert, ist das Organ selbst von einer Störung betroffen. Schmerzen, die erst bei der Recoil-Technik auftreten, sprechen für eine ligamentäre oder peritoneale Fixierung. Mithilfe der Recoil-Technik diagnostizieren auch Chirurgen anhand bestimmter Schmerzpunkte eine Appendizitis.

Bei Darmproblemen kann eine Palpation berührungsempfindlich bis schmerzhaft sein. Wenn der Darm verkrampft oder stark mit Gas gefüllt ist, sollten Sie ihn zuerst so lange bewegen, bis die Spasmen nachlassen. Danach fassen Sie ihn von lateral, um das an ihm ansetzende Peritoneum, d. h. die Toldt-Faszie, in transversaler Richtung zu dehnen und dann abrupt loszulassen. Jede Empfindlichkeit, die bei diesem Recoil ausgelöst wird, ist eine Indikation für die manuelle Behandlung der Toldt-Faszie. Durch tiefes Einatmen mit längerem Luftanhalten verursachte Beschwerden signalisieren eine Darmstörung – denn dabei drückt das Zwerchfell auf den Darm. Dagegen sprechen Beschwerden beim tiefen Ausatmen eher für eine Störung der Haltestrukturen, die beim Ausatmen gedehnt werden.

8.3.5 Rektale Untersuchung

Wie von rektal aus die Mobilität im Sakrokokzygealbereich untersucht werden kann, ist im *Lehrbuch der Viszeralen Osteopathie, Bd. 1*, beschrieben. Mithilfe der rektalen Untersuchung können bestimmte klinische Befunde bei der osteopathischen Diagnostik abgeklärt werden. Man sollte sich dabei vor Augen halten, dass 55% der Adenome im Rektosigmoidbereich lokalisiert sind und dass sich 50% der Rektumkarzinome in Reichweite des Zeigefingers befinden. Diese Tumoren machen zusammen etwa 10% aller gastrointestinalen Tumoren aus. Eine rektale Untersuchung muss immer schmerzlos sein. Normalerweise fühlt sich die Rektumwand faltig und weich an. Wenn

Sie den Zeigefinger in situ auf die Symphyse richten, können Sie bei der Gelegenheit auch gleich Prostata oder Samenbläschen bei Männern bzw. Zervix oder Blasenfundus bei Frauen betasten. Bei Retroversio uteri kann die Zervix direkt vor dem Rektum zu palpieren sein. Keines der Organe darf druckempfindlich reagieren. Die rektale Untersuchung eignet sich auch zur Diagnose von Entzündungen wie Endometritis, Salpingitis, Adnexitis oder Peritonitis.
Cave: Bei knotigen Veränderungen im Douglas-Raum könnte es sich um peritoneale Metastasen handeln!
Die rektale Untersuchung kann folgende Befunde ergeben:
- anale oder perianale Erosionen, wenn das Einführen des Fingers sehr schmerzhaft ist,
- Hämorrhoidalknoten, die mehr oder weniger hart sind,
- Fistelmündungen,
- rektale Tumoren,
- verhärtete Wandbezirke mit Schwellung, Wucherung, Blutung oder schmerzender Ulzeration als Zeichen eines Karzinoms im Anus- oder Ampulla-recti-Bereich,
- Einengung des Analkanals auf maximal 5–6 cm, die angeboren, posttraumatisch, entzündlich oder durch einen wandständigen Tumor bzw. einen Tumor im Nachbargewebe bedingt sein kann.

Kotspuren auf dem Untersuchungshandschuh sind auf Blut, teerartiges Aussehen oder Schleim- und Eiterpartikel als Zeichen einer Sigma- oder Rektumentzündung zu untersuchen.

8.4 Behandlung

Osteopathische Darmbehandlungen zielen darauf ab, sklerosierte, fibrosierte und spastische Bereiche zu lockern und die Druckverhältnisse von Gasen, Blut und anderen Flüssigkeiten zu normalisieren. Obwohl ich es weder durch Laboruntersuchungen noch durch bildgebende Verfahren belegen kann, haben mich die klinischen Ergebnisse überzeugt, dass sich der Stoffwechsel und das Immunsystem des Darms offenbar über diese Behandlung beeinflussen lassen. Bei der lokalen Behandlung ist es am besten, sich auf die Haltestrukturen zu konzentrieren, um Fibrosen zu beseitigen und ihre Elastizität zu verbessern. Besonders reflexogen sind die Verbindungen des Darms zum Zwerchfell, die Radix mesenterii, die Flexura duodenojejunalis, der ileozäkale Übergang, das Mesocolon sigmoideum und die Toldt-Faszie.

8.4.1 Kolonflexuren

Die Kolonflexuren müssen in alle Richtungen bewegt werden, damit Sie ganz sicher keine Stelle mit eingeschränkter Mobilität übersehen.

Frontalebene

Der Patient sitzt mit herunterhängenden Beinen vor Ihnen und stützt sich mit den Händen auf den Oberschenkeln ab. Um die rechte Kolonflexur (s. Abb. 52) zu erreichen, schieben Sie die Finger auf der rechten

Thoraxseite von lateral unter die Rippen. Drücken Sie von unten gegen die Leber und bewegen Sie die Finger zuerst nach posterosuperior und medial und dann nach anterosuperior und medial. Wiederholen Sie das in gleichmäßigem Rhythmus. Mit derselben Technik behandeln Sie danach die linke Kolonflexur vom linken Rippenbogen aus. Es empfiehlt sich, jede lokale Behandlung der Kolonflexuren mit der Recoil-Technik einzuleiten, weil sie andere Techniken erleichtert und sich besonders für Muskelstrukturen wie das Kolon eignet.

Am sitzenden Patienten können Sie auch eine Längsdehnung des Colon ascendens vornehmen (s. Abb. 53). Halten Sie dazu die rechte Kolonflexur gut mit den Fingern fest und bringen sie so weit wie möglich nach superior. Um die Dehnung noch zu verstärken, beugen Sie den Patienten nach hinten. Wenn eine Fixierung im Bereich der Flexur vorhanden sein sollte, wird der Patient es jetzt spüren. Bitten Sie ihn, die Stelle genau zu beschreiben, damit Sie Ihre Technik darauf abstimmen können. Auch hier kann die Recoil-Technik, wenn sie bei äußerster Längsdehnung des Kolons angewandt wird, sehr wirkungsvoll sein.

Diese Methode kann alternativ auch in Seitenlage angewandt werden; dabei sollte der Patient auf der nicht zu behandelnden Seite liegen. Wie bei der Behandlung von Leber und Magen schieben Sie die Fingerspitzen beider Hände nach oben unter die Rippen, pressen aber diesmal die Daumen hinten gegen die Zwerchfellverbindungen der Kolonflexuren. Dann drücken Sie die Rippen auf den Nabel zu, d. h. auf der rechten Seite im Uhrzeigersinn, auf der linken Seite gegen den Uhrzeigersinn, und lassen sie entweder zurückfedern oder führen sie in die Ausgangsstellung zurück. Sie können auch mit einer Hand den Arm des Patienten strecken und mit der anderen Hand die Rippen herunterdrücken, um gezielt das Zwerchfell zu dehnen.

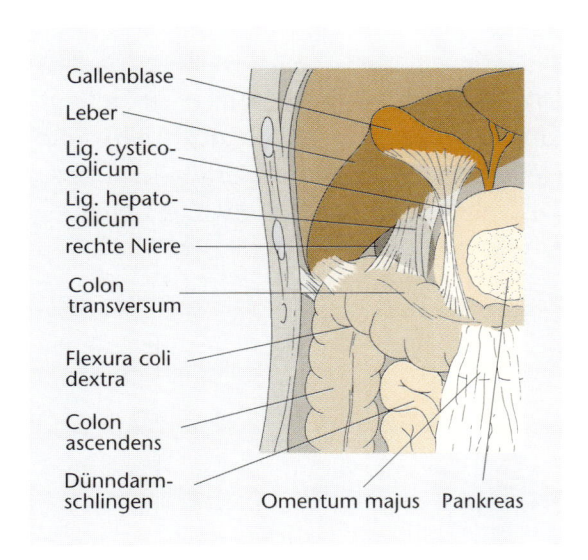

Abb. 52: Flexura coli dextra (nach Testut)

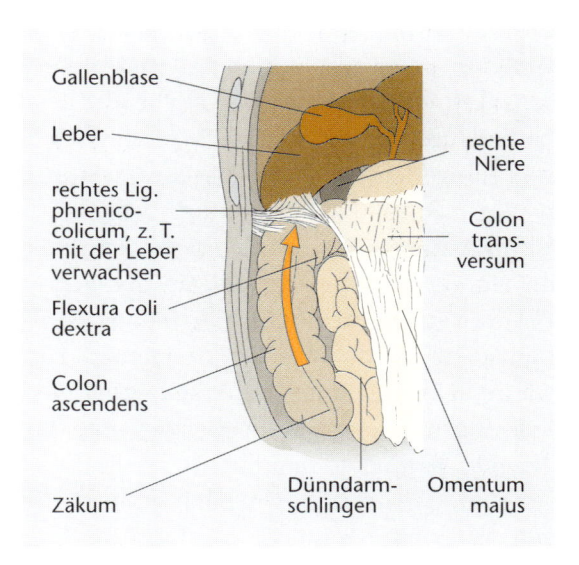

Abb. 53: Längsdehnung des Colon ascendens im Sitzen

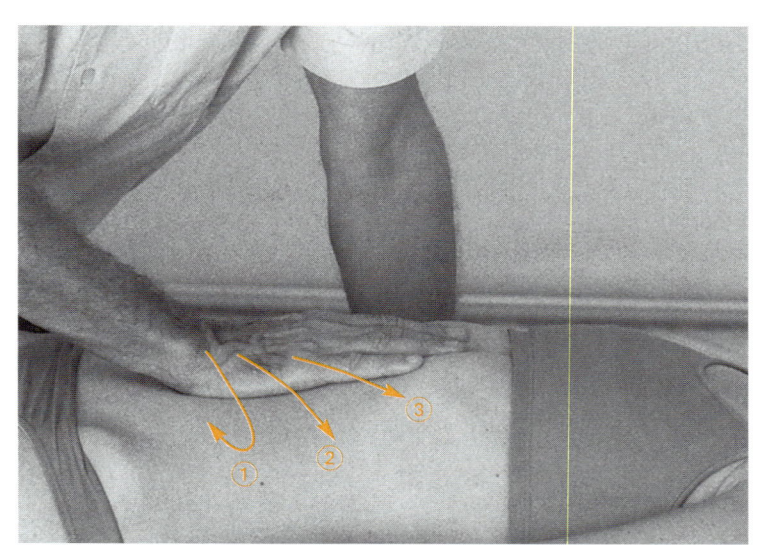

Abb. 54:
Direkte Behandlung der linken
Kolonflexur in Seitenlage

Sagittale Ebene

Der Patient liegt wieder auf der Seite, während Sie eine Hand posterior gegen die Rippen drücken und die andere Hand anterior unmittelbar unter den Rippenrand legen. Beide Hände arbeiten zusammen, um die fixierte Kolonflexur nach medial und anterosuperior zu bewegen (s. Abb. 54). Im Unterschied zur drehenden Bewegung bei der Leberbehandlung wird stärker die vertikal nach superior gerichtete Bewegungskomponente betont. Nach 5–6 Wiederholungen können Sie am Ende der Bewegung durch Lösen beider Hände die Recoil-Technik anwenden. Bei der Variante in Sitzposition hält der Patient seine Hände im Nacken verschränkt, während Sie mit einer Hand die betreffende Kolonflexur nach posterosuperior gegen das Zwerchfell drücken und ihn mit der anderen Hand an den Ellbogen nach hinten beugen, also zu Ihnen hin.

Horizontale Ebene

Stützen Sie sich bei Seitenlage des Patienten mit beiden Händen auf einem geeigneten Rippensegment ab, wobei die Daumen nach hinten zeigen. Drücken Sie die Rippen in Richtung des Proc. xiphoideus und lassen Sie sie dann zurückfedern. Für eine Kompression von lateral nimmt der Patient eine sitzende Position ein. Sie sitzen neben ihm auf der Seite, die nicht behandelt wird, und ziehen die untere Thoraxhälfte zu sich hin. Lassen Sie anschließend einfach mit dem Druck nach oder wenden Sie die Recoil-Technik an.

8.4.2 Toldt-Faszie

Wie schon erwähnt, kann das Kolon auf seiner Rückseite mit der Toldt-Faszie verwachsen und trotzdem scheinbar normal beweglich sein. Pathogen werden solche Fixierungen, weil sie das posteriore parietale Peritoneum und die vordere renale Faszie reizen können. Sobald Sie eine Fixierung lokalisiert haben, legen Sie beide Daumen inferolateral auf das Kolon und umfassen es mit den übrigen Fingern. Schieben Sie das Kolon auf die Medianlinie zu und lassen Sie es dann plötzlich los. Wenn Sie die Recoil-Technik vor der eigentlichen Behandlung anwenden, können Sie erst kleinere Fixierungen lockern und sich dann voll auf die Verwachsungsstelle konzentrieren. Die Technik kann in Sitzposition oder in Seitenlage angewandt werden.

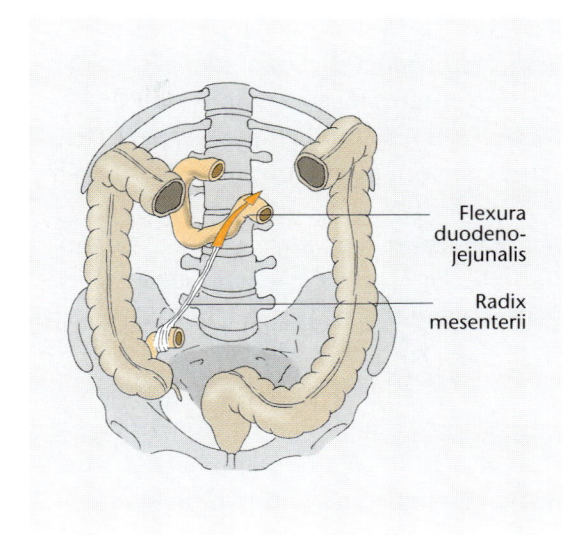

Abb. 55: Radix mesenterii und Flexura duodenojejunalis

8.4.3 Flexura duodenojejunalis, Radix mesenterii und ileozäkaler Übergang

Die Radix mesenterii (s. Abb. 55) ist ein hoch reflexogener Bereich und beeinflusst sowohl die Darmgefäße als auch die Muskulatur. Bei der Behandlung sollten Sie sich ausgehend von den Endpunkten, d. h. der Flexura duodenojejunalis und dem ileozäkalen Übergang, zur Mitte hin vorarbeiten.
Die Flexura duodenojejunalis ist die symmetrische Entsprechung zum Sphinkter Oddi. In Linksseitenlage des Patienten schieben Sie die Daumen links vom Nabel auf die mediale Seite der Flexura duodenojejunalis zu. Dabei streifen Sie Peritoneum, Omentum majus, Dünndarm und Magen. Die Manipulation erfolgt in schräg nach superolateral links verlaufender Richtung. Danach können Sie die Flexur mit den Fingern wieder zurückführen, doch in den meisten Fällen wird sie von selbst in ihre Ausgangsposition zurückkehren.

Wie bei allen Sphinkterbereichen sollten Sie im Anschluss noch in Rückenlage des Patienten die Druck-Rotationstechnik anwenden, die eine direkte Behandlung mit Induktion darstellt.
Am Ende der Rotation schieben Sie zur Verstärkung der Dehnung Ihre Handfläche horizontal nach links, bis es nicht mehr weitergeht, und wenden dann die Recoil-Technik an.
Zur Behandlung der Radix mesenterii legen Sie Ihre Finger zwischen Flexura duodenojejunalis und Zäkum auf und schieben sie in Richtung des posterioren parietalen Peritoneums vor. Dazu müssen Sie durch das anteriore parietale Peritoneum, das Omentum majus und die Dünndarmschlingen hindurch. Die Mesenterialwurzel sollte sich wie eine Schnur anfühlen. Beginnen Sie sie nach superior und im rechten Winkel zu ihrer Längsachse nach rechts zu dehnen. Wenn die Recoil-Technik schmerzhaft ist,

weist das auf Verwachsungen infolge einer Entzündung oder mechanischen Störung hin. Bei Enteroptosen ist die Mesenterialwurzel sehr empfindlich und gespannt. Zur Entspannung sollten Sie sie 5–6-mal lockern. Setzen Sie die Behandlung danach oberflächlicher fort, um auch das Mesenterium des Dünndarms zu behandeln.
Im Bereich des ileozäkalen Übergangs (s. Abb. 56) kommt es ziemlich häufig zu Spasmen oder Verziehungen. Wegen seiner reflexogenen Eigenschaften reagiert dieser Darmabschnitt sehr empfindlich auf Stress, meist in Form von Spasmen. Verziehungen in diesem Bereich können durch eine Appendektomie oder eine geänderte Spannung seiner peritonealen Haltestrukturen bedingt sein. Manchmal ist auch die Passage des Chymus behindert. Das erklärt möglicherweise auch, weshalb entzündliche Veränderungen des ileozäkalen Übergangs relativ häufig sind.
Wenn Sie diesen Bereich lockern wollen, müssen Sie die posterolateral, medial und inferior ansetzenden Strukturen behandeln. Die superioren Anheftungen lassen sich über das Kolon beeinflussen (s. o.). Die Behandlung ist in Seiten- oder Rückenlage möglich.
Das Zäkum ist entweder über Ligamente oder ein Mesenterium mit dem parietalen Peritoneum verbunden. Um diese posterolateralen Befestigungen (Pfeil 1) zu behandeln, schieben Sie Ihre Finger zwischen lateraler Zäkum- und medialer Ileumwand nach medial bis zur Stelle der Verwachsung. Drücken Sie das Zäkum in Richtung des Nabels hoch und lassen Sie es dann wieder zurückkommen. Oberflächlich scheint das Zäkum oft frei beweglich zu sein, selbst wenn es tiefer im Körperinneren fixiert ist.

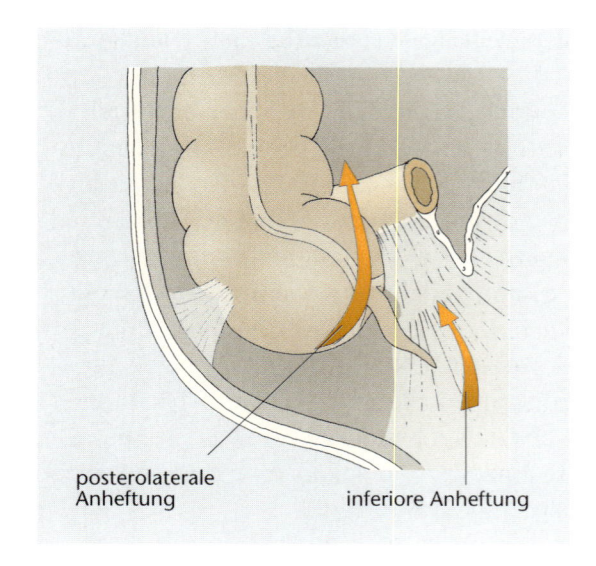

Abb. 56: Ileozäkaler Übergang (nach Testut): (1) posterolaterale und (2) inferiore Anheftungen

Wenn Sie nicht zuerst die Zäkumfixierungen lockern, droht die ganze Behandlung fehlzuschlagen.
Die medialen Befestigungen sind fast immer berührungsempfindlich. Legen Sie die Finger unterhalb der Mesenterialwurzel posteroinferior auf das mediale Zäkum und oberhalb der Mesenterialwurzel posterosuperior auf das mediale Zäkum, um den ileozäkalen Übergang zu dehnen, zuerst in Richtung des rechten Darmbeinkamms, dann im rechten Winkel zur Medianlinie und schließlich in Richtung der 12. Rippe. Um die inferioren Befestigungen (Pfeil 2) zu erreichen, fassen Sie das Zäkum am untersten Ende. Das befindet sich unterhalb einer horizontalen Verbindungslinie zwischen den beiden Darmbeinen und bei Frauen im Allgemeinen weiter inferior als bei Männern. Geben Sie besonders auf das rechte Ovar Acht. Dieser Handgriff darf nicht schmerzhaft sein. Bewegen Sie das

Zäkum nach posterosuperior. Es versteht sich von selbst, dass Sie bei allen Methoden auch die Recoil-Technik anwenden können, die bei Verwachsungen aber nicht ausreicht. Beenden Sie die einzelnen Techniken mit einer kombinierten Druck-Rotations-Induktionsbehandlung des duodenojejunalen bzw. ileozäkalen Übergangsbereichs, um alle Spasmen zu beseitigen und auf reflektorischem Weg eine generalisierte Wirkung zu erzielen.

8.4.4 Mesocolon sigmoideum

Die Behandlungsmethode für das Mesocolon sigmoideum (s. Abb. 57) ist bereits im *Lehrbuch der Viszeralen Osteopathie, Bd. 1,* beschrieben, ich möchte sie hier aber noch ergänzen. Schieben Sie Ihre Finger zwischen linkem Darmbeinkamm und Colon sigmoideum so weit nach posterior, bis Sie die Ansatzstelle am Peritoneum erreichen.

Unter Beibehaltung des Drucks nach hinten bewegen Sie die Finger auf den Nabel zu und lassen dann mit dem Druck nach. Wiederholen Sie das mehrmals. Danach wechseln Sie zu einer anderen Stelle und führen dieselbe Technik von der Symphyse aus oberhalb der Harnblase durch. Um Darmspasmen zu vermeiden, sollten Sie am Anfang 1–2-mal die Recoil-Technik anwenden. Sie hilft oberflächliche oder kompensatorische Spannungen zu lösen. Damit Sie das Mesocolon sigmoideum selbst und nicht nur seine hintere Ansatzstelle behandeln, müssen Sie mit dem Druck nach posterior nachlassen.

8.4.5 Methodisches Vorgehen

Gehen Sie bei der Behandlung des Kolons in dieser Reihenfolge vor: Flexura duodenojejunalis, ileozäkaler Übergang, rechte Kolonflexur, Mesenterialwurzel, Ansatzstelle des Mesocolon sigmoideum und schließlich lokal fixierte Stellen.
Bei Problemen des Colon transversum sollten Sie beide Kolonflexuren gleichzeitig behandeln.
Wenn es zu schwierig ist, die unterschiedlichen Kolonübergänge direkt zu lockern, können Sie sie indirekt über reflexogene Zonen wie den Sphinkter Oddi, die Blase oder die Kardia behandeln.

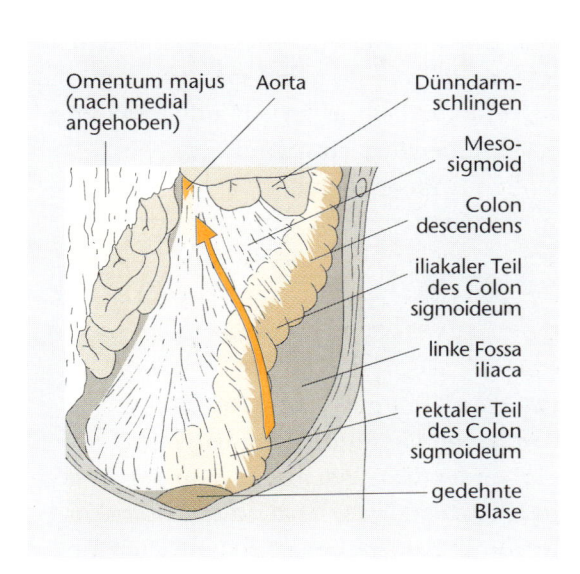

Abb. 57: Mesocolon sigmoideum – direkte Dehnung

8.4.6 Assoziierte knöcherne Restriktionen

Rückenschmerzen

Vom Darm ausgehende Rückenschmerzen sind meist im oberen Lumbalbereich angesiedelt und kommen und gehen im Rhythmus der Verdauungstätigkeit. Akute oder chronische Kreuzschmerzen dürften weitaus häufiger mit dem Darm als mit allen anderen Viszeralorganen in Verbindung stehen. Die glatte Muskulatur des Darms kann sich nach stundenlangen Spasmen ohne ersichtlichen Grund plötzlich wieder entspannen. Bei solchen Kolonerkrankungen ist oft das entsprechende Rückenmarkssegment stärker sensibilisiert und die Reizschwelle der paravertebralen Muskeln herabgesetzt, d. h. sie kontrahieren sich leichter. Bei der geringsten Anstrengung kommt es zu akuten Rückenschmerzen. Nach meiner Erfahrung werden sie in vielen Fällen durch normale Handgriffe wie „Streichholz vom Boden aufheben" ausgelöst. Trotzdem führen viele Mediziner eine Lumbago auf sportliche Betätigung zurück und behandeln sie mit nichtsteroidalen antiinflammatorischen Antirheumatika. Durch die Medikamente wird wiederum die Darmschleimhaut gereizt, und so kommt ein Circulus vitiosus in Gang, der möglicherweise erklärt, weshalb die Rückenschmerzen auch ohne Anzeichen einer Bandscheibenerkrankung weiterbestehen.

Ischiasschmerzen

Im folgenden Kapitel *Nieren* werden Ätiologie und Symptome der Ischialgien beschrieben. Linksseitige Ischiasschmerzen haben oft eine vaskuläre Komponente und sind von venösen Durchblutungsstörungen im Rektosigmoidbereich bzw. linken Bein begleitet. Ich glaube, es liegt daran, dass von der V. azygos abhängige epidurale Äste erweitert sind und die Foramina intervertebralia einengen. Es könnte aber auch sein, dass die Ischiasschmerzen die venöse Durchblutung beeinträchtigen, weil sich jede Nervenwurzelreizung störend auf den allgemeinen Kreislauf auswirkt. Zur Abklärung empfehle ich Ihnen einen erweiterten Lasègue-Test mit posterosuperiorer Druck-Inhibition im Rektosigmoidbereich. Kann das Bein daraufhin um 30° höher angehoben werden, spricht das für eine intestinale und möglicherweise vaskuläre Störung.
Rechtsseitige Ischiasschmerzen sind häufiger mechanisch bedingt, z. B. durch zu stark gespannte peritoneale bzw. ligamentäre Strukturen im Ileozäkalbereich. Untersuchen Sie den M. psoas; wenn er verkrampft und verkürzt ist, ist eher eine mechanische Ursache anzunehmen. Ergänzen Sie den Lasègue-Test, indem Sie das Zäkum in posterosuperiorer und leicht medialer Richtung anheben. Auch hier spricht eine Zunahme der Beinbeugung um mindestens 30° für eine Darmbeteiligung.

Beinschmerzen

Bei fast allen intestinalen Erkrankungen, von denen hier nur ein Bruchteil aufgeführt ist, werden Gelenkschmerzen in den Beinen beschrieben. Diese Verbindung lässt sich vermutlich durch eine mechanische Überstimulierung des N. femoralis erklären.

Denken Sie nur an die in Kapitel *Einführung* beschriebenen Läsionsketten und die Faszienverbindungen zwischen Kolon, Zäkum, Sakroiliakalbereich, M. psoas und Beinen. Chronische Darmstörungen sind häufig mit Parästhesien im Oberschenkel assoziiert, deren Intensität im Rhythmus von Verdauungstätigkeit bzw. Beschwerden zu- oder abnimmt.

Berücksichtigen Sie das bei Ihren Fragen zur Anamnese. Manche Patienten sind so mit ihren Darmproblemen beschäftigt, dass sie alles andere vergessen, einschließlich Ulzera, Nierenstörungen oder eben Gelenkschmerzen.

Arthralgien können reflektorisch oder mechanisch bedingt sein. Bei der reflexogenen Form kommt es infolge übermäßiger Nervenreize zu Spasmen oder Entzündungen, z. B. der Kniegelenksynovialis oder der Kniegelenkkapsel, die von einem Ast des N. genitofemoralis versorgt wird. Wenn der Knorpel vom angrenzenden Gewebe nicht mehr normal mit Blut und Nährstoffen versorgt wird, kann die Kapsel oft schmerzhaft sein. Bei der mechanisch verursachten Form kommt es zu unphysiologischen Muskelkontraktionen, die durch eine Störung des Fasziengleichgewichts ausgelöst werden; sie schränken die Gelenkbeweglichkeit ein und können auf lange Sicht möglicherweise degenerative Erscheinungen wie eine Arthrose zur Folge haben.

Das linke Bein steht besonders über das venöse System mit dem Rektosigmoidbereich in Verbindung. Vielleicht ist Ihnen aufgefallen, dass sich Varizen bevorzugt links manifestieren. Das hängt mit dem Einfluss des Darm- und Urogenitalsystems auf die venöse Versorgung der linken unteren Extremität zusammen. Auch Fixierungen im Genitalbereich, z. B. der Zervix, sind links häufiger. Dabei ist die Zervix flach und unbeweglich gegen das Rektum gedrückt. Kommt dann noch eine Obstipation im unteren Darmbereich hinzu, wird das Rektum von zwei Seiten eingedrückt – mit verheerenden Auswirkungen auf die venöse Versorgung im Becken- und Beinbereich.

Periarthritis humeroscapularis

Manchmal findet sich bei Darmproblemen eine Schultersteife (Periarthritis humeroscapularis), wenn auch viel seltener als bei Leber-, Magen- oder Nierenstörungen. Gewöhnlich ist sie mit einer Störung im Bereich der Kolonflexuren verbunden und je nach Stärke der Reizung mehr oder weniger schmerzhaft. Um eine Darmbeteiligung festzustellen, sollten Sie den erweiterten Schultergelenktest (s. Kap. *Einführung*) anwenden und dabei die Flexuren nach posterosuperior und medial schieben.

Anmerkung: Sotto-Hall-Test und Blutdruckmessung sind in dieser Situation selten aussagekräftig.

8.4.7 Therapieempfehlung

Manipulationen des Darms und besonders der Kolonflexuren scheinen sich offensichtlich auch auf die Leber, den Magen und das Zwerchfell auszuwirken. Bei funktionellen Störungen im Bereich von Colon ascendens und/oder descendens sollten Sie sorgfältig nach einer möglichen Nierenbeteiligung suchen. Das Zäkum steht mit rechtem Ovar und rechtem Bein in Verbindung. Im Rektumbereich bestehen Verbindungen zu Uterus und Zervix bzw. zur Prostata bei Männern. Denken Sie auch an den Einfluss auf die Durchblutung des linken Beins.

Bei jeder Darmbehandlung sollten die großen Bauchmuskeln wie M. psoas oder M. obturatorius internus gelockert werden, denn ihre Dehnung kann sehr wirkungsvoll bei tiefer liegenden Adhäsionen sein.

Ich möchte noch einmal auf die Häufigkeit rektaler Karzinome hinweisen. Wir Osteopathen können eine wichtige Rolle bei ihrer Entdeckung spielen, weil z. B. Manipulationen im Sakrokokzygeal- oder Urogenitalbereich in vielen Fällen von rektal erfolgen. Sie sollten deshalb imstande sein, auffällige Tastbefunde zu erkennen und verdächtige Zeichen richtig zu deuten, z. B. Bauchschmerzen bei veränderter Stuhlbeschaffenheit bzw. bei Stuhlunregelmäßigkeiten, Blutspuren im Stuhl, Gewichtsverlust, wuchernde oder harte Masse bei der rektalen Palpation.

Der Darm ist das Organ, an dem psychische Belastungen des Patienten am deutlichsten zum Ausdruck kommen. Darmspasmen können die Beweglichkeit der Lendenwirbelsäule einschränken. Solche lumbalen Restriktionen dürfen allerdings grundsätzlich nicht behandelt werden, weil sonst die Gefahr einer Verschlimmerung besteht.

Wenn Sie z. B. die Lendenwirbelsäule direkt behandeln, weil lumbale paravertebrale Muskeln im Rahmen einer Darmerkrankung betroffen sind, würden Sie die Kompensationsmechanismen des Körpers außer Kraft setzen und infolgedessen eine Symptomverschlimmerung in Form von Ischiasschmerzen bewirken.

9 NIEREN

Wer sich mit viszeralen Manipulationen auskennt, weiß um den besonderen Stellenwert der Nieren. Aufgrund ihrer retroperitonealen Lage sind sie schwer zugänglich und um sie behandeln zu können, benötigt man viel Erfahrung.

Manche Therapeuten glauben bereits in Höhe des Duodenums die Nieren spüren zu können oder basteln sich beim Betasten der Darmstrukturen und der Omenta einfach „eine Niere" zurecht. Normalerweise sind die Nieren jedoch äußerst schwierig zu palpieren bzw. von der Umgebung abzugrenzen. Mit zunehmender Übung lässt sich die glatte Vorderfläche der Nieren immer besser erkennen. Wenn eine Niere tatsächlich behandlungsbedürftig ist, kann man sie zum Glück leichter palpieren, da sie oft nach anteroinferior verlagert ist. Trotzdem setzen renale Manipulationen große manuelle Fertigkeiten voraus.

9.1 Physiologie und Anatomie

Wie im *Lehrbuch der Viszeralen Osteopathie, Bd. 1*, dargestellt, besitzen die Nieren keine Haltestrukturen, sondern sind in besonderer Weise von ihrer Umgebung abhängig. Wegen des Winkels, den er mit der V. cava inferior und der Aorta bildet und seiner Biegsamkeit ist auch der Gefäßstiel der Nieren, also die A. und V. renalis, nicht geeignet, Haltefunktionen zu übernehmen. In einem gewissen Grad beeinflusst auch die Anziehung durch das Zwerchfell die Nieren und drückt sie nach oben gegen Leber bzw. Darm; dabei wird die rechte Niere von der rechten Kolonflexur und die linke Niere in etwas stärkerem Maße von der linken Kolonflexur gestützt. Auf die Bedeutung dieser Nieren-Darm-Beziehung in der Pathogenese kommen wir weiter unten noch zurück.

Die Nieren weichen medial am unteren Pol um 10–12 cm und am oberen Pol um 6–7 cm auseinander, so dass die Längsachse beider Nieren schräg von oben nach lateral gerichtet ist. Die rechte Niere befindet sich etwa 3,5 cm und die linke Niere etwa 5 cm

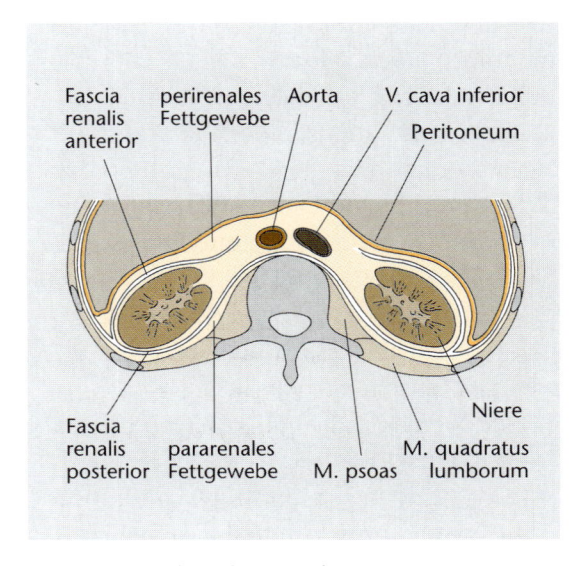

Abb. 58: Lagebeziehungen der Nieren (im Querschnitt)

vom Darmbeinkamm entfernt. Dass rechte und linke Nierenfaszie miteinander verbunden sind, spielt bei mechanisch-funktionellen Störungen eine Rolle (s. Abb. 58).
Jede Nierenfaszie teilt sich in ein vorderes und hinteres Blatt, die sich am unteren Nierenpol nicht wieder vereinigen (s. Abb. 59). Aus diesem Grund werden die Nieren nicht aufgehalten, wenn sie nach unten gleiten. Das vordere Blatt der Nierenfaszie wird durch die Toldt-Faszie verstärkt und steht durch sie mit dem Darm in Verbindung. Beide Blätter laufen oberhalb der Nebenniere zusammen und verschmelzen in Nähe des Hiatus mit der Unterseite des Zwerchfells. Zwischen 11. und 12. Rippe kommen beide Nieren direkt mit dem Pleuraraum in Berührung. Bei entsprechender Länge der 12. Rippe kann – wie Sie sich erinnern werden – das laterale Drittel extrapleural liegen.
Zwischen dem hinteren Blatt der Nierenfaszie, das gelegentlich auch als Zuckerkandl-Schicht bezeichnet wird, und der Aponeurose des M. quadratus lumborum verlaufen mehrere Nerven, wie z. B. der 12. Interkostalnerv, der N. iliohypogastricus, N. ilioinguinalis, N. cutaneus femoris lateralis und N. genitofemoralis sowie weiter unten der N. femoralis. In der Diagnostik renaler Fixierungen spielen Verteilung und Funktion dieser Nerven eine wichtige Rolle.
In welcher Größenordnung die Nieren metabolisch aktiv sind, machen sich nur wenige Menschen bewusst:
– Jede Niere enthält 1 Million Nephrone als Funktionseinheiten.
– In 24 Stunden strömen 1700 l Blut über die Nierenarterie durch die Niere, das entspricht 20–25 % des Herzminutenvolumens.

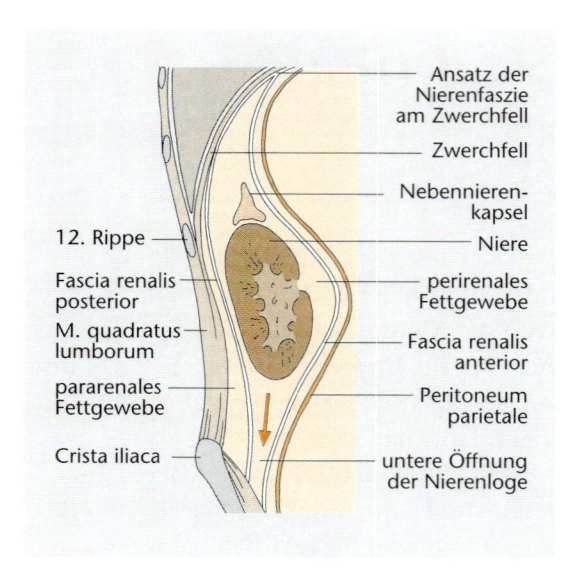

Abb. 59: Vorderes und hinteres Blatt der Nierenfaszie (im Sagittalschnitt; nach Testut)

– Daraus werden pro Tag 170 l Filtrat gebildet, das frei von Zellen und Proteinen ist und ins Nierenparenchym gelangt.
– 99 % des Filtrats werden ins Blut rückresorbiert, so dass nur eine Restmenge von etwa 1,5 l als Urin aus dem Körper ausgeschieden wird.

9.2 Pathologie

9.2.1 Nephroptose

Die wichtigste funktionelle Nierenstörung ist eine Nierensenkung (Nephroptose). Frauen sind häufiger betroffen, weil bei ihnen das Nierenlager weniger tief ist und sich die Nieren deshalb stärker bei der Atmung mitbewegen können. Schätzungsweise 25 % der Frauen über 50 dürften eine

Nephroptose v. a. der rechten Niere haben. Paradoxerweise verursacht eine Nephroptose bis ins Becken manchmal weniger Beschwerden als eine geringgradigere Nierensenkung.

Ursachen und Lagebeziehungen

Dass eine Niere gesenkt oder pathologisch fixiert und in ihrer Beweglichkeit (Motilität und Mobilität) eingeschränkt ist, ereignet sich häufiger auf der rechten Seite. Das liegt in vielen Fällen am Zäkum und Colon ascendens. Nach einer Appendektomie kann das normalerweise gut bewegliche Zäkum lateral und posterior mit dem parietalen Peritoneum verwachsen sein. Wenn außerdem noch der ileozäkale Übergang von seiner normalen Achse abweicht, verliert das Colon ascendens seine Dehnbarkeit und gerät in Längsrichtung zunehmend unter Zugspannung. Da es am unteren Ende unbeweglich ist, muss das Colon ascendens den Zug am oberen Ende verstärken und wird dabei die rechte Kolonflexur nach unten ziehen. Und weil das vordere Blatt der Nierenfaszie – wie oben erwähnt – eng mit der Toldt-Faszie verbunden ist, wird dabei auch die rechte Niere nach unten gezogen. Anfangs bedeutet das nur einen teilweisen Verlust ihrer Mobilität und Motilität, doch nach ein paar Jahren wird es, wie bei einem überdehnten Gummi, ohne entsprechende Behandlung unvermeidlich zu einer Nephroptose kommen.

Die wechselseitige Abhängigkeit zwischen Niere und Zäkum lässt sich am Beispiel einer chronischen Dünndarmentzündung gut veranschaulichen. Eine tiefe Entzündung der Ileozäkalregion kann u. a. zu einer Hydronephrose der rechten Niere führen und auf den rechten Ureter übergreifen. In geringerem Maße können rechte Niere und angrenzendes Gewebe auch bei einer schwächeren Reizung des Zäkums mitbeteiligt sein.

Die rechte Niere berührt im Bereich der Impressio renalis die Unterseite der Leber. Während die Leber von der Anziehungskraft des Zwerchfells beweglich in ihrer Position gehalten wird, setzt umgekehrt die Anziehungskraft des Zwerchfells eine ausreichende pleuropulmonale Elastizität voraus. Verschiedene pulmonale Erkrankungen können jedoch dazu führen, dass sich die Elastizität des Lungengewebes bzw. der Tonus des Zwerchfells verringert, die Leber sich vergrößert und die intravaskuläre Sogwirkung nachlässt. So kann es passieren, dass die Niere superior von der Leber nach unten verdrängt und inferior vom Zäkum nach unten gezogen wird. Wie sollte sie dieser doppelten Belastung widerstehen?

Bei vielen Frauen liegt eine Retroversio uteri vor, bei der die Zervix nach posteroinferior gekippt ist. Ganz zu schweigen von den Auswirkungen einer Hysterektomie, die noch dramatischer sind, können sich unter diesen Bedingungen Dünndarmschlingen und Teile des Dickdarms, mindestens aber das Zäkum nach unten verlagern, um den entstandenen Freiraum einzunehmen. Mit dem Darm wandern auch die Omenta nach unten. Das hat neben dem direkten Zug an den Nieren auch zur Folge, dass über das Omentum majus und seine Verbindung mit dem Mesocolon transversum und der rechten Kolonflexur die Leber unter Zugspannung gerät und dass sich dieser Druck auf die Nieren übertragen kann. Hier haben wir ein Beispiel für eine vom Kolon ausgehende Nephroptose.

Die linke Niere steht über die Fascia renalis mit der rechten Niere in Verbindung. Trotz dieser Abhängigkeit neigt sie weniger zur Nephroptose. Zuerst verliert sie ihre Motilität und im Laufe von Jahren z. T. auch ihre Mobilität. Sie kann gesenkt sein, aber nie so tief wie die rechte Niere. Dass eine Nephroptose links viel seltener vorkommt, könnte auch mit der Größe der Milz zusammenhängen, die nicht so stark wie die Leber auf der Niere lastet. Außerdem sind Vernarbungen oder andere Verwachsungen im Colon descendens ziemlich selten. Allerdings werden selbst scheinbar belanglose Fixierungen der linken Niere viel schlechter vertragen als rechtsseitige.

Zu den möglichen Ursachen einer Nephroptose gehören u. a.:
- rasche Gewichtsabnahme und dadurch Schwund des pararenalen Fettgewebes,
- Depressionen und andere Zustände mit verändertem Grundtonus,
- sitzende Lebensweise, ungünstige Arbeitsbedingungen durch ständiges Sitzen oder Stehen und längere Reisen,
- chirurgische Eingriffe mit Folgen wie Bauchatonie und Narben,
- Harnwegsinfekte und Nierensteine, die reflektorisch eine Nephroptose auslösen können,
- Kolitis bzw. begleitende Darmspasmen, die die Mobilität und Motilität der Nieren einschränken können und oft auch der Grund für unerwartetes Therapieversagen sind,
- Intrauterinpessare, die v. a. die Motilität der linken Niere beeinträchtigen; eine klinische Beobachtung, für die es keine hinreichende Erklärung gibt,
- Mikrotraumen, z. B. durch chronischen Husten oder starke Vibrationen,
- anlagebedingte Faktoren wie Form des Nierenlagers oder ungünstige anatomische Verhältnisse, wie z. B. Lebervergrößerung,
- direktes Trauma, besonders ein Sturz auf Steißbein oder Rippen.

Zwischen Steißbein und Nieren scheint klinisch eine enge Beziehung zu bestehen, obwohl der ursächliche Zusammenhang noch nicht zufrieden stellend geklärt ist. Umgekehrt lassen sich durch renale Manipulationen besonders der linken Niere auch Restriktionen im Steißbeinbereich beseitigen.

Gradeinteilung

Nephroptosen können in drei Stadien eingeteilt werden. Diese drei Schweregrade stimmen mit den anatomischen Verlagerungen der Niere überein (s. Abb. 60).

Nephroptose 1. Grades

Wenn sich die Niere unter entsprechenden mechanischen Belastungen etwas nach unten senkt, kann der 12. Interkostalnerv gereizt werden, der vom pararenalen Fettgewebe, der Aponeurose des M. quadratus lumborum und dem hinteren Blatt der Nierenfaszie eingefasst ist. Um seine Beschwerden im unteren Rippenbereich anzudeuten oder auch vorübergehend zu lindern, wird sich der Patient während der Sprechstunde wiederholt an die unteren Rippen fassen.

Die Patienten können nicht tief einatmen und Husten oder Niesen können beinahe unerträglich für sie sein. Gelegentlich bringen sie Röntgenaufnahmen des Thorax mit in die Sprechstunde, weil aufgrund der Symptome irrtümlich eine Pleurabeteiligung vermutet worden war. Da die Zwerchfellkuppel über der betroffenen Niere weniger beweglich und verkrampft ist, zeigt sich eine geringere Expansion und Atemtiefe dieser Thoraxhälfte.

Nephroptose 2. Grades

Weil die Niere ihre Wanderung nach unten entlang der Psoas-„Schiene" weiter fortgesetzt und sich ihr unterer Rand dabei mehr nach anterior verlagert hat, tritt ihre Außenrotation stärker hervor. Das kann zur Irritation des N. ilioinguinalis und seltener des N. cutaneus femoris lateralis führen. Beide Nerven ziehen durch das pararenale Fettgewebe und verlaufen auf der Rückseite des Nierenlagers schräg nach unten und lateral. Die Patienten klagen meist über Hyperästhesie der Bauchhaut oder Schmerzen im Unterbauch, die bis in die große Schamlippe bzw. die Hodenhüllen der gleichen Seite oder im Fall einer Reizung des N. cutaneus femoris lateralis bis in den lateralen Oberschenkel ausstrahlen können. Die Hyperästhesie kann schließlich in ein Taubheitsgefühl übergehen. Weil die klassischen medizinischen Untersuchungen keinen Befund ergeben, werden die Patienten u. U. als Hypochonder eingestuft. Die intravenöse Urografie macht die Hilusgefäße deutlicher sichtbar und stellt daher die Außenrotation der Niere gut dar. Meiner Meinung nach ist die verstärkte Zugspannung an den Hilusgefäßen infolge der Außenrotation der Niere der Grund, wenn Gefäßspasmen ausgelöst werden.

Nephroptose 3. Grades

In dem Fall kommt es zu einer Art „Subluxation" der Niere, bei der sie den Kontakt zur Leber bzw. zum Zwerchfell verliert und der N. femoralis gereizt wird. Die Patienten spüren neben einer Hyperästhesie des ipsilateralen Oberschenkels auch Kapselschmerzen im Kniegelenk wie bei einer Gonarthritis, ohne dass sie sich an ein vorangegangenes Knietrauma erinnern können. Weil sich die Kapselschmerzen beim Kniebeugen verstärken, sind kniende oder hockende Positionen für die Patienten kaum auszuhalten. Röntgenaufnahmen ergeben keinen Befund und häufig wird fälschlich eine „Arthrose" diagnostiziert.

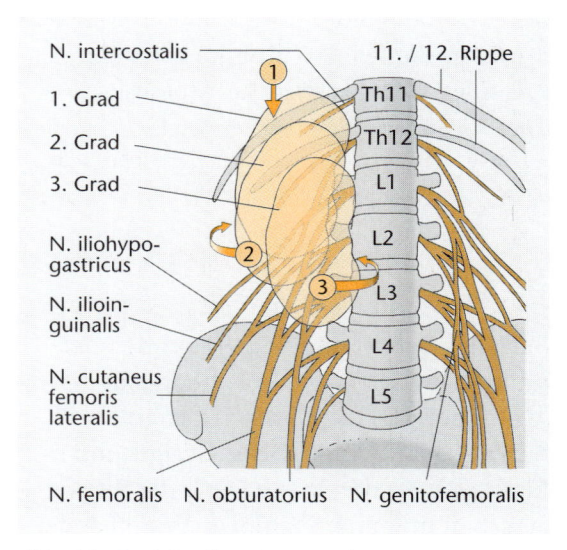

Abb. 60: Drei Stadien einer Nephroptose

Da die Knieschmerzen einen Spasmus des M. psoas unterhalten, wird der Unterschenkel mehr nach außen gedreht und die Beinachse verändert. Beachten Sie, dass die Gelenkschmerzen in diesem Fall funktionell sind und trotzdem einen viszeralen Ursprung haben. In der ersten Zeit kann die funktionelle Fehlbelastung noch durch die Fußgelenke kompensiert werden und der Patient lediglich an wiederholten Knöchelverstauchungen leiden. Sobald die Kompensationsfähigkeit der Fußgelenke nachlässt, werden die Knie stärker belastet und es kommt zu Kraft zehrenden Knieverletzungen, die nur selten vollständig ausheilen. Bei einer Nephroptose 3. Grades befindet sich der untere Nierenpol zwar sehr tief inferior und anterior („Beckenniere"), doch die Niere ist eher nach innen rotiert, weil sie nicht länger dem Einfluss des M. psoas unterliegt. Diese Innenrotation wird besser als die Außenrotation vertragen, weil die Belastung für die Nierengefäße oder den Ureter geringer ist. Jedenfalls scheinen die Gefäßspasmen weniger stark zu sein. Wie oben erwähnt, verursacht eine Nephroptose 3. Grades weniger Symptome als eine Nephroptose 1. oder 2. Grades, sie kann aber Harnwegsinfekte und Darmstörungen begünstigen.

Geburten

Bei einer Geburt nimmt das Volumen der mütterlichen Bauch-/Beckenhöhle in der Austreibungsphase ziemlich abrupt ab. Außerdem haben sich Muskeltonus und Elastizität der Bänder im Laufe der Schwangerschaft unter dem Einfluss verschiedener Hormone verändert. Wenn die Geburt zu schnell vor sich geht und bei der Geburtshilfe eher grobe und nicht auf die Wehentätigkeit abgestimmte Methoden angewandt werden, werden die Organe nach unten gezogen. Bänder wie z. B. das Lig. latum oder das Lig. sacrouterinum können sogar reißen, wenn sie zu stark gedehnt werden. Da der intraabdominelle Druck normalerweise dazu beiträgt, die Nieren an ihrem Platz zu halten, begünstigt die Druckabnahme die Entwicklung einer Nephroptose. Eine zu rasche Geburt („Sturzgeburt") ist meiner Meinung nach genauso schädlich wie eine extrem lange Wehentätigkeit.
Beunruhigend sind die Ergebnisse von Nierenuntersuchungen bei jungen Müttern, bei denen bis zu 6 Monate nach der Geburt keinerlei Motilität der Nieren nachzuweisen war.

Unterschiede zwischen rechter und linker Niere

Je nachdem, ob eine Nephroptose die rechte oder linke Niere betrifft, zeigen sich klinische Unterschiede. Die rechte Niere könnte man als stärker vom Verdauungstrakt abhängige Niere bezeichnen, da sie sich anfangs unter dem Einfluss von Leber und Colon ascendens nach unten senkt. Durch die Nephroptose werden wiederum die Darmstörungen verstärkt, weil sie reflektorische Spasmen erzeugen kann und eine mechanische Reizung darstellt. Die Patienten klagen ähnlich wie bei einer Appendizitis über Zäkumschmerzen.
Die linke Niere wird stärker von den Fortpflanzungsorganen beeinflusst und man könnte sie daher als „reproduktive" Niere

bezeichnen. Fixierungen bzw. eine Nephroptose der linken Niere haben – abgesehen von Spasmen der Flexura duodenojejunalis, die als Magenschmerzen wahrgenommen werden – kaum Auswirkungen auf den Verdauungstrakt, können jedoch zur Reizung von Genitalorganen, z. B. des linken Ovars bzw. linken Samenstrangs, beitragen. Klinisch konnten wir eine Assoziation zwischen sexuellen Funktionsstörungen und der linken Niere beobachten; d. h. Probleme der linken Niere wirkten sich negativ auf die Sexualfunktion aus und umgekehrt wurde die Funktion der linken Niere durch verschiedenartige sexuelle Funktionsstörungen beeinträchtigt. Eine objektive Erklärung für diesen Zusammenhang gibt es nicht, doch möglicherweise spielt das Gefäßsystem eine Rolle.

Probleme der linken Niere gehen häufig mit venösen Störungen im linken Hoden- bzw. linken Schamlippenbereich einher. Die V. ovarica bzw. testicularis weist nämlich die Besonderheit auf, dass sie auf der linken Seite in die linke V. renalis und auf der rechten Seite direkt in die V. cava inferior mündet. Wenn sich infolge einer Nephroptose der linken Niere der Einmündungswinkel der V. ovarica bzw. testicularis in die V. renalis verändert, wird der venöse Rückfluss erschwert und es kann zu entsprechenden funktionellen Störungen kommen. Diese Störungen treten bei Frauen verstärkt prämenstruell und bei Männern nach sexueller Aktivität und Defäkation auf. Die Patienten klagen meist über unangenehmen Druck und lokale Schmerzen.

In zwei Fällen einer testikulären Varikosis konnten wir allein schon durch Hochschieben der linken Niere eine unverzügliche, wenn auch nur vorübergehende Abschwellung und nachlassende Rötung erreichen.

Es gibt offensichtlich auch Refluxphänomene zwischen der V. ovarica bzw. testicularis und der linken Nierenvene, die nichts mit Nierenfunktionsstörungen zu tun haben, aber ähnliche Symptome hervorrufen.

Symptome

Bei einer Nephroptose können sich ganz unterschiedliche Symptome zeigen. Manche Befunde sind unspezifisch, z. B. dass der Patient nur mit Schwierigkeiten die Arme längere Zeit hochhalten kann, weil sich die Fasziendehnung auch auf die Nieren auswirkt. Sie sollten die Patienten genau beobachten. Meist nehmen sie eine typische Haltung ein, d. h. sie sitzen nach vorn gebeugt und drücken auf den Magen und/oder die unteren Rippen. Beim Husten oder Niesen versuchen sie durch Anwinkeln des Oberschenkels auf der betroffenen Seite den erhöhten Druck auf die Niere abzuschwächen.

Hier möchte ich einige der bereits an anderer Stelle genannten Symptome noch einmal auflisten bzw. teilweise ergänzen:
– Druck- und Schweregefühl im Unterbauch kann sich beim Einatmen oder anderen abdominellen Belastungen verstärken.
– Verdauungsprobleme mit verzögerte Darmpassage aufgrund von nierenbedingten Spasmen führen zu leichter Übelkeit, die durch schwer verdauliche und besonders darmbelastende Nahrungsmittel wie Kohl, Gurken und Fette noch verschlimmert wird.
– Etwa 15 Minuten nach Flüssigkeitsaufnahme und v. a. nach hastigem oder exzessivem Trinken können tief innen

lokalisierte abdominelle Beschwerden auftreten, die Ausdruck einer Nierenkelcherweiterung sein können.
- Enge Gürtel werden schlecht vertragen, weil sie die Niere mechanisch noch weiter einschränken, während weite Gürtel besonders bei Nephroptose 2. Grades günstig sein können.
- Die Beschwerden verstärken sich am Ende des Tages oder nach längerer Beanspruchung.
- Rückenschmerzen entwickeln sich nach einem typischen Muster: Sie sind beim Aufwachen im Lendenbereich zu spüren und bessern sich 10–30 Minuten nach dem Aufstehen. Am späten Nachmittag kehren sie zurück und steigern sich, bis sie abends kaum noch auszuhalten sind. Im Liegen lassen sie wieder nach. Die Aufwachschmerzen lassen sich vermutlich durch Nervenreizungen mit Gefäß- und peritonealen Spasmen sowie eine nächtliche Nierenstauung erklären.
- Leichte Oberschenkel- und Kniebeschwerden, die eher einer Hyper- oder Parästhesie als akuten Schmerzen gleichen, können im Laufe des Tages zunehmen.
- Ischiasschmerzen aufgrund chronischer Muskelkontraktionen im Lumbalbereich können noch hinzukommen. Linksseitige Ischiasschmerzen sind seltener renalen Ursprungs, aber auch schwieriger zu behandeln als rechtsseitige.
- Auf der Seite einer Nephroptose ist der systolische Blutdruck oft deutlich erniedrigt, selbst bei Patienten mit Hypertonie. Ganz selten einmal findet sich bei Hypertonikern auch auf der Seite der Nephroptose ein erhöhter systolischer Blutdruck; in dem Fall sinkt der Blutdruck manchmal nach Behandlung der Niere.

9.2.2 Weitere Nierenerkrankungen

Auch wenn Nephroptosen die häufigste Funktionsstörung der Nieren sind und unsere volle Aufmerksamkeit verdienen, sollten wir auch an andere, seltenere Nierenerkrankungen denken. Ich habe sie nach den funktionellen Symptomen ausgewählt, die sie hervorrufen können, und beschreibe neben den klinischen Zeichen auch kurz ihre Ursachen.

Niereninsuffizienz

Akutes Nierenversagen

Bei der akuten Form der Niereninsuffizienz kommt es zu einer plötzlichen Abnahme der Harnausscheidung infolge einer Verletzung des Nierengewebes. Der renale Blutfluss kann um mehr als die Hälfte verringert sein. Zu den möglichen Ursachen gehören:
- Tubulusnekrose nach Trauma oder schwerer Erkrankung; zusammen mit einer Schockniere oder starker renaler Vasokonstriktion kann sie die Nierendurchblutung herabsetzen,
- Hämolyse und Hypotonie nach chirurgischen Eingriffen,
- verletzungsbedingte schwere Muskelschädigung, bei der es zur vermehrten Freisetzung von nephrotoxischem Myoglobin kommt, mit Vasokonstriktion und Schockniere,
- Geburten,
- Bildung von Zylindern, die das Tubuluslumen verlegen.

Klinische Zeichen sind Anurie oder Oligurie, trüber oder blutiger Urin, Übelkeit,

Schläfrigkeit, Muskelschwäche, Durst, kardiovaskuläre oder pulmonale Komplikationen, Septikämie, Anämie und Krämpfe. Differenzialdiagnostisch müssen Obstruktionen der unteren Harnwege, die ebenfalls zur Anurie führen, oder eine Ureterobstruktion durch malignes Tumorwachstum und idiopathische Fibrosen in Ureternähe ausgeschlossen werden.

Chronische Niereninsuffizienz

Bei dieser Form hat sich der Anteil des funktionellen Nierengewebes verringert, während die weniger gewordenen noch aktiven Nephrone hypertrophiert sind. Es wird vermehrt Harnstoff gebildet, und die anfängliche Polyurie lässt mit zunehmender Niereninsuffizienz allmählich nach. Da die Patienten mehr trinken und mehr Wasser ausscheiden müssen, um die übliche Menge harnpflichtiger Substanzen aus dem Körper zu entfernen, kommt es zu Polyurie, Polydipsie und Nykturie. Weil die tagsüber aufgenommenen Flüssigkeiten und Elektrolyte nachts ausgeschieden werden, stellt sich bei Nykturie unmittelbar vor oder beim Aufwachen ein verstärktes Durst- oder Hungergefühl ein, das in Übelkeit oder Erbrechen übergehen kann. Um das zu vermeiden, sollten die Patienten nach jeder nächtlichen Miktion etwas trinken.

Durch vermehrte Harnausscheidung, Erbrechen und Durchfälle verliert der Patient ständig Salz. Diese Hyponatriämie äußert sich bei urämischen Patienten in niedrigem Blutdruck, Mundtrockenheit, Spannungsverlust der Haut, Müdigkeit, Übelkeit, Bewusstseinstrübung, Muskelkrämpfen und -zuckungen sowie gelegentlichen Krampfanfällen.

Als weitere Symptome entwickeln sich bei chronischer Niereninsuffizienz nach der anfänglichen Polyurie und Nykturie:
– Schwäche, rasche Ermüdbarkeit, Schlafstörungen, Dyspnoe, Appetitlosigkeit, Kopfschmerzen,
– ständige Übelkeit, schlechter Geschmack im Mund, Blässe, Somnolenz, häufiges Aufstoßen,
– unkontrollierbarer Juckreiz an Armen und Beinen, Retinopathie,
– Hypertonie, Lungenödem,
– im Verdauungstrakt: z. B. Parotitis, Ulzera der Mundschleimhaut aufgrund der hohen Harnstoffkonzentration im Speichel, Azidose und Dehydratation,
– neuromuskuläre Zeichen wie nächtliche Muskelkrämpfe, möglicherweise aufgrund von Kalziummangel,
– hämatologische Symptome wie hämolytische Anämie und gestörte Knochenmarkfunktion,
– Hautveränderungen, z. B. olivfarbene Haut durch karotinartige Pigmentierung, trockene Haut, Kalkeinlagerungen, Juckreiz,
– häufige infektiöse Komplikationen.

Glomerulonephritis

Bei der Glomerulonephritis handelt es sich um eine Entzündung der Nieren, die zuerst die Glomeruli befällt.

Akute Glomerulonephritis

Die akute Form entwickelt sich gewöhnlich 1–3 Wochen nach einer Infektion mit beta-

hämolysierenden Streptokokken der Gruppe A über die Atemwege und beginnt mit einer akuten Pharyngitis. Sie kann aber auch Folge einer Infektion mit anderen bakteriellen, viralen oder sonstigen Erregern sein. Nach derartigen Infektionen, wie z. B. bakterielle Endokarditis, Sepsis, Hepatitis, Typhus, Masern, Mumps oder Mononukleose, ist der Verlauf aber meist milder als bei der Poststreptokokken-Glomerulonephritis. Die Nieren sind entweder normal groß oder vergrößert und weisen auf der Oberfläche punktförmige Blutungen auf, die Nierenpyramiden sehen gestaut aus. Nach Abklingen der Entzündung können die Nieren fibrosiert und atrophiert sein. Zu den Symptomen zählen u. a.:
– Halsentzündung,
– Fieber,
– anfängliches Krankheitsgefühl, gefolgt von allgemeiner Schwäche und Appetitmangel,
– spärlicher, dunkler Urin,
– Knöchelödeme und Lidschwellungen,
– Kurzatmigkeit, Bauchschmerzen, Übelkeit,
– Hypertonie, Kopfschmerzen und Gefahr von Krampfanfällen.

Chronische Glomerulonephritis

Die chronische Form der Glomerulonephritis besteht im Grunde aus einer Reihe unterschiedlicher Erkrankungen, die bevorzugt die Glomerulumkapillaren betreffen und dort narbige Veränderungen hervorrufen. Sie kommt v. a. bei Männern unter 40 Jahren vor und kann sich aus einer akuten Glomerulonephritis oder einer larvierten sonstigen Infektion entwickeln. Manchmal ist die Erkrankung asymptomatisch und kann lange Zeit unbemerkt bleiben. Zu den Symptomen gehören allgemeine Schwäche, Anämie, Dyspnoe, Hypertonie, Oligurie, Eiweiß und Erythrozyten im Urin, normal große Nieren mit Niereninsuffizienz und Lungenödem.

Pyelonephritis

Dieser chronischen Form der Nephritis, bei der v. a. das Niereninterstitium betroffen ist, scheinen rezidivierende bakterielle Infektionen, z. B. durch Darmkeime, die über den Ureter aufsteigen, zugrunde zu liegen. Bei manchen Patienten können anatomische Fehlbildungen der ableitenden Harnwege vorliegen, die den Abfluss behindern, doch im Allgemeinen ist der Harntrakt unauffällig. Normalerweise ist der Blasenurin steril. Wenn das nicht der Fall ist, können Bakterien über die Urinsäule, die sich von der Blase in die Niere zurückstauen kann, aufsteigen.
Eine chronische Pyelonephritis kann aus einer Pyelitis in der Kindheit, aus einem Harnwegsinfekt in der Schwangerschaft oder ganz selten aus einer akuten Pyelonephritis hervorgegangen sein. Sie verläuft u. U. nur langsam progredient. Zu den Symptomen, die sehr unterschiedlich ausgeprägt sind und manchmal auch fehlen können, gehören Schübe mit unklarem Fieber und Rückenschmerzen, trüber Urin, Albuminurie, allgemeine Schwäche und Mattigkeit, Appetitlosigkeit und Hypertonie. Die Nieren sind oft fibrös verändert und unterschiedlich groß.

Nephrolithiasis

Nierensteine rufen äußerst schmerzhafte Koliken hervor, bei denen die Schmerzen von der Flanke oder vom Rücken aus in das untere Abdomen, die Genitalien und/oder die Oberschenkelinnenseiten ausstrahlen. Manchmal sind die Schmerzen atypisch und ähneln eher einer Gallenkolik, Appendizitis-, Ulkus- oder Rückenschmerzen. Als Auslöser kommen v. a. chronische Dehydratation und sitzende Lebensweise infrage. Aber auch ein Hyperthyreoidismus, übermäßiger Milchkonsum, eine stark alkalische Ernährung oder ein Vitamin-D-Überangebot können eine Rolle spielen, weil sie alle hyperkalziurisch wirken. Seltenere Symptome sind Dysurie, Hämat- und Proteinurie.

9.2.3 Rückenschmerzen

Rückenschmerzen dürften wohl das häufigste Symptom sein, dem wir in unserer täglichen Praxis begegnen. Und je mehr Patienten wir behandeln, desto deutlicher stellt sich heraus, dass sich hinter Rückenschmerzen eine Vielzahl funktioneller Störungen verbergen kann. Ich hatte mindestens 20 junge Patienten, bei denen die Rückenschmerzen renal bedingt waren.
In einem typischen Fallbeispiel klagte der Patient zunächst über Halsschmerzen, die sich unter einer Standardtherapie mit Antibiotika besserten. Einige Wochen später bekam er Schmerzen im Lumbalbereich und in den Beinen, besonders im Kniebereich. Ultraschall, intravenöse Urografie und Laboruntersuchungen waren ohne Befund. Der Patient ermüdete schnell und hatte einen leicht erhöhten Blutdruck. Bei der osteopathischen Untersuchung zeigte sich eine verringerte Motilität der Nieren. Während sich bei Behandlung der Lendenwirbelsäule keine Änderung ergab, bewirkte die viszerale Manipulation eine Besserung. Wie bereits erwähnt, kann sich eine Pyelo- oder Glomerulonephritis über mehrere Jahre sehr langsam entwickeln, ohne Symptome hervorzurufen.

Wenn Frauen wegen Rückenschmerzen in die Sprechstunde kommen, kann sich manchmal auch ein zystoureteraler Reflux als Ursache herausstellen. Rückenschmerzen bei Kindern dürfen nie als „normale" Beschwerden einer muskuloskelettalen Erkrankung angesehen werden, sondern sind fast immer Ausdruck einer viszeralen Störung. Wenn ein Kind zudem noch ständig schwach, apathisch und leicht ermüdbar oder ein Spätentwickler ist, könnte eine chronische Pyelonephritis die Ursache sein.

9.2.4 Begleitende Erkrankungen und Symptome

Nach den primären Nierenerkrankungen möchte ich hier ein paar Begleiterkrankungen ansprechen und einen kurzen Überblick über Symptome geben, die im Rahmen viszeraler Manipulationen von Interesse sein könnten.

Wenn zu Nierenbeckenanomalien noch eine gesteigerte Mobilität der Niere hinzukommt, führt die teilweise oder manchmal auch vorübergehende Ureterobstruktion zu einer Hydronephrose. Die Nephroptose einer hypermobilen Niere bringt also unvermeidlich Störungen des Harnabflusses mit sich. Während sich die Schmerzen bei Hydronephrose durch Anstrengung oder vermehrte Flüssigkeitsaufnahme verschlimmern, lassen sie in Rückenlage nach. Das ist interessanterweise genau so wie bei einer Nephroptose.

Im Fall einer polyzystischen Niere können posteroinferiore Abdominalschmerzen auftreten, denn mit ihrem größeren Gewicht zieht die Niere stärker an ihrem Gefäßstiel, Nerven und angrenzenden Strukturen. Die Schmerzen nehmen unter Belastung zu und in Ruhe ab. Auch das erinnert wieder an die Symptome einer Nephroptose. Zögern Sie nicht, den Patienten zur weiteren Abklärung an einen Spezialisten zu überweisen, wenn Sie sich Ihrer Diagnose nicht hundertprozentig sicher sind.

Nachfolgend einige Symptome, die Ausdruck kleinerer Nierenfunktionsstörungen sein können und im Allgemeinen gut auf viszerale Manipulationen ansprechen. Bei solchen Symptomen sollten Sie immer Mobilität und Motilität der Nieren kontrollieren:

– starker Durst am frühen Morgen oder in der Nacht, von dem der Patient aufwachen kann,
– Hunger nach dem Aufstehen, der manchmal in Übelkeit oder Krankheitsgefühl übergeht,
– Rückenschmerzen beim Aufwachen, die sich nach dem Aufstehen rasch bessern,
– gesteigerte Reflexe, Muskelschwäche und vorübergehende Tetanie,
– dunkler oder trüber Urin,
– intensiver Juckreiz, besonders an den Beinen,
– Gingivitis, chronische Aphthen und wiederholte kleinere Mundinfektionen,
– allgemeine Schwäche oder Mattigkeit,
– Verdauungsstörungen mit Passageverzögerung,
– Blutdruckschwankungen,
– tagsüber lumbale und abdominelle Beschwerden,
– trockene und schuppige Haut.

9.3 Diagnostik

Wie üblich kann bereits die Betrachtung des Patienten wichtige diagnostische Hinweise liefern. Patienten mit renalen Fixierungen sitzen meist vorgebeugt und neigen sich zur Seite der Fixierung. Möglicherweise stützen sie mit einer Hand den Lumbal- oder unteren Abdominalbereich. Es ist oft unbequem für sie, still zu stehen. Sie haben meist straff gespannte Beine und ziehen den Oberschenkel auf der Seite der Fixierung etwas mehr an.

9.3.1 Palpation

Die Nieren sind nicht leicht zu palpieren. Wie bereits erwähnt, glauben unerfahrene Therapeuten oft den unteren Nierenpol zu berühren, wenn sie in Wirklichkeit ein Stück Darm mit Omentum oder einen Duodenalabschnitt in den Händen halten. Doch zum Glück bewegt sich die Niere bei Nephroptose mehr nach anterior und lässt sich daher besser erreichen. Um eine Abwehrspannung zu vermeiden, sollten Sie sehr behutsam vorgehen.

Bei Palpation der rechten Niere liegt der Patient auf dem Rücken, während Sie rechts von ihm stehen und das Colon ascendens aufsuchen. Umgreifen Sie es so, dass die Daumen auf der lateralen und die Finger auf der medialen Seite liegen. Danach bewegen Sie die Hände weiter nach medial, bis sich die Daumen auf der medialen Seite des Colon ascendens und die Finger lateral auf der Pars descendens des Duodenums befinden. Jetzt liegt die Niere genau zwischen Daumen und Fingern tief im Körperinneren (s. Abb. 61). Drücken Sie in der Lücke zwischen Kolon und Duodenum mit dem Hypothenar tief in das Abdomen hinein. Wenn die Niere normal liegt, müssten Sie jetzt ihre glatte und vorgewölbte Vorderfläche ohne den unteren Rand spüren können. Es sollte sich wie eine Stück Seife anfühlen.

Um im Fall einer Nephroptose den unteren Nierenpol zu erreichen, müssen Sie nur etwas tiefer drücken. Bei Nephroptose 2. Grades werden Sie wegen der Außenrotation der Niere eher den anteromedialen Teil spüren können. Manchmal lässt sich bei sehr schlanken Patienten mit schlaffen Muskeln auch der untere Rand der Niere gut palpieren. Bei Nephroptose 3. Grades werden Sie nur den oberen Teil bzw. den oberen Rand der Niere unter Ihren Händen spüren können und merken, dass die Niere auffallend beweglich ist. Wenn sich der untere Nierenpol unterhalb der Verbindungslinie zwischen beiden Darmbeinkämmen befindet, ist er viel leichter zu palpieren, weil er sehr nahe an der Oberfläche liegt.

Die linke Niere steht etwa 1,5–2 cm höher als die rechte Niere. Orientieren Sie sich zu Beginn der Palpation an der Projektionsstelle der Flexura duodenojejunalis, der spiegelbildlichen Entsprechung des Sphinkter Oddi. Die Flexura duodenojejunalis wird auch in der Radiologie oft als Bezugspunkt herangezogen. Sie ist rund, etwa so groß wie eine 2-Euro-Münze und liegt tief im Körperinneren unter Peritoneum, Omentum, Dünndarm und Magen. Wenn Sie mit Thenar oder Hypothenar knapp unterhalb dieser Stelle so weit wie möglich in das Abdomen drücken und den Druck dann nach inferior richten, werden Sie auf die Vorderseite der linken Niere stoßen.

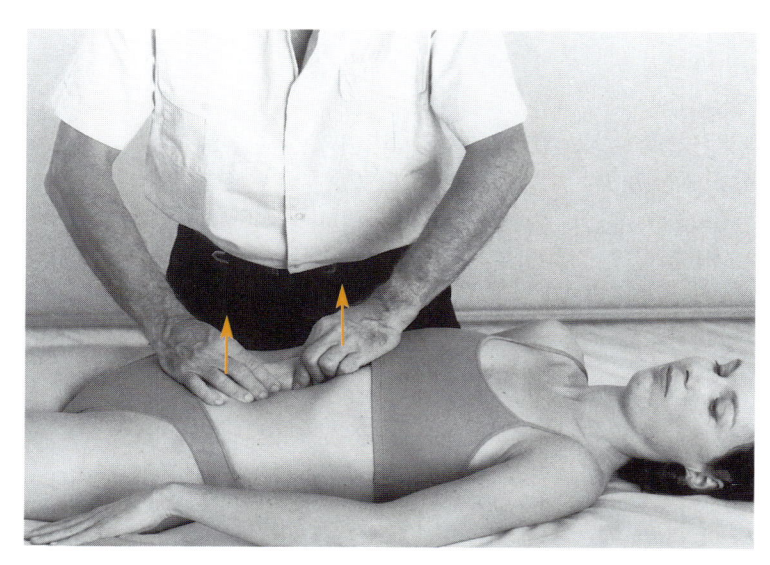

Abb. 61:
Palpation der rechten Niere (von anterior)

9.3.2 Ecoute-Test

Im allgemeinen Ecoute-Test spüren Sie, wie sich der Patient zuerst seitlich zur fixierten Niere neigt und sich erst danach in diese Richtung dreht und nach vorn beugt. Am unterschiedlich starken Vorbeugen lässt sich der Grad der Nephroptose ablesen. Doch aufgrund der retroperitonealen Lage der Nieren ist es schwierig, mit dem allgemeinen Ecoute-Test genauere Informationen zu bekommen.

Mithilfe des lokalen Ecoute-Tests können Sie bei einer Nephroptose v. a. anhand einer spürbaren Innen- oder Außenrotation der Niere den jeweiligen Grad unterscheiden. Wenn sich Ihre Hand z. B. nach außen dreht, liegt eine Nephroptose 2. Grades vor, und wenn sie sich nach innen dreht, eine Nephroptose 3. Grades. Ich finde diese Art Diagnostik für eine erfolgreiche Behandlung unverzichtbar. Denn allein mit der Palpation lässt sich die Drehbewegung einer Niere nicht richtig feststellen.

9.3.3 Differenzialdiagnostik mit lokalem Ecoute-Test

Dabei liegt der Patient mit angewinkelten Beinen auf dem Rücken, während Sie Ihre Hand flach auf seinen Bauch legen, mit der Unterkante etwa 2 Fingerbreit unterhalb des Nabels und dem Mittelfinger auf der Medianlinie (s. Abb. 62). Wenn ein Problem der Niere besteht (Pfeil 1), wird die Hand quer nach rechts oder links gleiten (je nachdem, welche Niere betroffen ist), still liegen bleiben, dann tief nach posterior einsinken und sich schließlich leicht nach superomedial bewegen. Im Fall einer Nephroptose verschiebt sich die Handfläche zunächst von der Medianlinie weg, bevor sie sich bei einer Nephroptose 2. Grades nach inferolateral bzw. bei Nephroptose 3. Grades nach inferomedial bewegt. Auf diese Weise lassen sich die Stadien am besten unterscheiden.

*Abb. 62:
Differenzialdiagnostik mit lokalem Ecoute-Test: linke Niere (1), Flexura duodenojejunalis (2) und Magenfundus (3)*

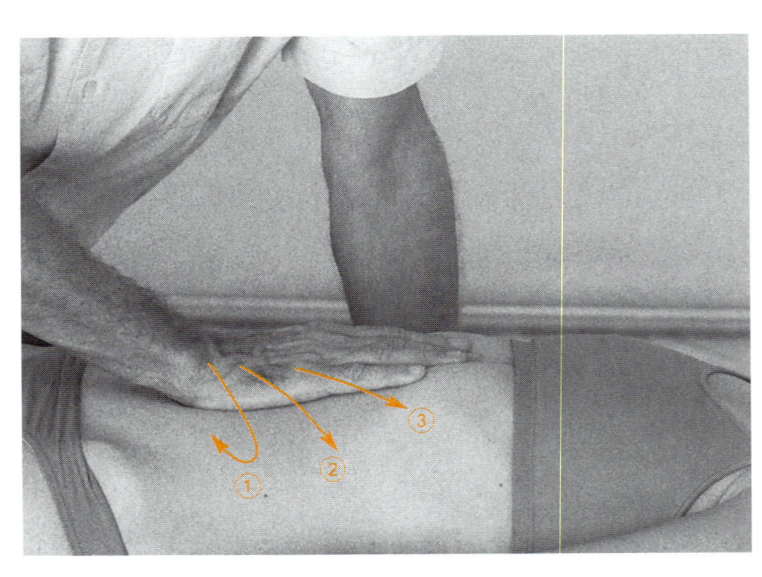

Differenzialdiagnostischer Ecoute-Test auf der rechten Körperseite

Beim Sphinkter Oddi geht der Daumen eher zur Pronation über, statt sich horizontal zu verschieben, und bewegt sich dann auf der rechten Medioklavikular-Umbilikallinie schräg nach oben bis 2 oder 3 fingerbreit über dem Nabel. Bei der Pars descendens des Duodenums dreht sich der Thenar auf die Radialseite, so dass der Daumen etwa 2 cm rechts neben und parallel zur Medianlinie liegt. Vom Pylorus wird die Hand nach oben angezogen und bleibt dann – je nach Position des Pylorus rechts oder links – etwa 2–3 fingerbreit unter dem Proc. xiphoideus liegen. Beim rechten Ureter dreht sich die Hand knapp rechts vom Nabel auf die Radialseite und bewegt sich nach unten. Falls Steine vorhanden sind, wird sich der Thenar auf der Radialseite im Uhrzeigersinn drehen und dabei nach posterior bewegen. Ein Tipp: Üben Sie Steine zu lokalisieren, die bereits mit Ultraschall oder intravenöser Urografie nachgewiesen sind.
Beim Zäkum bewegt sich die Hand nach inferior und rechts.

Differenzialdiagnostischer Ecoute-Test auf der linken Körperseite

Am schwierigsten ist die Flexura duodenojejunalis (Pfeil 2) differenzialdiagnostisch abzugrenzen, weil sie unmittelbar vor der linken Niere liegt und oft von Spasmen betroffen ist. Wenn hier eine Funktionsstörung vorliegt, gleitet der Kleinfingerballen schräg nach superior und links. Dort sinkt die Handfläche mit einer leichten Drehung im Uhrzeigersinn in das Abdomen ein, während sie sich bei renalen Funktionsstörungen mehr nach posterior und dann in Längsrichtung nach oben bewegt. Beim Ecoute-Test des Magenfundus (Pfeil 3) bewegt sich die Hand von der Nabelregion nach links und superior zum Rippenbogen. Beim Ecoute-Test des Pankreas schiebt sich der Mittelfinger von der Medianlinie aus nach superior und links, bis er einen Winkel von 30° mit einer knapp oberhalb des Nabels verlaufenden Transversalebene bildet.

9.3.4 Diagnostische Manipulationen

Wie wir bei anderen Organen gesehen haben, gibt es Möglichkeiten, eine Diagnose genauer abzuklären, z. B. mit der Aggravationstechnik. Soll sie bei der rechten Niere angewandt werden, muss der Patient leicht kyphosiert sitzen. Schieben Sie Ihre Finger vom rechten Rippenrand aus flach unter die Leber so weit wie möglich nach posterior und drücken Sie dann die abdominelle Masse nach unten. Im Fall einer Nephroptose wird die Technik unangenehm für den Patienten sein oder einen Schmerz im hinteren Rippenbereich auslösen, der gelegentlich bis ins untere Abdomen ausstrahlen kann. Die entsprechende Entlastungstechnik besteht darin, die Leber nach posterosuperior anzuheben. Allerdings zeigt das Anheben der Leber bei einer Nephroptose 3. Grades nicht die gewünschte Wirkung, weil die Niere jeglichen Kontakt zu Leber und Zwerchfell verloren hat.
Als Aggravationstechnik eignet sich auch die Rippendruckmethode. Dabei sitzt der

Patient und verschränkt seine Hände im Nacken. Während Sie mit einer Hand seine Ellbogen hochziehen, um ihn nach hinten zu beugen, drücken Sie mit der anderen Hand hinten auf die 11. Rippe. Wenn ein Nierenproblem vorliegt, wird der Druck für den Patienten unangenehm sein oder lumbale Schmerzen auslösen und ihn den Atem anhalten lassen. Allerdings zeigt sich die gleiche Wirkung auch bei einer mechanischen kostovertebralen Restriktion.
Wichtig ist auch, ob das eigentliche Nierengewebe oder eine an der Niere ansetzende Struktur pathologisch fixiert ist. Die Palpation der Niere darf als druckempfindlich bis fast unangenehm empfunden werden, aber nie schmerzhaft sein oder Schutz- bzw. Abwehrreflexe auslösen. Sonst war der Druck zu stark. Sie können die Recoil-Technik anwenden, indem Sie den unteren Nierenpol in Richtung der Nierenlängsachse möglichst weit nach superior schieben und dann plötzlich loslassen. Druckempfindlichkeit spricht bei diesem Test eher für eine Fixierung renaler Bänder.

9.3.5 Blutdruck

Im Allgemeinen ist bei einer mechanisch-funktionellen Nierenläsion der Blutdruck der entsprechenden Seite erniedrigt. Wenn das Nierenparenchym betroffen ist, kann, wie im Fall einer Hydronephrose, die Niere gesenkt und der Blutdruck trotzdem erhöht sein.
Bei Nephroptose 1. oder 2. Grades fällt der Sotto-Hall-Test auf der betroffenen Seite oft positiv aus. Man kann ihn daher zur Bestätigung einer renalen Funktionsstörung heranziehen. Oft wird er auch vor und nach einer Behandlung durchgeführt, um den Behandlungserfolg zu beurteilen.

9.3.6 Verdauungsstörungen

Nierenfunktionsstörungen können sich direkt durch mechanische Reizung oder indirekt, d. h. reflektorisch auf angrenzende Darmabschnitte auswirken. Dann werden sich die Patienten in der intestinalen Phase der Verdauung, am späten Nachmittag und um 1–2 Uhr morgens unwohl fühlen. Als „Pseudoverdauungsstörungen" könnte man Bauchschmerzen bezeichnen, die renal verursacht sind und sich durch Trinken verstärken, weil sich die Nierenbecken weiten.

9.4 Behandlung

Unser Behandlungsziel ist nicht, die Nieren wieder nach oben zu bringen, also ihre Position zu ändern, sondern es geht uns – wie immer bei viszeralen Manipulationen – darum, ihre Mobilität und Motilität zu verbessern. Denken Sie nur an die beeindruckenden Ergebnisse, die Jacques-Marie Michallet in Bezug auf die Mobilität erzielen konnte (s. Kap. *Einführung*). Dennoch war in einigen Fällen auch eine Positionsänderung der Niere zu erreichen. Leider lässt sich eine Nephroptose nicht sonografisch darstellen, es sei denn sie wäre sehr ausgeprägt. Ein weiteres Behandlungsziel ist die Verbesserung des Harnflusses und der Durchblutung. Dazu müssen alle viszeralen

Fixierungen oder Fibrosierungen von Bandstrukturen gelöst werden.

Vor der eigentlichen Nierenbehandlung sollten erst ein paar Muskeldehnungen durchgeführt werden, um mögliche Adhäsionen des M. quadratus lumborum mit dem hinteren Blatt bzw. des M. psoas mit dem vorderen Blatt der Nierenfaszie zu lösen. Sie sparen sich dadurch viel Zeit. Außerdem können die Muskeln aufgrund mechanischer Nervenreizungen Spasmen aufweisen. Die Wahl einer geeigneten Methode bleibt Ihnen überlassen.

9.4.1 Behandlungsmethoden

Recoil-Technik

Je nach Spannungszustand des Abdomens sollte der Patient seine Beine in Rückenlage mehr oder weniger stark beugen. Wenn der M. psoas leicht gestreckt ist, erleichtert das den Zugang zur Niere, weil sie weiter nach vorn kommt; allerdings macht es sie auch unbeweglicher.

Bei Nephroptose schieben Sie den unteren Nierenpol mit dem Hypothenar so weit wie möglich nach superomedial. Der untere Nierenpol befindet sich bei der rechten Niere in Nabelhöhe zwischen Colon ascendens und Duodenum und bei der linken Niere direkt posteroinferior der Flexura duodenojejunalis. Die Recoil-Technik dient nicht zur Lagekorrektur, sondern soll eine Lockerung aller Nachbar- bzw. Befestigungsstrukturen der Niere erreichen, um ihr wieder ihre normale Beweglichkeit zu ermöglichen. Die Bewegungsrichtung bei der Recoil-Technik hängt vom Grad der Nephroptose ab:

Bei Nephroptose 1. Grades schieben Sie den unteren Nierenpol möglichst weit nach superomedial und leicht nach posterior, bevor Sie plötzlich mit dem Druck nachlassen.

Bei Nephroptose 2. Grades ist Ihre Hand seitlich gebeugt und nach außen gedreht, während Sie den unteren Nierenpol nach superomedial und entweder nach rechts (linke Niere) oder nach links (rechte Niere) hinüber schieben, bevor Sie plötzlich mit dem Druck nachlassen.

Bei Nephroptose 3. Grades ist die Manipulation schwieriger durchzuführen, weil die Niere so tief steht, dass sie sich nicht mehr wegen dem M. psoas nach außen drehen muss. Stattdessen befindet sie sich nach innen gedreht am medialen Rand des M. psoas. Dass ihre Ausrichtung nach schräg inferolateral verloren gegangen ist, lässt sich mit intravenöser Urografie darstellen. Bei der Recoil-Technik muss im Fall einer Nephroptose 3. Grades der Druck von unten nach oben, von medial nach lateral und von vorn nach hinten ausgeübt werden. Wenn Schwierigkeiten auftreten, können Sie anfangs auch zuerst die Innenrotation der Niere verstärken, indem Sie sie in Richtung der Läsionsstelle schieben. Das gilt übrigens für jede Recoil-Technik. Allerdings dürfen Sie dabei nicht zu viel Kraft aufwenden, sonst kommt es zu neuen Läsionen bzw. Schmerzen, die eine unbedingt notwendige Entspannung nach der Behandlung verhindern.

Kombinierte direkte Behandlung

Während der Patient auf dem Rücken liegt, stützen Sie das Bein der betroffenen Seite

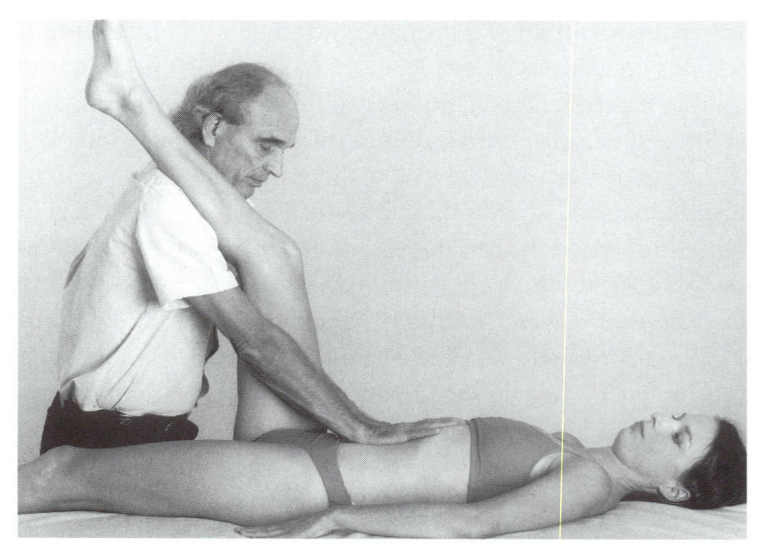

Abb. 63:
Kombinierte direkte Behandlung der Niere

mit Ihrer Schulter (s. Abb. 63). Bei Nephroptose 2. Grades können Sie die Niere zunächst in der üblichen Weise mobilisieren, indem Sie sie nach posterosuperior und medial schieben. Durch Bewegungen Ihrer Schulter können Sie die Spannung des M. psoas verändern. Dadurch lässt sich die Nierendrehung beeinflussen bzw. die Niere unterschiedlich weit nach anterior bringen. Gerade bei Nierenmanipulationen schätzen wir die kombinierte Behandlung sehr, weil sie es ermöglicht, den M. psoas einerseits als „Leitschiene" zu benutzen und andererseits kleine isometrische Kontraktionen des M. psoas gegen Widerstand erreichen zu können. Halten Sie mit der freien Hand das Bein auf Ihrer Schulter fest und fordern Sie den Patienten auf, es leicht anzuheben. Wenn Sie die Niere in dem Moment mobilisieren, in dem die Muskelanspannung nachlässt, geht es wegen der auf die Muskelaktivität folgenden Entspannung viel leichter.

Allgemeine Entlastungstechnik

Wenn Sie die oben beschriebenen Behandlungsmethoden mehrfach ohne Erfolg angewandt haben, können Sie es mit der allgemeinen Entlastungstechnik im Knie-Ellbogenstand versuchen, die wir auch beim Dünn- und Dickdarm anwenden. Der Patient stützt sich auf Knie und Unterarme, so dass sich der Bauch nach anterior und leicht superior verlagert. Sie stehen seitlich neben ihm und greifen mit einer Hand über den Rücken, damit beide Hände mit ihrer Unterkante knapp lateral des M. rectus abdominis liegen. Schieben Sie die Hände aufeinander zu und drängen Sie dabei den Bauchinhalt nach posterior, um gut zugreifen zu können. Während Sie die Hände fest zusammenhalten, dehnen Sie den Bauchinhalt durch Zug nach anterosuperior. Dadurch baut sich tief im Abdomen eine Zugspannung auf, durch die das posteriore parietale Peritoneum und die retroperitonealen Organe zunehmend gelockert werden. Diese Technik wird 2–3-mal wiederholt und lässt sich auch als Recoil-Technik anwenden.

Behandlung über posterioren Zugang

Im Lumbalbereich gibt es eine Schwachstelle, von der aus die Nieren problemlos und ohne viel zwischengelagertes Weichteilgewebe von posterior erreicht werden können: das Grynfelt-(Lesshaft-Luschka-)Dreieck. Hier haben die Mm. obliquus externus bzw. internus abdominis keine Faszienverstärkung (s. Abb. 64).
Der Patient sollte mit gebeugten Beinen auf dem Rücken oder auf der Seite liegen. Drücken Sie mit ein oder zwei Fingern hinten auf die 12. Rippe, um sie nach vorn und gleichzeitig zum Darmbeinkamm zu bewegen. Wenn Sie einen leichten Widerstand spüren, können Sie die Niere anterosuperior mobilisieren, indem Sie diese Bewegung mit Ihrer vorn befindlichen Hand verstärken. Der Unterrand der Niere liegt in einer horizontalen Ebene durch den Querfortsatz des 3. Lendenwirbels. Bewegen Sie die Niere mit ein oder zwei Fingern über den M. latissimus dorsi und die bindegewebige Faserschicht, in der die Faszien der Rücken- und Bauchmuskeln (M. serratus posterior inferior, Mm. obliquus internus und externus abdominis, M. transversus abdominis) zusammenlaufen. Im oberen Teil zieht das Lig. lumbocostale, das im Französischen auch als Henle-Band bezeichnet wird, zur 12. Rippe. Im posteroinferioren Bereich der 12. Rippe verläuft, etwa 3 Fingerbreit von den Dornfortsätzen der Wirbel entfernt, der 12. Interkostalnerv, und in der Mitte des Grynfelt-Dreiecks sind N. ilioinguinalis und N. iliohypogastricus zu tasten.
Dieser Bereich ist hoch reflexogen und stellt eine sehr wirkungsvolle „Triggerzone" dar, um eine Behandlung zu beginnen oder die Wirkung zu steigern; das gilt auch für andere Organe. Falls Sie z. B. mit einer Magenbehandlung keinen oder nur geringen Erfolg haben, bietet sich Ihnen mit dieser Triggerzone auf der linken Seite die Möglichkeit, die Behandlung zu beschleunigen.
Zwischen 11. und 12. Rippe kommt die Niere unmittelbar in Kontakt mit dem Pleuraspalt. Er ist eine weitere Triggerzone, und um sie für die Behandlung zu nutzen, müssen Sie etwa 3 Fingerbreit neben den Wirbeln auf den lateralen Rand der paravertebralen Muskeln drücken.

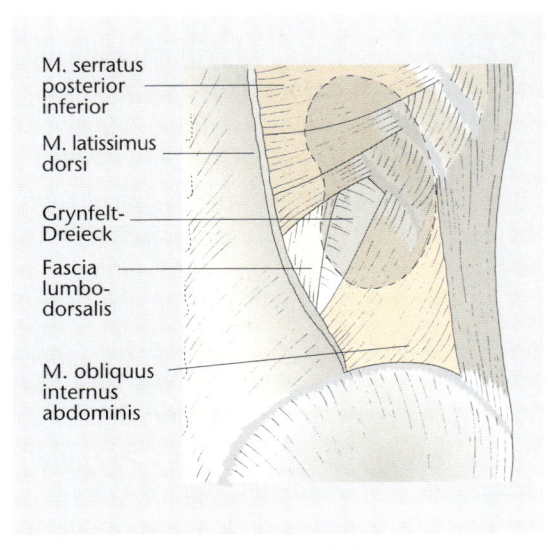

Abb. 64: Grynfelt-Dreieck (nach Oberlin)

9.4.2 Zusammenspiel der Nieren

Die Nieren sind über die Fascia renalis miteinander verbunden. Deshalb wird sich jede Restriktion der einen Niere auch auf die andere auswirken. So bleibt z. B. die linke Niere bei Nephroptose der rechten Niere zwar in ihrer normalen Position, verliert aber ihre Motilität, vermutlich wegen der pathologisch veränderten Faszienspannung. Wenn es sich um eine Nephroptose 3. Grades der rechten Niere handelt, ist die Motilität der linken Niere oft unverändert erhalten. Denn aufgrund der Ektopie der rechten Niere entfällt der fasziale „Bremseffekt". Wie oben bereits erwähnt, wirkt sich eine starke Nephroptose weniger pathogen aus als eine geringgradige Nierensenkung.

9.4.3 Uretersteine

Bei vielen Patienten, die wegen Rückenschmerzen zur Behandlung kommen, stellt sich heraus, dass sie an Nierensteinen leiden. Es sind im Allgemeinen keine großen Steine, sondern winzige Konkremente („Nierengrieß"), die von den Patienten gar nicht bemerkt werden. Trotzdem können sie beträchtliche lumbale Schmerzen hervorrufen. Wenn ein Stein im Ureter festsitzt und gelöst werden soll, ist eine osteopathische Behandlung manchmal sehr hilfreich. Das gilt aber nicht für schmerzhafte Koliken, bei denen der Patient kaum berührt, geschweige denn behandelt werden kann. Es gibt verschiedene Ureterengstellen, an denen sich Steine verfangen können (s. Abb. 65). Diese Stellen sind zudem sehr reflexogen.

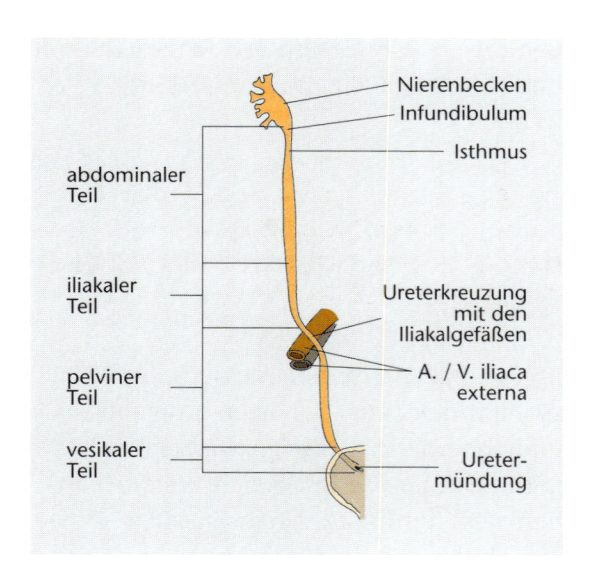

Abb. 65: Engstellen des Ureters

Palpatorisch lässt sich der Ureter nicht von angrenzenden Strukturen unterscheiden. Uretersteine können aber häufig mit dem Ecoute-Test entdeckt werden. Legen Sie die Hand auf die Projektionsstelle des Ureters, die sich auf einer schräg vom 10./11. Rippenknorpelgelenk zur Symphyse verlaufenden Linie etwa 2 Fingerbreit lateral der Symphyse befindet (s. Abb. 66). Im Fall eines Steins zieht es die Handfläche stark nach posterior und sie dreht sich dabei leicht im Uhrzeigersinn. Dass es keine reine Einbildung ist, davon konnten wir uns wiederholt anhand von radiologisch nachgewiesenen Steinen überzeugen.

Direkt nach seinem Abgang hat der Ureter eine Weite von ca. 1 cm. Etwa 1,5 cm darunter befindet sich als erste Engstelle der „Ureterhals" mit einer Weite von 4 mm. Hier sind am häufigsten Steine anzutreffen. Die zweite Ureterenge kommt an der Kreuzungsstelle des Ureters mit den Iliakalgefäßen und liegt in Höhe der Verbindungslinie zwischen beiden Darmbeinkämmen. Die dritte Engstelle befindet sich an der Mündung des Ureters in die Blase und lässt sich bei Frauen direkt von vaginal manipulieren.

Uretersteine können direkt und indirekt behandelt werden. Bei der direkten Methode merken Sie sich die Lage eines Steins und behandeln die Stelle dann mit dem Handballen durch Kompression-Rotation. Zum Schluss richten Sie den Druck nach inferior, um den Ureter zu dehnen, seinen Tonus zu kräftigen und die Peristaltik anzuregen. Bei der indirekten Methode hält der Patient im Sitzen seine Hände im Nacken verschränkt, während Sie mit einer Hand seine beiden Ellbogen fassen und mit der anderen Hand auf die Stelle, an der sich der Stein befindet, drücken. Zum Dehnen des Ureters beugen Sie den Patienten nach hinten und schieben gleichzeitig die Hand auf dem Abdomen nach unten.

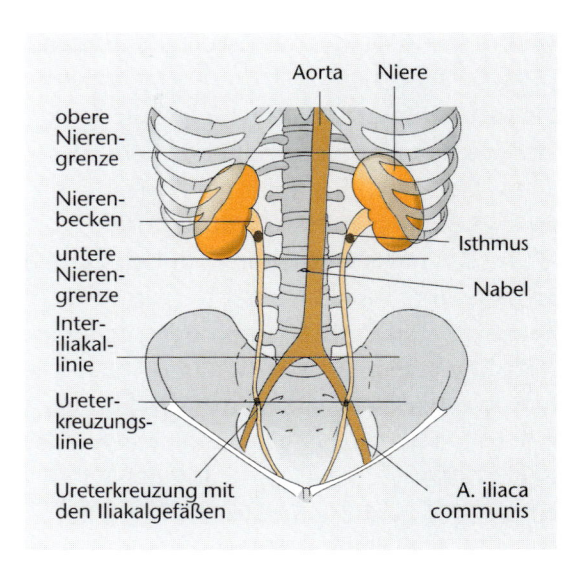

Abb. 66: Orientierungspunkte zur Steinlokalisation

9.4.4 Methodisches Vorgehen

Die rechte Niere steht mit der Leber, der Pars descendens des Duodenums, Colon ascendens und Zäkum in Verbindung. Solange der Spannungszustand dieser Organe nicht normalisiert ist, hat eine Behandlung der Nieren wenig Sinn. Achten Sie besonders auf das Zäkum, das oft eine wichtige Rolle in der Pathogenese renaler Fixierungen spielt. Untersuchen Sie auch die hinteren Nierenanheftungen und die zu Spasmen neigende Ileozäkalregion.

Bevor Sie sich der linken Niere zuwenden, sollten Sie die Flexura duodenojejunalis lockern. Sie ist oft verspannt und kann über Reflexmechanismen die Nierenbeweglichkeit einschränken. Gut ist es auch, wenn Sie die Aufhängung des Magens und die Motilität der Ovarien überprüfen.

Schließen Sie Manipulationen der Nieren immer mit einer kombinierten, gleichzeitigen Behandlung beider Nieren ab, zuerst mit direkten Methoden und danach mit der Induktionstechnik. Bei der Induktionsbehandlung bewegen sich beide Hände simultan so, dass sie sich oben mit den Fingern berühren und unten die Handflächen auseinander weichen. Diese kombinierte Behandlung hat auch eine stimulierende Wirkung auf den Allgemeinzustand des Patienten.

9.4.5 Assoziierte knöcherne Restriktionen

Bei Nephroptosen 1. oder 2. Grades finden sich oft Restriktionen in Höhe des 7. und

11. Brustwirbels und der jeweiligen Rippen. Dass die Niere bei Nephroptose 3. Grades die Verbindung zum Zwerchfell verliert, ist sicherlich der Grund, weshalb in dem Fall keine thorakalen Restriktionen vorhanden sind. Manchmal führen Nephroptosen 1. und 2. Grades auch zu Irritationen des M. psoas und verschiedener Nerven bzw. zu Zerrungen des Peritoneums und spinaler Nervenwurzeln, die Restriktionen im Lumbalbereich (L 1–4) zur Folge haben können: z. B. ist bei Reizung des N. iliohypogastricus oder N. ilioinguinalis L 1 betroffen, bei Reizung des N. genitofemoralis L 1–2, bei Reizung des N. cutaneus femoris lateralis L 2–3 und bei Reizung des N. femoralis L 3–4. Aufgrund seiner Innervation durch den N. femoralis ist möglicherweise das Knie mitbeteiligt, oder häufiger auch Triggerpunkte wie das Os naviculare, Os cuneiforme I und der 5. Metatarsalknochen. Doch die unteren Extremitäten sind nicht nur innervationsbedingt bei Nierenstörungen betroffen, sondern auch infolge einer biomechanischen Fehlbelastung oder Kontraktur des M. psoas.

Unter Umständen findet sich sogar bei Periarthritis humeroscapularis eine renale Ursache. Einer rechtsseitigen Periarthritis liegt vermutlich eher eine erhöhte Faszienspannung zugrunde, während eine linksseitige reflektorisch sein dürfte. Wenn Sie mit einer Hand den in Kapitel *Einführung* beschriebenen Schultergelenktest durchführen und mit der anderen Hand ergänzend eine Entlastungs- oder Inhibitionstechnik anwenden und sich die Mobilität daraufhin bessert, haben Sie die Bestätigung für eine renale Beteiligung.

9.4.6 Therapieempfehlung

Viele Verdauungsstörungen können Ausdruck kleiner renaler Funktionsstörungen sein. Um das herauszufinden, sollten Sie sich nicht auf die Angaben des Patienten verlassen. Denn bei einer Nephroptose der rechten Niere treten z. B. viele Symptome auf, die sich ebenso gut dem Zäkum zuschreiben ließen. Probleme im Genitalbereich gehen häufig mit einer Fixierung der linken Niere einher und umgekehrt. Dokumentiert sind viele Fälle, in denen ein Intrauterinpessar die Motilität der linken Niere beeinträchtigte. Bei Männern mit Erektionsstörungen sollten Sie immer die Motilität der linken Niere überprüfen.

Renale Fixierungen sind häufig mit Restriktionen von Rippen und fast regelmäßig mit Restriktionen im Steißbeinbereich assoziiert. Denken Sie deshalb daran, zuerst die Rippen zu behandeln, besonders bei Kindern, die viel seltener primär renale Fixierungen haben. Dass es eindeutige Korrelationen zwischen Schädel und Nieren gibt, kann ich zwar nicht beweisen, aber in der Praxis finden sich kraniale Restriktionen im Rahmen von Nierenfunktionsstörungen meist posterior und lösen sich nach Behandlung der Nieren rasch auf.

Vor und nach einer Nierenbehandlung sollten Sie immer den Blutdruck messen. Signifikante Blutdruckveränderungen, wie unterschiedliche systolische Werte an beiden Armen, Hypotonie oder Hypertonie, können Ihnen signalisieren, dass Ihre Behandlungsmethode ungeeignet war oder falsch angewandt wurde und sollten Sie veranlassen, Ihre Therapie zu überdenken.

Fordern Sie Patienten mit Nierenproblemen nachdrücklich auf zu trinken, nicht beliebig viel, sondern häufiger und immer nur kleine Mengen. Da es den meisten Menschen schwer fällt, ihre Gewohnheiten zu ändern, können Sie diese Empfehlung nicht oft genug wiederholen, bis sie tatsächlich strikt befolgt wird. Wenn sie zu viel auf einmal trinken, kommt es zur Dilatation von Nierenbecken und Ureteren. Das kann sehr schmerzhaft sein und den Patienten veranlassen, das Trinken zu reduzieren. Außerdem dürfen die Getränke nicht zu kalt sein. Warmes Wasser ist besser verträglich. Kalte Getränke bedeuten einen Schock für den Magen, der darauf mit Spasmen oder verringerter Peristaltik reagiert. Auch der Zeitpunkt spielt eine Rolle: Wenn Patienten zwei Stunden nach dem Mittagessen, d. h. bei maximaler Verdauungstätigkeit, größere Mengen Flüssigkeit zu sich nehmen, wird auch die Nahrung schlechter verdaut.

Nachwort

Ich habe die Erfahrung gemacht, dass mithilfe viszeraler Manipulationen eine Vielzahl struktureller und funktioneller Störungen geheilt werden kann. Wie bei allen osteopathischen Methoden hängt der Erfolg von der Geschicklichkeit unserer Hände ab. Wir müssen mit den Händen die Botschaften des Körpers aufnehmen, um Gewebeverspannungen aufspüren und lösen zu können. Als Therapeuten in einem sehr anspruchsvollen Fachgebiet müssen wir uns medizinisches Grundwissen aneignen, doch es sind letztlich die Hände, die den guten vom mittelmäßigen Osteopathen unterscheiden.

Literatur

Barral J.-P., Mathieu J.-P., Mercier P. (1981). *Diagnostic Articulaire Vertébral*. Charleroi : S.B.O.R.T.M.
Barral J.-P., Mercier P. (2002). *Lehrbuch der Viszeralen Osteopathie,* Band 1. München: Urban & Fischer Verlag.
Bochuberg C. (1986). *Traitement ostéopathique des rhinitis et sinusites chroniques*. Paris : Maloine.
Braunwald E. et al. (Hrsg.) (1987). *Harrison's Principles of Internal Medicine*. New York: McGraw-Hill.
Chauffour, Guillot. (1985). *Le Lien méchanique osteopathique*. Paris : Maloine.
Contamin R., Bernhard P., Ferrieux J. (1977). *Gynecologie Generale*. Paris : Vigot.
Cruveilhier J. (1852). *Traite d'Anatomie Descreptive*. Paris : Labe.
Davenport H.W. (1976) Physiologie de l'appareil digestif, 2. Auflage. Paris : Mason.
Delmas A. (1975). *Voies et Centres Nerveux*, 10. Auflage. Paris : Masson.
Dousset, H. (1972). *L'Examen du malade en clintèle*, 6. Auflage. Paris : Maloine.
Gregoire R., Oberlin S. (1973). *Precis d'Anatomie*. Paris : J. B. Laillere.
Herman H., Cier J. F. (1977). *Precis de Physiologie*. Paris : Masson.
Issartel, L. & M. (1983). *L'Ostéopathie exactement*. Paris : Robert Laffont.
Kahle W., Leonhardt H., Platzer W. (1978). *Anatomie des Visceres*. Paris : Flammarion.
Kamina P. (1984). *Anatomie Gynecologique et Obstetricals*. Paris : Maloine.
Korr I. (1978). *The Neurobiologic Mechanisms in Manipulative Theory*. New York : Plenum.
Laborit, H. (1981). *L'Inhibition de l'action, biologie, physiologie, psychologie, sociologie*. Paris : Maloine.
Lansac J., Lecomte P. (1981). *Gynecologie pour la Practicien*. Villourbann : S.I.M.E.P.
Malinas Y., Favier M. (1979) *Gynecologie-Obstetrique*. Paris : Masson.
Renaud R., Sermont H., Ritter J., Bohler J. L., Eborst E., Gamerre M., Jaquetin B., Sormont G. (1982). *Les Incontinences Urinaires Chez La Femme*. Paris : Masson.
Robert H. G., Palmer R., Boury-Heyler C., Cohen J. (1974). *Precis de Gynecologie*. Paris. Masson.
Rouviere H. (1967). *Anatomie Humaine*. Paris : Masson.
Scali P., Warrell D. W. (1980). *Les Prolapsus Vaginaux et l'Incontinence Urinaire chez les Femmes*. Paris : Masson.
Taurelle R. (1980). *Obstetrique*. Paris : France Medical Edition.
Testut L., (1889). *Traite d'Anatomie Humaine*. Paris : Octave Doin.

Testut L., Jacob O. (1922). *Anatomie Topographique*. Paris : Gaston Doin.
de Tourris H., Henrion R., Delecour M. (1979). *Gynecologie et Obstetrique*. Paris : Masson.
Upledger J. E., Vredevoogd J. D. (1983). *Craniosacrale Therapy*. Chicago: Eastland Press.
Waligora J., Perlemutter L. (1975). *Anatomie*. Paris: Masson.
Williams P. L., Warwick R. (Hrsg.) (1980). *Gray's Anatomy*, 36. Auflage. Philadelphia: W. B. Saunders.
Wright S. (1974). *Physiologie appliquée à la medicine*, 2. Auflage. Paris : Flammarion.

REGISTER

A

Abdomen
- Druckerhöhung 3
- Druckwerte 3
- Inspektion 144
- Manipulationen 21
- Palpation bei Aneurysmapatienten 23
- respiratorisch bewegungsloses 144

Abszesse, Dünn-/Dickdarm 153–154
Acetylcholin 54
Achalasie 42
Adenopathie, Milz 132
Adhäsionen
- Gallenblase 117–118
- Milz 139
- Peritoneum 27

Adson-Wright-Test 10–12
Aerophagie 55
Aggravationstechnik 44–45
- gastroösophagealer Übergang 44–45
- Gastroptose 66
- Kardiabereich 44–45
- Leberfunktionsstörungen 93–94

Akne, Leberfunktionsstörungen 87
Alkohol(ismus)
- Cruveilhier-Baumgarten-Syndrom 43
- Leberstoffwechsel 86
- Pankreatitis 129–130

Ampulla hepatopancreatica (Vateri) 127
Analfissuren, Schmerzen, anorektale 153

Aneurysmapatienten
- Abdomenpalpation 23
- Arterieninsuffizienz 23

Angina pectoris 55
anorektale Erkrankungen 153
Antrumgastritis 63
Aortenaneurysma 22
Aortenisthmus, Kompression 12
Appendektomie, Leberverwachsungen 81
Appendix, Lage, retrozäkale oder subhepatische 108
Appendizitis 55, 148
- Diagnose 149
- Differenzialdiagnose 108, 148–149
- Dyspepsie 62
- Fehldiagnose 57
- Recoil-Technik 148
- retrozäkale 149
- Schmerzcharakter 148

Arteria subclavia 11
- Durchblutung 23
- Kompression 10

Arterieninsuffizienz, Aneurysmapatienten 23
Arthralgien/Arthrose
- Darmerkrankungen 165
- Fehldiagnose 173
- Hepatitis 83

Asthma/asthmaartige Attacken
- Leberstauung 81
- Reflux, gastroösophagealer 40

Aszites
- Leberkrebs 85
- Leberzirrhose 83

Atemnotsyndrom, Reflux, gastroösophagealer 40
Atemstörungen, Ösophagusruptur 43

Atmung, Leberfunktionsstörungen 101
Auerbach-Plexus 42, 143
Aufstoßen, Hiatushernie 38
Augendruckspannung, schmerzhafte
- biliäre Funktionsstörungen 113

Augeninnendruck, erhöhter
- Leberfunktionsstörungen 88

Azetongeruch des Atems 88

B

Ballottement 144
Bandscheibenvorfall, Lasègue-Zeichen 13
Barbiturate, Hepatotoxizität 83
Barorezeptoren 18
Bauchdeckenspannung 144
Bauchlage, Abneigung, biliäre Funktionsstörungen 113
Bauchschmerzen, linksseitige 145
Bayliss-Gesetz 18
Becken, Druckwerte 3
Beckenniere, Nephroptose 174
Behandlung 17–23
- Empfehlung 22–23
- Kindesalter 20–21
- Kontraindikationen 22
- methodisches Vorgehen 19–20
- Studienergebnisse von Jacques-Marie Michallet 21

Beinödem, Pankreastumoren 127
Beinschmerzen, Darmerkrankungen 164–165

Belastungen, chronische
- Rückenschmerzen 23

biliäre Dyskinesie/Funktionsstörungen 112–114
- Magenschmerzen 123
- Therapieempfehlung 122–123

biliäre Obstruktion, Parasiten 113

Blut, okkultes im Stuhl 150

Blutdruck 12–13
- Nierenfunktionsstörungen 184

Bluterbrechen s. Hämatemesis

Blutungen/Blutungsneigung
- Duodenum 56
- Leberfunktionsstörungen 88
- Magen 56

Bronchitis, Leberstauung 81

Brustdrüsenaktivität, kostovertebrale Restriktionen 121

Brustschmerzen 46
- Rippenknorpelgelenkbeweglichkeit 47

C

Caput medusae, Cruveilhier-Baumgarten-Syndrom 43

Chauffard-Zeichen, Pankreaskarzinom 130

Cholangitis
- Gallensteine 110
- Leberzirrhose, biliäre 84

Choledochus 2, 105–107, 127
- Dehnung 118–119
- Dehnungen 2
- Gallensteine 110–111
- Verschluss 111

Cholelithiasis 89, 109–110

Cholestase
- Hepatitis 82
- Leberzirrhose, biliäre 84

Cholezystektomie, Leberverwachsungen 81

Cholezystitis 55, 89, 111–112
- akute 111–112
- chronische 112
- Gallensteine 110

Cholezystokinin 106

cholinerge Reaktionen, Magen 54

Chymus 143
- Passagestörung 162

Climacterium virile
- Reflux, gastroösophagealer 41

Colitis ulcerosa 152

Colon
- ascendens 25, 159
- – Längsdehnung 159
- descendens 26
- irritabile 151–152
- sigmoideum 142
- transversum 25, 142, 159

Courvoisier-Zeichen 114

Crohn-Krankheit 152

Cruveilhier-Baumgarten-Syndrom 43

D

Darm, Druckerhöhung 3

Darmerkrankungen
- Begleiterscheinungen 154–155
- Behandlung 158–166
- Beinschmerzen 164–165
- chronisch-entzündliche 152
- Diagnostik 155–158
- Ecoute-Test, allgemeiner 155
- – lokaler 155–157
- Inhibitionstechnik 157
- Ischiasschmerzen 164
- Lasègue-Test 164
- Mm. psoas bzw. obturatorius internus, Lockerung 166
- Periarthritis humeroscapularis 165
- Recoil-Technik 157
- Restriktionen, knöcherne 164
- Rückenschmerzen 164
- Therapieempfehlung 165
- Untersuchung, rektale 157–158

Darmkrebs 152–153

Darmpolypen 151

Defäkation, Rektumdruck 142

Dehnungstest, Omentum majus 28–29

Depressionen
- Cruveilhier-Baumgarten-Syndrom 43
- Kardiasphinkter, Tonus 41
- Leberstauung 81

Diagnostik 4–17

diagnostischer Winkel, Ecoute-Test 6

Diarrhö 146
- Darmpolypen 151
- Magenkarzinom 59
- Pankreaskarzinom 130

Dickdarm 141–166
- Abszesse 153–154
- Fisteln 153–154
- Innervation 143
- Nervenreflexe 142–143
- Pathologie 143–155
- Physiologie und Anatomie 141–143
- Restriktionen 144
- Tumoren 152–153

Differentialdiagnostik, Ecoute-Test, lokaler 7–9

Divertikulose 147, 150–151

Druck
- intraabdomineller 80
- intrarektaler 3
- intrathorakaler 35–36
- Kräfte 2–3
- Organwerte 3

Ductus
- choledochus s. Choledochus
- cysticus 105, 107
- hepaticus communis 105
- pancreaticus 105, 127
- – accessorius (Santorini-Gang) 127

Dünndarm 141–166
- Abszesse 153–154
- Befestigungen 141
- Druckverhältnisse 141
- Erkrankungen 147–149
- Fisteln 153–154
- Innervation 143
- Nervenreflexe 142–143
- Pathologie 143–155
- Physiologie und Anatomie 141–143
- Restriktionen 144
- Schlingen 25
- Tumoren 152–153
Duodenalulkus 56–58
- Hypersekretion 57
- Perforation 22, 57
- Schmerzen, nächtliche 57
duodenojejunaler Übergang 142
- Ecoute-Test, lokaler 65
- Recoil-Technik 163
Duodenum 53–76
- Behandlung 68
- – direkte 73
- Blutungen 56
- Diagnostik 64
- Ecoute-Test, lokaler 64–66
- Funktionsstörungen 55
- Induktionstechniken 74
- Magenfunktionsstörungen 67
- Manipulationen, diagnostische 66–67
- Pathologie 55–63
- Physiologie und Anatomie 53–55
- Restriktionen, knöcherne 74–75
- Sotto-Hall-Test 67
- Therapieempfehlung 75–76
Dupuytren-Kontraktur, Leberzirrhose 84
Durchblutung, intrahepatische 80
Durchblutungsstörungen 10
Dyspepsie 55
- hyper-/hypochlorhydrische 62

- Magen-/Duodenalulkus 56
- Rektumtumoren 153
Dysphagie 49
- Hiatushernie 38

E

Echinokokkus 91
Ecoute-Test
- allgemeiner 5–6
- – Darmerkrankungen 155
- – Pankreas 133
- diagnostischer Winkel 6
- Extremitäten, untere 8–9
- Inhibitionspunkte 8–9
- lokaler 4, 182
- – Darmerkrankungen 155–157
- – Differentialdiagnostik 7–9
- – duodenojejunaler Übergang 65
- – Duodenum 64–66
- – Gallenblase 115–116
- – Leberfunktionsstörungen 91–92
- – Magen 64–66
- – Nephroptose 182
- – Nierenerkrankungen 182–183
- – Pankreas 133–134
- – Zäkum 156
- Nierenerkrankungen 182
- im Sitzen 5–6
Eiswürfelzeichen 145
Ekchymosen, Leberfunktionsstörungen 88
Emphysem, subkutanes 50
- Ösophagusruptur 43
Enterokolitis, pseudomembranöse 146
Enteroptose 145
- Mesenterialwurzel, berührungsempfindliche 162
Entlastungstechnik 44–45
- gastroösophagealer Übergang 44–45

- Gastroptose 66
- Kardiabereich 44–45
- Leberfunktionsstörungen 93–94
- Nierenerkrankungen 186
Enzephalopathie, hepatische 87
- Ammoniakkonzentration 85
- Leberzirrhose 83–84
Erbrechen 55–56
- Galle 56
- Hiatushernie 38
- schwallartiges 56
Erektionsstörungen, Nierenerkrankungen 190
Ernährung, Leberstoffwechsel 86–87
Erosionen, (peri)anale, Untersuchung, rektale 158
Exkretion 2
Extremität, untere
- Ecoute-Test 8–9
- Restriktionen 8

F

Fascia renalis anterior/posterior 169
Fettgewebe, par-/perirenales 169
Fettleber 85
Fistel(mündungen)
- Dünn-/Dickdarm 153
- Untersuchung, rektale 158
Flatulenz 55
Flexura
- coli dextra 159
- duodenojejunalis 4, 72, 126, 141, 161
- – Behandlung 161–163
- – Ecoute-Test 65
- – Pankreasbehandlung 137
Foramen jugulare, Funktionsstörungen 46
Fossa supraclavicularis 43
Fußbeugungstests 9

Register

G

Galle
- Cholesterinsättigung 109
- Erbrechen 56
- Transportstörungen 107
- – Magenfunktionsstörungen 67

Gallenblase 105–123
- Allgemeinsymptome 108
- Behandlung 117
- – methodische 120–122
- Diagnostik 114–117
- Drainage/Entleerung 118
- Druckverhältnisse 107–108
- Ecoute-Test 114
- – lokaler 115–116
- Fixierungen/Adhäsionen 116
- – Lösen 117–118
- hormonelle Einflüsse 121–122
- Induktionstechnik 119
- Inhibitionstechnik 116
- Innervation 106
- Lagebeziehungen 106
- Palpation 114
- Pathologie 108–114
- Physiologie und Anatomie 105–108
- Projektion 106, 116
- – Murphy-Zeichen 116
- Recoil-Technik 115, 117, 120
- Technik, direkte 119–120

Gallenblasenkarzinom 113
Gallenblasenstörungen bzw. -funktionsstörungen s. biliäre Dyskinesie/Funktionsstörungen

Gallengänge 105–123
- Eentzündung 109
- Karzinom 113
- Verschluss 108–109

Gallenkolik 108–110
Gallensteine 109–110
- Choledochusverschluss 111
- Differenzialdiagnose 149
- Divertikulose 151
- Leberfibrose 112
- Leberzirrhose, biliäre 112
- Pankreatitis 129
- Symptome und Komplikationen 110
- Therapieempfehlung 122–123

Gallenwegserkrankungen, Restriktionen, knöcherne 122

Gallesekretion 81
Gastralgie, Ulkus 58
Gastrin 54–55, 106
- Kardiasphinkter 142

Gastritis
- alkoholbedingte 56
- chronische 62
- Fehldiagnose 61
- Reflux, gastroösophagealer 40
- Ulkus 58

Gastroenteritis
- Differenzialdiagnose 148
- Fehldiagnose 83

gastroösophagealer Übergang 35–50
- Aggravationstechnik 44–45
- Diagnostik 43–44, 46–47
- Entlastungstechnik 44–45
- Fibrose 48
- funktionelle Störungen 42–43
- Induktionstechniken 48
- Pathologie 36–43
- Physiologie und Anatomie 35
- Recoil-Technik 48
- Restriktionen, knöcherne 49
- Sotto-Hall-Test 46
- Techniken, direkte 47–48
- Therapieempfehlung 49–50

Gastroptose 14–15, 55, 59–62
- Ätiologie 60–61
- Aggravationstechnik 66
- Entlastungstechnik 66
- kongenitale 60
- Kyphose 60
- Manipulationen, diagnostische 66–67
- Röntgenuntersuchung 15–16
- Schmerzen 58
- Symptome 61–62

Geburt
- Gastroptose 60
- Nephroptose 174

Gefäßspasmen, viszerale 144
Gelbsucht s. Ikterus
Gelenkschmerzen
- Alkoholiker 86
- Hepatitis 82
- Leberfunktionsstörungen 87

Glomerulonephritis 177–178
Grynfelt-(Lesshaft)-Dreieck 28, 30, 187
- N. iliohypogastricus/ ilioinguinalis 187

Gubarew-Klappe 37

H

Hämatemesis, Duodenalulkusperforation 58
Hämatopneumothorax, Ösophagusruptur 43
Hämorrhoidalknoten, Untersuchung, rektale 158
Hämorrhoiden 3, 154
- Divertikulose 151
- portale Hypertension 101
- Schmerzen, anorektale 153

Harnabflussstörungen 179
Hautprobleme, Leberfunktionsstörungen 87
Hepatitis 82–83
- (an)ikterische Form 83
- Hepatomegalie 83, 90
- Leberkarzinom 86
- toxische oder arzneimittelinduzierte 83

hepatobiliäre Störungen, Diarrhö 146

Hepatomegalie 75, 80, 90
– Hepatitis 83
Hepatoptose 80
Hepatosplenomegalie, Hepatitis 83
Hepatozyten, Sekretionsdruck 81
Hernien, eingeklemmte 144
Hiatus oesophageus 35, 37
Hiatus(gleit)hernie 3, 37–38
– Diagnostik 44
– Divertikulose 151
– Gastroptose 60
– Magenfunktionsstörungen 67
– paraösophageale 38
– Reflux, gastroösophagealer 38–39, 41–42
– vagale Reaktionen 46
His-Winkel 37, 53
Hodgkin-Lymphom
– Petechien 132
– Schmerzen, kostovertebrale 133
Hungerschmerz, Magen-/Duodenalulkus 57
Hydronephrose 180
Hyperästhesie, Nephroptose 173, 176
Hyperchlorhydrie, Erbrechen 56
Hyperlipidämie, Pankreatitis 130
Hyperparathyreoidismus
– Magen-/Duodenalulkus 57
– Pankreatitis 130
Hyperperistaltik 144
Hypersekretion
– Duodenalulkus 57
– Reflux, gastroösophagealer 40
Hypertonie, arterielle 12
– Nierenerkrankungen 190
Hypochlorhydrie 75
Hypochondrium 8
– Hepatitis 82
Hypotonie, Nieren-erkrankungen 190

I

Ikterus
– Hepatitis 82
– Leberkrebs 85
– Leberzirrhose 83–84
– Pankreaskarzinom 130
ileozäkaler Übergang 4
– Anheftungen 162
– Behandlung 161–163
– Pankreasbehandlung 137
– Recoil-Technik 163
Ileozäkalklappe 141
Immunglobulin A 152
Impressio
– colica 90
– gastrica 53, 90
Induktionstechnik 18
– Duodenum 74
– Gallenblase 119
– gastroösophagealer Übergang 48
– Kardiabereich 48
– Leber 100
– Magen 74
Inguinalhernie 3
– Divertikulose 151
Inhibitionspunkte, Ecoute-Test 8–9
Inhibitionstechnik
– Darmerkrankungen 157
– Gallenblase 116
– Leberfunktionsstörungen 93
– Pankreas 134
Intimafibrose 12
Intrinsic-Faktor 54
Ischialgie, Lasègue-Zeichen 13
Ischiasschmerzen
– Darmerkrankungen 164
– Leberfunktionsstörungen 101

K

Kapselschmerzen, Nephroptose 173
Kardiabereich 35–50
– Aggravationstechnik 44–45
– Diagnostik 43–44, 46–47
– Entlastungstechnik 44–45
– Fibrose 48
– funktionelle Störungen 42–43
– Funktionsfähigkeit 36–37
– Induktionstechniken 48
– neurohormonelle Kontrolle 39
– Operationsfolgen 39
– Pathologie 36–43
– Physiologie und Anatomie 35
– Recoil-Technik 48
– Restriktionen, knöcherne 49
– Sklerodermie 39
– Sotto-Hall-Test 46
– Techniken, direkte 47–48
– Therapieempfehlung 49–50
Kardiasphinkter 35, 54
– hypotoner 39
Kardiavarizen, portale Hypertension 85
Kardiospasmus 42–43
– Reflux, gastroösophagealer 40
Kindesalter, Behandlung 20–21
Kniebeschwerden/-schmerzen, Nephroptose 174, 176
Kolitis 152
Kolonerkrankungen 149–154
– Schmerzcharakter 150
Kolonflexuren
– Behandlung 158–161
– Luftüberlagerungen 21
– Zwerchfellverbindungen 159
Kompressions-Rotation, kombinierte, Pylorus 73
Kontraindikationen, Behandlung 22
Kopfschmerzen 10
– biliäre Funktionsstörungen 113
– Gastroptose 61
– Hiatushernie 38
– Leberfunktionsstörungen 88

Kostovertebralgelenk 49
– Restriktionen 54
– – Brustdrüsenaktivität 121
– – Nierenfunktionsstörungen 184
Kotsteine 151
Kupffer-Zellen 81

L

Labbé-Dreieck 53
Läsionsketten 1–2
Lasègue-Test 13–14
– Darmerkrankungen 164
– Leberfunktionsstörungen 101
Leber 79–102
– Behandlung 94–102
– – indirekte 96–99
– – kombinierte 99–100
– Funktionsfähigkeit 80
– Gewicht 80
– Induktionsbehandlung 100
– Kompression, horizontale 97
– Kreislauffunktionen 87
– Pathologie 81–87
– Physiologie und Anatomie 79–81
– Recoil-Technik 95–96
Leberdämpfung 80
– Perkussion/Palpation 89–91
Lebererkrankungen
– Restriktionen, knöcherne 100–102
– Symptome 89
Leberfibrose 83
– Gallensteine 112
– Recoil-Technik 16
Leberfunktionsstörungen
– Aggravationstechniken 93–94
– Atmung 101
– Diagnostik 88–94
– Ecoute-Test, lokaler 91–92
– Entlastungstechniken 93–94
– Erstuntersuchung 88–89
– Hautprobleme 87

– Inhibitionstechniken 93
– psychische Probleme 87
– Rippendrucktechnik 94
– Sotto-Hall-Test 92–93
– Sulfite 102
Leberinsuffizienz 55
Leberkarzinom 85–86
– Hepatitis 82, 86
– Schmerzen 86
Lebernekrose 83
Lebersinusoide 80–81
Leberstoffwechsel
– Alkohol 86
– Ernährung 86–87
– Kontrazeptiva, orale 86
Leberzirrhose 83–84
– alkoholische 84
– biliäre 84
– – Gallensteine 112
– Magen-/Duodenalulkus 57
Lesshaft)-Dreieck s. Grynfelt-(Lesshaft)-Dreieck
Leukämie, Petechien 132
Ligamentum
– cysticocolicum 159
– gastrophrenicum 66
– hepatocolicum 159
– phrenicocolicum 25–26, 30, 128, 139
– phrenicooesophageale 37
– teres 90
– triangulare 20, 95
– – Fibrose 36
Lisfranc-Höcker 10
Lobus caudatus 90
Luftschlucken s. Aerophagie
Lungenerkrankungen, Magen-/Duodenalulkus 57
Lymphadenitis, inguinale/mesenteriale, Differenzialdiagnose 148
Lymphadenopathien
– subklavikuläre, Leberfunktionsstörungen 102
– zervikale, Leberfunktionsstörungen 102
Lymphknotenschwellung, linksseitige, supraklavikuläre 49

M

Magen 53–76
– Atonie 55
– Behandlung 68
– – direkte 68–71
– Blutungen 56
– cholinerge Reaktionen 54
– Diagnostik 64
– Ecoute-Test, lokaler 64–66
– Funktionsstörungen 55
– Induktionstechniken 74
– Manipulationen, diagnostische 66–67
– Mechanozeptoren 54
– Pathologie 55–63
– Physiologie und Anatomie 53–55
– Prolaps 26
– Recoil-Technik 68–71
– Restriktionen, knöcherne 74–75
– Therapieempfehlung 75–76
Magenentleerung 54
Magenfunktionsstörungen, Duodenum 67
Magenkarzinom 58–59
– Differenzialdiagnose 108
Magenkrämpfe, Ulkus 58
Magenperistaltik, Aminosäuren/Triglyzeride 142
Magensäure/-saft 55
Magenschmerzen 62–63
– Fehldiagnose 61
– Gallenblasenstörungen 123
– Hiatushernie 38
– Nitrosamin 63
– reflektorische 58
Magenulkus 56–58
Magenvarizen, Leberzirrhose 83
Mallory-Weiss-Syndrom 42
Malpighi-Schicht, Ösophagusepithel 41
Mechanozeptoren 18
– Magen 54
Meckel-Divertikel 147

Medikamente
– Hepatitis 83
– Magen-/Duodenalulkus 57
– Pankreatitis 129
Medosigmoid 4
Megaösophagus 42
– Reflux, gastroösophagealer 39
Meißner-Plexus 42, 143
Meläna 56
– Duodenalulkus, Perforation 58
Menopause, Reflux, gastroösophagealer 41
Menstruation, Sakroilialgelenkmanipulation 121
Mesenterialarterieninsuffizienz 147–148
Mesenterialwurzel 4
– berührungsempfindliche, Enteroptose 162
Mesocolon
– sigmoideum, Behandlung 163
– transversum 25, 139
– – und Pankreas 137
Mesosigmoid 142
Meteorismus 55
Milz 125–139
– Adenopathie 132
– Behandlung 138–139
– Dämpfung, Perkussion 135
– Diagnostik 135
– Fixierungen 139
– Funktionen 128–129
– Hämatom, posttraumatisches 132
– Länge 127
– Lagebeziehungen 128
– Palpation 135
– Pathologie 131–133
– Restriktionen, knöcherne 138
– Ruptur 127
– Tumoren 132–133
Mononukleose, infektiöse
– Fehldiagnose 83
– Milzadenopathie 132
– Nackenschmerzen 132

Müdigkeit, morgendliche, Leberfunktionsstörungen 88
Murphy-Zeichen 89, 111–112
– Gallenblasenprojektion 116
– Gallenblasenstörungen 108
Musculus(-i)
– intertransversarii, Restriktionen 100
– levator scapulae, Pankreasfunktionsstörungen 138
– obturatorius internus, Lockerung bei Darmbehandlung 166
– psoas 169
– – Lockerung bei Darmbehandlung 166
– quadratus lumborum 169
– scalenus anterior, medius, minimus bzw. posterior 10
– subclavius 11
muskulokutane Reaktionen, Pankreasfunktionsstörungen 131

N

Nabelschmerzen, Verschlussileus 147
Nackenschmerzen 46
– biliäre Funktionsstörungen 113
– Mononukleose, infektiöse 132
– Sotto-Hall-Test 46
Nephritis 178
Nephrolithiasis 179
Nephroptose 15, 170–176
– Beckenniere 174
– Ecoute-Test, lokaler 182
– Geburt 174
– Hyperästhesie 173
– Kapselschmerzen 173
– Knieschmerzen 174
– Lagebeziehungen 171–172
– Nieren, linke und rechte, Unterschiede 174–175
– Restriktionen, knöcherne 189–190

– Retroversio uteri 171
– Röntgenuntersuchung 15–16
– Schweregrade 172–174
– Stadien 173
– Symptome 175–176
– Ursachen 171–172
– Zäkum 154
Nervenreflexe, Dünn-/Dickdarm 142–143
Nervus
– iliohypogastricus, Grynfelt-Dreieck 187
– – Reizung 190
– ilioinguinalis, Grynfelt-Dreieck 187
– ilioinuinalis, Reizung 190
– phrenicus 11, 53
– subclavius 11
– vagus 36
Neuralgien, Magenfunktionsstörungen 67
Nieren 169–191
– Anheftungen, hintere, Spasmen 189
– Außenrotation 181
– Behandlung, beidseitige 189
– hypermobile 179
– Lagebeziehungen 169
– linke und rechte, Unterschiede, Nephroptose 174–175
– Palpation 180–181
– Pathologie 170–180
– Physiologie und Anatomie 169–170
– polyzystische 180
– reproduktive 174
– Zusammenspiel 188
Nierenarterie 170
Nierenbeckenanomalien 179
Nieren-Darm-Beziehungen 169
Nierendrehung 186
Nierenerkrankungen/-funktionsstörungen
– begleitende Erkrankungen 179–180

- Behandlung 184–191
-- direkte 185–186
-- Zugang, posteriorer 187
- Blutdruck 184
- Diagnostik 180–184
- Ecoute-Test 182–183
-- lokaler 182
- Entlastungstechnik, allgemeine 186–187
- Erektionsstörungen 190
- Halsschmerzen 179
- Hyper-/Hypotonie 190
- Manipulationen, diagnostische 183
- Recoil-Technik 184–185
- Restriktionen, kostovertebrale 184
- Rückenschmerzen 179
- Symptome 179–180
- Therapieempfehlung 190
- Verdauungsstörungen 184
Nierenfaszie 170
- Toldt-Faszie 170–171
Nierengrieß 188
Niereninsuffizienz 176–177
- chronische 177
Nierenkolik 188–189
- Differenzialdiagnose 109
Nierensenkung s. Nephroptose
Nierensteine 179
Nierenversagen, akutes 176–177
Nierenwanderungen, Psoas-Schiene 173
Nitrosamin, Magenschmerzen 63
Nüchternschmerz, Magen-/Duodenalulkus 57

O

Oberschenkelbeschwerden, Nephroptose 176
Obstipation 146–147
- Darmerkrankungen, chronisch-entzündliche 152
- Magenkarzinom 59

- Pankreaskarzinom 130
- rechtsseitige 146
Ödeme, Leberzirrhose 83
Ösophagitis
- peptische 41
- Reflux, gastroösophagealer 39
ösophagogastraler Übergang 4
Ösophagusepithel, Malpighi-Schicht 41
Ösophaguskarzinom 43
Ösophagusruptur 43
Ösophagussphinkter, unterer 35
Ösophagusvarizen
- Cruveilhier-Baumgarten-Syndrom 43
- Leberzirrhose 83
- portale Hypertension 85
- Ruptur 85
Ohrenschmerzen, Reflux, gastroösophagealer 40
Omentum majus 25
- Behandlung 30–32
- Bruchpforten 26–27
- Dehnungstest 28–29
- Diagnostik 27–30
- funktionelle Störungen 26–27
-- Motilitätstest 29–30
- Physiologie und Anatomie 25–27
- Prolaps 26
- Recoil-Technik 31
Omentum minus 25, 53, 66

P

Palmarerythem, Leberzirrhose 84
Pankreas 125–139
- Ausführungsgänge 127
- Behandlung 135–138
- Diagnostik 133–135
- Ecoute-Test, allgemeiner 133
-- lokaler 133–134

- endo-/exokriner Teil 126
- Funktionsstörungen 131
-- M. levator scapulae 138
-- Zuckereinnahme 139
- Haltestrukturen 126–127
- Inhibitionstechnik 134–135
- Lage 136
- Pathologie 129–131
- Physiologie und Anatomie 125–127
- Sotto-Hall-Test 138
- Sphinkter Oddi 136
Pankreasinsuffizienz, Diarrhö 146
Pankreaskarzinom 130–131
- Beinödem 127
- Choledochusverschluss 111
Pankreassekretion, exogene 55
Pankreatitis
- akute 129–130
- chronische 130
- Differenzialdiagnose 109
- Magen-/Duodenalulkus 57
- nekrotisch-hämorrhagische 129
- ödematöse 129
Papilla duodeni major (Vateri) 105, 127
Parästhesien 10
- Nephroptose 176
Parasiten, biliäre Obstruktion 113
Periarthritis humeroscapularis 14, 46
- Darmerkrankungen 165
- Leberfunktionsstörungen 100
- Schultergelenktest 74
Peritoneum 25–32
- Adhäsionen 27
- Behandlung 30–32
- Diagnostik 27–30
- Motilitätstest 29–30
- parietales 27
- Physiologie und Anatomie 25–27
- Recoil-Technik 31

Peritonitis
- Fehldiagnose 57
- Restriktionen 20
- Zeichen 149
Petit-Dreieck 28
Pfortader 80–81
- Druck 3
Pfortaderhochdruck
 s. portale Hypertension
Photophobie, Leberfunktionsstörungen 88
Placebo-Manipulationen 11
pleuropulmonale Elastizität 171
Plexus
- brachialis 10, 14
- cervicalis 14
- coeliacus 44
- myentericus 143
- submucosa 143
Polyposis coli 151
portale Hypertension 85
- Behandlung, direkte 95
- Cruveilhier-Baumgarten-Syndrom 43
- Hämorrhoiden 101, 154
- Leberzirrhose 83
portokavale Anastomosen 81
Postcholezystektomie-Syndrom 112
Poststreptokokken-Glomerulonephritis 178
Processus xiphoideus 44
Propriorezeptoren 18
Pseudoangina, Reflux, gastroösophagealer 40
Pseudomembranen, Stuhl 146
psychische Probleme, Leberfunktionsstörungen 87
Purpura, Leberzirrhose 84
Pyelonephritis 178
- Differenzialdiagnose 149
Pylorospasmus 3, 55
- Behandlung, direkte 71
Pylorus 2, 4, 54
- Behandlung, direkte 71–73
- Bezugspunkte 72
- Kompressions-Rotation, kombinierte 73

- Stenose, hypertrophische 63
Pyloruslinie 72
Pyrosis, Hiatushernie 38

R

Radix mesenterii 141–142
- Behandlung 161–163
Rechtsherzhypertrophie, Leberstauung 81
Rechtsherzinsuffizienz
- Leberstauung 89
- Leberzirrhose 83
Recoil-Technik 16–18
- Appendizitis 148
- Darmerkrankungen 157
- Gallenblase 115, 117, 120
- gastroösophagealer Übergang 48
- Kardiabereich 48
- Leber 95–96
- Magen 68–71
- Nierenerkrankungen 185
- Nierenfunktionsstörungen 184
- Vagusnerven, Drehung 66
reflexogene Zonen 3–4
Reflux
- gastroduodenaler 63
- gastroösophagealer 35, 38–42
- - Ätiologie 41–42
- - Gastroptose 60
- - Hiatus(gleit)hernie 38–39, 41–42
- - Medikamente 39
- - Symptome 40–41
- - Gastroptose 61
Reflux-Test, hepatojugulärer 89
Regurgitation
- blutige 49
- Hiatushernie 38
- Reflux, gastroösophagealer 41
Reizdarmsyndrom 151–152

Rektum 25, 142
- Erkrankungen, Stuhlbeschaffenheit/-frequenz 150
Rektumkarzinom 152–153
- Untersuchung, rektale 157–158
Rektumschmerzen 150
Restriktionen (knöcherne) 1
- Dünn-/Dickdarm 144
- Duodenum 74–75
- Gallenwegserkrankungen 122
- Gliedmaßen, untere 8
- Lebererkrankungen 100–102
- Magen 74–75
- Milz 138
- Peritonitis 20
Retroversio uteri
- Enteroptose 145
- Gastroptose 60
- Nephroptose 171
Rippendrucktechnik, Leberfunktionsstörungen 94
Rippenschmerzen, Gastroptose 62
Röntgen-Kontrastverstärkung 22
Röntgenuntersuchung 15–16
Rückenschmerzen
- Belastungen, chronische 23
- Darmerkrankungen 164
- Nephroptose 176
- Nierenerkrankungen 179

S

Sakroilialgelenk
- Manipulation, Menstruation 121
- Restriktionen 138
Schädel, Druckwerte 3
Schädeltrauma, Reflux, gastroösophagealer 42
Schistosomiasis, Leberzirrhose 83

Schluckstörungen, Ösophaguskarzinom 43
Schmerzen
– anorektale 153
– epigastrische, Appendizitis 148
– – Gallensteine 110
– – Hepatitis 82
– – Hiatushernie 38
– – Pankreatitis 129
– – Schmerzprojektion 58
– Gastroptose 58
– Hiatushernie 38
– jejunoileale 150
– kostovertebrale, Hodgkin-Lymphom 133
– Leberkarzinom 86
– im linken Hypochondrium, Pankreatitis 129
– nächtliche, Duodenalulkus 57
– periumbilikale, Appendizitis 148
– radikuläre 10
– retrosternale, Hiatushernie 38
– – Reflux, gastroösophagealer 40
– Schulter, 100
– subkostale 58
Schultergelenktest 14–15
– Periarthritis, humeroscapularis 74
Schwangerschaft, Gastroptose 60
Sekretin 106
Sinusitis, Leberfunktionsstörungen 88
Skalenuslücke 10
Sklerodermie
– Kardiabereich 39
– Reflux, gastroösophagealer 39
Sodbrennen
– Gastroptose 61
– Reflux, gastroösophagealer 40
somatoemotionelle Techniken 19

Sotto-Hall-Test 10–12
– Duodenum 67
– gastroösophagealer Übergang 46
– Kardiabereich 46
– Leberfunktionsstörungen 92–93
– Pankreas 138
Spatium semilunare 54
Sphinkter, ileozäkaler 142
Sphinkter Oddi 4, 105–106
– Kompression, direkte 74
– Kompressionen-Rotationen 136
– Lage 136
– und Pankreas 136
– Projektionsstelle 117, 134
Spider-Nävi
– Hepatitis 83
– Leberzirrhose 84
Splenomegalie 75, 83, 132
Steatosis 85
Sterkobilin im Stuhl 89
Sternokostalgelenk, Restriktionen 54
Stuhl
– Farbe und Beschaffenheit 145–146
Stuhlunregelmäßigkeiten 145–147
– Rektumtumoren 153
Sulfite, Leberfunktionsstörungen 102
Sutura occipitomastoidea, Funktionsstörungen 46
Synkopen, Duodenalulkus, Perforation 58

T

Tachypnoe 144
Teerstuhl s. Meläna
Temporomandibulargelenk, Funktionsstörungen 46
Tenesmen, Darmerkrankungen, chronisch-entzündliche 152

thoracic outlet 12
Thorax, Druckwerte 3
Thoraxschmerzen 46
Toldt-Faszie 137
– Behandlung 157, 160–161
– Fibrosierung 144
– Nierenfaszie 170–171
Traube-Raum 54
Triglyzeride, Magenperistaltik 142
Trommelschlegelfiger, Leberzirrhose 84
Tubenkatarrh, Reflux, gastroösophagealer 40
Tuberkulose 13

U

Übelkeit, postprandiale, Magen-/Duodenalulkus 56
Uhrglasnägel, Leberzirrhose 84
Ulkus
– Differenzialdiagnose 108
– Magen/Duodenum 56–58
– Reflux, gastroösophagealer 39
– säureproduzierendes, Erbrechen 56
Ulkusschmerzen 58
Unterbauch, Druck- und Schweregefühl, Nephroptose 175
Untersuchung, rektale, Darmerkrankungen 157–158
Ureter, Engstellen 188
Uretersteine 188–189

V

Vagusnerven, Drehung, Recoil-Technik 66
Varizen 3
Vasospasmen, Gefäße, viszerale 144

Vena
- cava inferior 81
- portae s. Pfortader
Verdauung 142–143
Verdauungsstörungen
- Diarrhö 146
- Kinder 20
- Nephroptose 175
- Nierenfunktionsstörungen 184
- Reflux, gastroösophagealer 40–41
Verschlussileus 147
Vestibulum gastrooesophageale 37
Virchow-Drüse 43
viszerale Störungen 27
Vitamin-B_{12}-Resorption 54

W

Wilson-Syndrom, Leberzirrhose 83
Wirbelrestriktionen, Gallenwegserkrankungen 122
Wirbel(säulen)schmerzen
- Gallensteine 110
- Gastroptose 62

X

Xanthelasmen/Xanthome
- Leberfunktionsstörungen 87
- Leberzirrhose, biliäre 84
Xiphoid 44
- Schmerzen 58

Z

Zäkum 25, 142
- Ecoute-Test 156
- Ligamente 162
- Nephroptose 154
Zervikobrachialsyndrom
- Magenfunktionsstörungen 67
- Sotto-Hall-Test 46
Zona haemorrhoidalis 154
Zwerchfell 53
Zwerchfellrestriktionen, knöcherne 190
- Reflux, gastroösophagealer 42

Zuschriften und Kritik an:
Urban & Fischer Lektorat Ganzheitsmedizin, Karlstraße 45, 80333 München

Titel der Originalausgabe:
Manipulations viscérales 2
© J.-P. Barral
© CO et DO, Editions Maloine, Paris, 1983

Wichtiger Hinweis für den Benutzer
Die Erkenntnisse in der Medizin unterliegen laufendem Wandel durch Forschung und klinische Erfahrungen. Herausgeber und Autoren dieses Werkes haben große Sorgfalt darauf verwendet, dass die in diesem Werk gemachten therapeutischen Angaben (insbesondere hinsichtlich Indikation, Dosierung und unerwünschten Wirkungen) dem derzeitigen Wissensstand entsprechen. Das entbindet den Nutzer dieses Werkes aber nicht von der Verpflichtung, anhand der Beipackzettel zu verschreibender Präparate zu überprüfen, ob die dort gemachten Angaben von denen in diesem Buch abweichen und seine Verordnung in eigener Verantwortung zu treffen.

Die Deutsche Bibliothek – CIP-Einheitsaufnahme
Ein Titelsatz für diese Publikation ist bei der Deutschen Bibliothek erhältlich.

ISBN 3-437-56370-X

Alle Rechte vorbehalten
1. Auflage Juli 2002
© 2002 Urban & Fischer Verlag München · Jena

02 03 04 05 06   5 4 3 2 1

Für Copyright in Bezug auf das verwendete Bildmaterial siehe Abbildungsnachweis.

Das Werk einschließlich aller seiner Teile ist urheberrechtlich geschützt. Jede Verwertung außerhalb der engen Grenzen des Urheberrechtsgesetzes ist ohne Zustimmung des Verlages unzulässig und strafbar. Das gilt insbesondere für Vervielfältigungen, Übersetzungen, Mikroverfilmungen und die Einspeicherung und Verarbeitung in elektronischen Systemen.
Um den Textfluss nicht zu stören, wurde bei Patienten und Berufsbezeichnungen die grammatikalisch maskuline Form gewählt. Selbstverständlich sind in diesen Fällen immer Frauen und Männer gemeint.

Planung: Rolf Lenzen
Lektorat: Ganzheitsmedizin
Übersetzung: Walburga Rempe-Baldin, München
Herstellung und Layout: Wolfgang Hölker, München
Satz, Reproduktion, Druck und Bindung: Laupp & Göbel, Nehren
Fotos: Susanne Kracke, P.-F. Condere
Zeichnungen: Gerda Raichle
Umschlaggestaltung: prepress ulm GmbH, Ulm
Titelfotografie: Diomedes, Glyptothek München, Christa Koppermann, Überarbeitung: Spiesz-Design, Ulm
Gedruckt auf 115 g/qm holzfrei LuxoSamtoffset matt 1,1 f. Volumen

Aktuelle Informationen finden Sie im Internet unter der Adresse:
Urban & Fischer: http://www.urbanfischer.de

Das Standardwerk der Osteopathie!

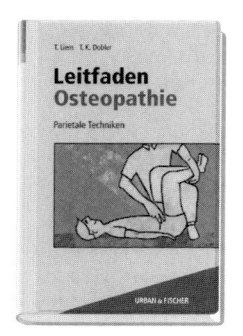

Sämtliche Techniken mit anschaulichen Fotos, Behandlungsschritte sind übersichtlich gegliedert, klare therapeutische Anweisungen.

- Reiche Auswahl an bewährten parietalen Techniken – nach Gelenken geordnet
- Erfahrung eines internationalen Autoren-Teams
- Diagnostische und therapeutische Grundlagen inklusive Untersuchungsgang, Wahl der richtigen Technik, sowie Allgemeine Osteopathische Behandlung
- Mit Muskel-Energie-, HVLA-, Sutherland-, Specific-Adjustment- und Blagrave-Techniken
- Geschichte und Philosophie der Osteopathie.

Torsten Liem/Tobias K. Dobler
Leitfaden Osteopathie, parietale Techniken
2002. 616 S., 425 Abb., Kst.
Im großen Leitfadenformat (13 × 21 cm)
ISBN 3-437-55780-7
€ 64,95

Anatomie, Strukturen, Techniken, spezielle Osteopathie

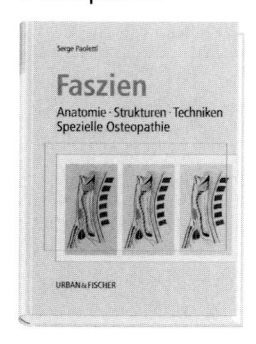

Faszien verbinden alle Körperstrukturen miteinander, ihnen kommt als formgebendes Organ eine zentrale Rolle in der osteopathischen Behandlung zu. „Faszien" – das erste Werk zum Thema – bietet

- Grundlagen der Embryologie, Anatomie und Histologie
- Detailliertes Wissen über Aufgaben und Funktionsweise von Faszien und Faszienketten
- Präzise Anleitungen zu unterschiedlichen Testverfahren
- Gut umsetzbare allgemeine und lokale Behandlungstechniken.

Dieses Buch ist Kursbegleitung und offizielles Lehrbuch der Osteopathie Schule Deutschland (OSD).

Serge Paoletti
Faszien
2001. Ca. 320 S., 155 Abb., kt.
ISBN 3-437-56100-6
€ 69,95

Kraniale Manipulation auf einen Blick

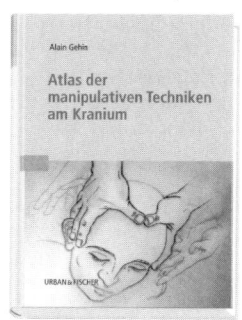

Alle manipulativen, kranialen Techniken werden vom Autor schulenübergreifend systematisiert. Dieser Atlas bietet Ihnen:

- Praxisnahe Visualisierung jeder Therapietechnik
- Präzise, systematische Anleitung für jeden Therapiehandgriff
- Auflistung der Indikationsgebiete und klinische Besonderheiten der einzelnen Therapiehandgriffe.

Alain Gehin
Atlas der manipulativen Techniken am Kranium
Übersetzung aus dem Französischen
2002. Ca. 256 S., ca. 125 Abb., geb.
ISBN 3-437-56190-1
Ca. € 44,95
Erscheint im August 2002

Warum macht das Becken krank?

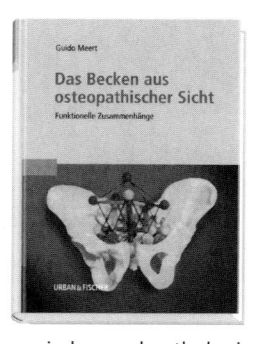

Das erste detaillierte Grundlagenwerk und Handbuch zu diesem Thema!

- Konkurrenzlos gute Darstellung des Beckens und seiner funktionellen Zusammenhänge aus osteopathischer Sicht – das Tensegrity-Modell
- Didaktische und verständliche Zusammenschau grundlegender physiologischer und pathologischer Aspekte rund um das Becken
- Zusammenstellung bewährter Diagnostik- und Behandlungsmethoden für die einzelnen Beschwerdebilder mit fotografisch dokumentierten Grifftechniken.

Guido Meert
Das Becken aus osteopathischer Sicht
Funktionelle Zusammenhänge
2002. Ca. 560 S., ca. 220 Fotos, 330 Abb., geb.
ISBN 3-437-56470-6
Ca. € 99,95
Erscheint im Dezember 2002

Unverzichtbar in der Osteopathie

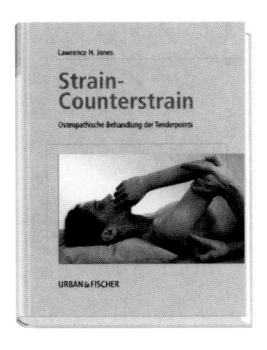

Die Strain-Counterstrain-Methode ist inzwischen unverzichtbarer Bestandteil des osteopathischen Behandlungskonzepts. H. L. Jones, Osteopath und Begründer der Methode, stellt in diesem abbildungsreichen Buch sein System an leicht zu erlernenden Positionen vor, die eine effiziente Behandlung garantieren.

- Physiologische Grundlagen und Pathogenese der Gelenkdysfunktionen
- Praktische Anleitung zum Auffinden und Behandeln der Tenderpoints am gesamten muskuloskelettalen System anhand von Abbildungen

Ein hervorragendes Buch für Osteopathen, Manualtherapeuten, Physiotherapeuten, Chiropraktiker und Orthopäden.

Lawrence H. Jones
Strain-Counterstrain
Osteopathische Behandlung der Tenderpoints
Übersetzung aus dem Englischen.
2001. 178 S., 188 Abb., geb.
ISBN 3-437-56220-7
€ 44,95

Sanfte Mobilisationstechniken

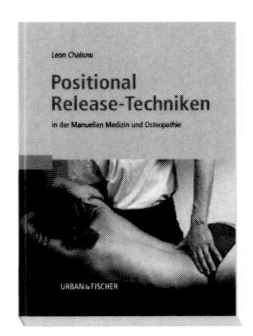

Alles über die sanften osteopathischen Mobilisationstechniken zur Behandlung chronischer und akuter Schmerzen des Bewegungsapparats:

- Grundlagen und Konzepte von Strain-Counterstrain und funktionellen Ansätzen (z. B. Greenman, Bowles)
- Integration von und Kombination mit anderen manuellen Methoden (Muskel-Energie-Techniken).

Dem Autor ist eine praxisnahe Gegenüberstellung der Therapiemethoden gelungen, von der nicht nur Osteopathen, Chiropraktiker und Manualtherapeuten, sondern auch Schmerztherapeuten aus vielen Fachbereichen profitieren.

Leon Chaitow
Positional Release-Techniken
in der Manuellen Medizin und Osteopathie
Übersetzung aus dem Englischen.
2002. Ca. 240 S., kt.
ISBN 3-437-56230-4
Ca. € 49,95
Erscheint im Frühjahr 2003

Verfeinern Sie Ihre Untersuchungstechnik

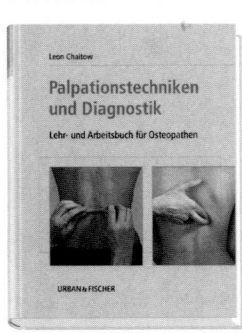

Lehr- und Arbeitsbuch für Osteopathen: Palpieren erfordert Feingefühl, Fingerfertigkeit, Technik und das Wissen über die exakte Auswertung und Interpretation der Befunde.
Dieses Buch hilft mit seinen ausführlichen Erklärungen und zahlreichen praktischen Übungen sowohl Einsteigern als auch Fortgeschrittenen, ihre Untersuchungstechnik zu verfeinern. Ein Muss für jeden, der osteopathisch/manualtherapeutisch tätig ist.

Leon Chaitow
Palpationstechniken und Diagnostik
Übersetzung aus dem Englischen.
2001. 364 S., 89 Abb., kt.
ISBN 3-437-55950-8
€ 54,95

Myofasziale Dysfunktionen

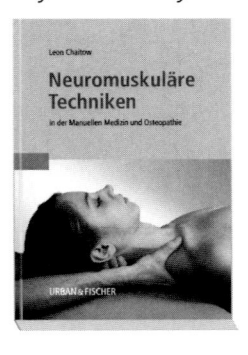

Chaitow gibt einen profunden Überblick über die Ursachen myofaszialer Dysfunktionen. Er zeigt

- Die unterschiedlichen Systeme der Reflex- und Schmerzpunkte (z. B. Tender- und Triggerpunkte)
- Deren diagnostische und therapeutische Konzepte.

Das Buch ermöglicht ein rasches und sicheres Aufsuchen der Dysfunktionen und leitet gezielt durch die bewährten Behandlungsmöglichkeiten. Ein Grundlagenwerk für Osteopathen, Manual- und Körpertherapeuten.

Leon Chaitow
Neuromuskuläre Techniken
in der Manuellen Medizin und Osteopathie
Übersetzung aus dem Englischen.
2002. Ca. 336 S., kt.
ISBN 3-437-56240-1
Ca. € 54,95
Erscheint im August 2002